암환자가 꼭 알아야 할 사항

꼭 암환자가 알아야 할 사항

초판인쇄 2017년 6월 20일
초판발행 2017년 6월 20일

지은이 정윤섭

펴낸곳 이모션북스
주 소 서울시 중구 인현동2가 192-20 정암프라자 3층
등 록 2016년 10월 1일 제571-92-00230호
전 화 02)2263-6414 | 팩스 02)2268-9481
이메일 emotion-books@naver.com

ISBN 979-11-88145-11-9 03510
값 20,000원

이 도서의 국립중앙도서관 출판예정도서목록(CIP)은 서지정보유통지원시스템 홈페이지 (http://seoji.nl.go.kr)와 국가자료공동목록시스템(http://www.nl.go.kr/kolisnet)에서 이용하실 수 있습니다.(CIP제어번호: CIP2017014279)

이 책은 저작권법으로 보호받는 저작물입니다. 이 책의 내용을 전부 또는 일부를 무단으로 전재하거나 복제할 수 없습니다. 파본이나 잘못된 책은 바꿔드립니다.

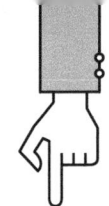

암환자가 꼭 알아야 할 사항

의학박사
정윤섭

이모션북스

머리말

　암 환자가 늘고 있다. 내 주변에도 암 진단을 받고 고생하는 사람들이 점점 많아지고 있다. 나는 그들로부터 조언을 해달라는 부탁을 많이 듣는다. 그래서 그들에게 내가 아는 암에 대한 생각을 이야기를 해주면 내 앞에서는 고개를 끄덕이며 이해하는 태도를 보이다가도 막상 행동하는 것을 보면 내 이야기는 완전 무시한 채 다른 행동들을 하고 있다. 이런 경험을 몇 번 하다 보니 왜 사람들이 암에 걸리면 그런 행동을 하게 되는가 곰곰이 생각해 볼 기회를 갖게 됐다.
　사람들은 암의 본질을 이해하지 못하고 다른 사람들이 만들어낸 허상만을 믿고 행동하고 있다. 참으로 안타깝지만 본인의 판단에 따른 선택이니 어쩔 수 없다고 생각한다.
　원래 암은 자연의 조절 기능으로 탄생한 것이다. 그래서 누구나 이를 가지고 있는데도 이 문제를 대결의 상대로만 생각하고 있으니 암을 극복하지 못하고 죽을 수 밖에 없는 것이다. 어떻게 한 개인이 자연의 법칙을 어기고 그 위에 군림할 수 있겠는가?
　그런데도 일부 의사와 과학자들은 첨단 과학(기술)의 힘으로 암을 극복할 수 있다고 주장하고 있다. 이 말이 맞는다면 좀 더 기다려 보아야 하겠지만 만약 틀린다면 이는 완전 사기라고 할 수 있다. 의사로서 단언하건데 과학(기술)이 자연을 마음대로 조절하는 데에는 분명 한계가 있다. 따라서 나는 과학(기술)의 힘으로 암을 정복하는데 있어서도 어느 정도 한계가 있을 수 밖에 없다고 생각한다. 그래서 나는 암을 "정복한다""극복한다" 라는 식의 표현을 쓸 것이 아니라 암을 "관리한다""조절한다"는 표현을 쓰는 것이 맞는다고 생각한다.
　우리는 자연에 순응하며 그 질서에 맞춰 살려고 노력해야 한다. 대자연의 법칙을 정복하고 그 위에 군림하려 하는 것은 매우 어리석은 일에 해당된다. 따라서 암에 대한 생각도 이 기준에 맞게 바뀌어야 한다. 그러기 위해서는 암이 왜 내 몸 속에서 생겨났는가 하는 의미를 파악해야 한다. 앞서 암은 자연의 조절 기능 중 하나라고 말했다. 따라서 내 몸에 암이 발생한 것은 이런 자연의 조절 작용의 일환으로 생긴 것이란 점을 먼저 이해할 필요가 있다. 다시 말해 각자가 자신의 몸에서 이런 암 발생을 조절할 수 있는 능력을 가지고 있어야만 자신의 생명을 유지할 자격도 갖추게 되는 것이란 점을 알아야 하는 것이다. 이런 자율적인 조절 능력이 사라지게 되니까 암이 몸 속에서 종양을 형성하며 커지게 되는 것이다. 그리고 마침내 본인의 의지와는 상관없이 자연의 힘에 의해 강제로 조절 당하게 된 것이다.

　이에 우리는 암을 척결의 대상이 아니라 자연이 보내는 경고의 의미로 받아들이는 태도를 취해야 한다. 암이 내 몸 속에서 발생한 것은 내가 원한 것은 아니었지만 내 **"몸 속 환경"**이 이를 허락해서 그렇게 된 것이기 때문에 결국은 내 자신이 책임을 지지 않으면 안 되는 상황이라 할 수 있다. 다시 말해 내가 내 몸을 잘못 관리해서 생긴 일에 해당된다는 점을 깊이 깨달아야 하는 것이다. 그래서 이제 대자연 앞에 모든 것을 내려 놓고 용서를 구해야 한다. 이것이 바로 자연의 법칙에 순응하는 방법이다. 이런 겸손한 자세와 절제의 미덕 없이는 자연의 품 안에서 자리잡고 머물 수 없는 것이 이 세상의 법칙이다.

　그런데도 현대 의학은 이런 생각과는 동떨어진 오만한 생각을 하고 있다. 과학(기술)의 힘으로 자연의 법칙을 흔들 수 있다는 위험한 주장을 하고 있는 것이다. 그래서 암에 걸린 사람들에게 문제의 본질을 깨달을 수 있는 마지막 기회마저 빼앗고 있다. 암을 해결하기 위해서는 어디까지나 본인이 주체가 되어야지 의사나 과학자가 주체가 되어서는 절대 이 문제를 해결할 수 없다는 점을 깨달아야 한다. 모든 것을 현대 의학기술에 맡기고 알아서 해 주겠지 하며 있던 암환자들 중에 산 사람이 누가 있는가?

우리는 이제 더 이상 과학(기술)을 빙자한 사기 놀음에 속지 말고 자연의 법칙에 순응하는 법을 배워야 한다. 암이 본래 자연의 조절 기능에 해당되기 때문에 나에게 암이 발생한 것은 곧 자연이 나를 시험하기 위한 것이란 생각을 가져야 한다. 즉, 내가 이 자연의 일원으로 더 이상 존재할 필요가 있는지 없는지 평가 받는 과정이라고 생각해야 하는 것이다. 이런 자연의 시험을 보면서 약, 수술, 방사선 조사 등과 같은 파괴적인 방법으로 자연과 대결해 보겠다는 생각을 하는 것은 아주 무모한 발상이다. 도리어 이럴 때에는 자연의 의도가 무엇인지 간파하여 그 뜻에 순응하려고 노력하는 것이 현명한 처사가 아닐까 생각한다.

자연은 암을 통해 개인의 **"몸 속 환경"**이 생명 질서에 맞지 않는 상태에 와 있음을 경고해 주기 위해 그런 일을 벌인 것이다. 따라서 암 발생을 자신의 **"몸 속 환경"**을 바로 잡을 수 있는 마지막 기회라고 생각해야 한다. 만약 이 시험에 떨어지게 되면 내가 자연으로부터 퇴출당한다는 생각으로 이를 엄숙히 받아들여야 하는 것이다.

이를 위해 나는 의사로서 현대 주류의학이 강조하는 과학적 암 치료법이 자연의 법칙에 전혀 부합되지 않는다는 사실을 깨달았다. 지금 현대 의학이 표준으로 내세우는 암 치료법들을 사용해 가지고는 문제의 근본이라 할 수 있는 **"몸 속 환경"**을 바로잡을 수 없기 때문에 암을 관리하고 조절하는 일을 제대로 완성할 수 없다.

그래서 우리는 다른 방법을 택해야 한다. 나는 **"몸 속 환경"**을 바로잡는 방법이 무엇보다 근본적으로 암을 관리하고 조절하는 가장 확실하고 효과적인 방법이라고 생각한다. 이를 위해 우리는 몸을 파괴시키는 방법을 선택하지 말고 몸을 살리고 암을 잠재우는 온화한 방법을 선택해야 한다. 그렇게 하면 우리는 무엇보다 먼저 자연도 어쩔 수 없는 시간을 내 편으로 만들 수 있다. **시간이 내 편에서 나를 지원하는 한 우리는 절대 죽지 않는다.**

이런 이유로 나는 암을 예방하고 관리하는 방법으로 암과 싸우려 하지 말고

"몸 속 환경"을 관리하여 스스로 잠들 수 있게 만드는 방법을 올바른 암 치유법이라 생각하고 이를 널리 알리고자 이 책을 썼다.

내가 이 책에서 말하는 **"양생 암 치유 및 예방 프로그램"**은 이런 **"몸 속 환경"** 관리를 통해 **암을 잠재우고 건강한 세포들을 살려 시간을 내 편으로 만드는 치료법을 가르쳐 주는 프로그램이다.** 나는 이 방법으로 많은 암 환자들에게 희망을 주고 있다. 그러나 안타깝게도 나의 말을 믿지 못하고 암을 무조건 자신의 몸으로부터 도려내고 죽이고 태워버려야 한다고 집착하는 사람들이 많이 있다. 이들이 이런 생각을 갖게 만든 것은 바로 현대 주류의학이 암에 대한 잘못된 도그마를 심어주었기 때문이다. 현대 주류의학이 몸에서 암을 도려내고 죽이고 태워버리는 일을 하고 나서 나중에 어떤 말을 하는지 기억해 보라. 과학(기술)적으로 할 수 있는 일은 다했으니 그 다음은 어쩔 수 없다는 말이 아니던가? 그러면서 현대 주류의학은 암이 발생하지 않도록 **"몸 속 환경"**을 관리하는 법에 대해서는 한 마디도 언급하지 않고 있다. 그 결과 암 치료를 받은 사람들 중 상당수가 다시 재발과 전이의 길로 들어서고 있다.

이렇게 하는 것이 무슨 암 치료인가? 맨날 검사만 하다가 암을 발견하면 치료하고 또 검사하다가 재발하면 치료하는 현대 의학의 암 패러다임은 이제 바뀌어야 한다. 암이 발생하는 이유가 무엇인지 깨닫게 하고 이를 생기지 않게 예방하는 방법을 강조하고 이를 치료 프로그램에 포함시켜야 옳지 않겠는가? 이런 목적으로 나는 **"양생 암 치유 및 예방 프로그램"**을 개발하였다. 그리고 이를 알리기 위해 이 책을 썼다.

나는 모든 사람이 이 책에 적힌 나의 주장을 받아들일 것이라고 생각하지 않는다. 왜냐하면 그들은 암에 대해 현대 주류의학의 거대 복합 군단(대형병원+제약회사+정부+보험회사)들이 말하는 정보에만 사로잡혀 있기 때문이다. 현대 사회는 이들이 자신들의 이익에 맞는 의학 정보만을 포장하여 대중에게 알리고 있다. 그로 인해 탄생한 가장 대표적인 제도가 바로 오늘날의 건강보험 및 의료 전달시스템이다. 이 시스템은 환자를 진정으로 살리는 제도가 아니라 환자가 생기길 기다려 놓고 그것으로부터 서로 이익을 보는 집단들이 타협해서 만든 제도이다. 따라서 이런 제도 하에서 환자는 궁극적으로 이 제도의 먹이감이 될 수 밖에 없다. 특히 암과 같은 만성 질환 환자들이 더욱 그렇다. 이들은 약과 수술 그리고 검사면 모든 건강이 다 해결되는 줄 알고 있다. 그래서 스스로 건강의 주체로 다시 태어날 수 있는 길을 원천적으로 봉쇄 당하고 있다. 이런 제도 하에서는 어떤 의사도 환자에게 암을 예방하는 방법에 대해 알려주려 하지 않을 것이다. 대신에 암이 발생하기만을 기다렸다가 그 때가서 이를 도려내고 죽이고 태워버리는 방법으로 치료하려고만 할 것이다. 왜 그럴까? 여러분도 그 이유를 곰곰이 생각해 보길 바란다.

  나는 이 책을 통해 잘못된 건강 정보의 독점 행위를 비판하고 암과 같은 만성 질환을 극복하기 위해 본인이 주체가 되어서 자신의 **"몸 속 환경"** 관리를 열심히 해야 하는 **"양생"**의 중요성을 다시 한 번 강조하고자 한다. 부디 나의 이런 의도가 여러분의 눈을 통해 영혼 속 깊은 깨달음의 영역까지 타종의 울림으로 전달되길 희망해 보면서 말이다.

양생 의사 정 윤 섭

목차

머리말

제1부 암에 대한 새로운 패러다임

- 13 제1장 암에 대한 잘못된 생각
- 56 제2장 암에 대한 올바른 이해
- 121 제3장 암을 찾아내는 방법

제2부 양생 암 치유 및 예방 프로그램

- 140 제4장 "몸속 대청소"
- 172 제5장 양생 암 치유 식단
- 202 제6장 보충제 섭취
- 225 제7장 운동
- 236 제8장 충분한 수면
- 249 제9장 스트레스 조절
- 268 제10장 기타 병원에서 시행하는 암 치료 방법들
- 280 제11장 종합 실천

부록

- 283 양생 암 예방 수칙
- 289 암환자 케토제닉 알칼리 다이어트
- 301 양생 암 치유 및 예방 프로그램 2주간 계획
- 317 일주일 주스 다이어트 프로그램

맺음말

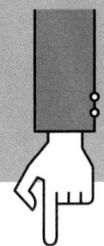

제1부

암에 대한 새로운 패러다임

암에 대한 잘못된 생각
제1장

이 장에서는
▶ **암에 대해 잘못된 생각들**
을 알아보기로 한다.

1. 암에 걸리면 죽는다.(X)

많은 사람들이 암 진단을 받으면 이것이 사형선고라고 생각하는 경향을 갖고 있다. 그래서 가족은 물론 지인들로부터 많은 위로와 동정의 소리를 듣게 된다. 그러나 이 점은 정말 잘못된 생각이다.

암은 몸 밖 외부에서 침입자가 들어와서 일으킨 병이 아니다. 암은 몸 속 내부에서 생긴 반란자가 일으킨 병이다. 그러므로 **"몸 속 환경"** 이 최적인 상황에서는 암이 발생하지 않는다. 암이 발생하였다는 것은 **"몸 속 환경"** 이 매우 열악한 상황이라는 점을 말해주는 분명한 경고 신호라고 할 수 있다. 그러므로 암이 **"몸 속 환경"**이 나빠져서 생긴 현상(결과)이지 외부에서 침입자가 침투해서 일으킨 병이 아니고 운이 없거나 재수가 없어서 억울하게 걸린 병도 아니라는 사실을 깨닫는 것이 중요하다.

실제로 사람이 나이를 먹으면 매일 암세포가 수백 개에서 수천 개 생겨난다. 그렇지만 그렇다고 해서 모든 사람이 전부 암 진단을 받는 것은 아니다. 모든 사람에서 암이 종양으로 커지지 않는 이유는 면역시스템이 이들을 제거하는 능력이 우세하기 때문이다. 이 말은 곧 **"몸 속 환경"**을 깨끗하게 유지할 수 있는 능력을 갖춘 사람에서는 암 종양이 발생하지 않는다는 의미가 된다.

그래서 다시 한 번 강조하여 말하지만 암 진단을 받고 안 받고의 차이는 자신의 **"몸 속 내부 환경"**에 있다는 사실을 깨달아야 한다. 만약 암 진단을 받았는데도 자신의 **"몸 속 환경"**에 문제가 있음을 깨닫지 못한다면 그것은 바로 저승으로 가라는 자연의 명령을 받고 이를 인정한 격에 해당된다. 그러나 반대로 암 진단을 받고 자신의 **"몸 속 환경"**을 개선하고 잘못된 것을 바로잡기 위한 노력을 충실히 한 사람은 얼마든지 암으로부터 탈출할 수 있다. 다시 말해 언제든지 암 발생의 원인을 자신의 몸 속 내부 환경으로부터 찾기만 하면 암이 가져오는 고통과 죽음의 공포로부터 멀어져 다시 자유로운 건강인이 될 수 있는 기회를 얼마든지 찾을 수 있다는 뜻이 된다.

그러므로 우리가 암 진단을 **"몸 속 환경"**에 문제가 있음을 알려주는 자연의 경고 신호로 받아들이고 이를 개선하는 계기로 삼아야지 이를 사형선고로 받아들이는 것은 스스로의 삶을 포기하는 것과 같다. 암 진단을 절망적인 사형 선고로 여기고 자포자기 하거나 또는 암 때문에 모든 것이 틀어졌다고 남의 탓만 하는 태도를 갖거나 암세포만 죽이면 모든 것이 해결되고 다시 살 수 있을 것이란 근시안적 생각을 버리고 무엇보다 먼저 암 진단을 자신의 **"몸 속 환경"**에 문제가 있음을 알려주는 고마운 경고 신호로 받아들이고 이를 바로잡으려는 긍정적인 태도를 가진다면 암 진단이 새로운 기회가 될 수 있다.

2. 암은 (감염처럼) 외부에서 들어온 요인들에 의해 발생한 병이다.(X)

많은 사람들이 세균이나 바이러스 같은 미생물이 침입하여 급성 감염증을 일으키듯 암도 역시 외부에서 발암 물질 같은 요인들이 몸 속으로 들어와서 일으키는 질환으로 알고 있다. 물론 이 점 역시 전적으로 틀린 생각은 아니다. 암을 일으키는 요인들 중에 외부 환경 요인과 감염의 역할도 일정 부분 기여하고 있기 때문에 그렇게 생각하는 것도 무리는 아니라고 생각한다.

그렇지만 암 발생 요인 중에 가장 중요한 부분은 바로 자신의 몸 속 생물학적 대응 요인(예: 면역시스템)이라고 할 수 있다.(참고 제2장) 아무리 암을 일으키는 발암성 요인들이 몸 속으로 많이 들어온다고 해도 자신의 몸 속 생물학적 대응 요인들이 이를 잘 완충해서 중화시키는 작용을 충실히 하고 있으면 암이 발생하지 않는다. 그러므로 자신의 몸 속 환경을 최적의 상태로 만들어 몸 속 생물학적 요인들이 암 발생을 억제시키는 방향으로 힘을 발휘하도록 강화시켜 두는 것이 무엇보다 중요하다. 이 말은 그 만큼 자신의 **"몸 속 환경"** 관리가 암 발생 여부에 있어 가장 핵심적인 억제력 역할을 하고 있음을 잘 설명해 주는 내용이라 할 수 있다.

다시 한 번 분명하게 말하지만 암은 외부에서 들어온 병이 아니라 **"자신의 몸 속 내부에서 생긴 병"**이라는 사실을 분명하게 인식하고 있어야 한다.

이 점이 중요한 이유는 다음과 같다. 암 발생에 있어서 가장 중요한 결정 요소가 자신의 **"몸 속 환경"** 요인인데도 암 발생을 남의 탓이나 외부 환경 탓으로 돌리는 태도를 가져서는 암 치료에서 성공할 수가 없음을 내포하고 있기 때문이다. 만약 암 환자가 그런 태도를 갖고 있다면 암을 치유하는 근본적인 방법을 찾는데 실패할 가능성이 높고 암 치료 및 결과에도 매우 나쁜 영향을 미쳐서 암에 굴복 당하고 마는 결과를 초래할 수 있다. 그래서 암을 감염처럼 특정 세균이나 바이러스 또는 외부 환경 탓이라고 단정하게 되면 절대 이길 수 없는 게임을 하는 것과 같다는 점을 명심하고 모든 것을 내 탓으로 돌리는 마음 자세를 가지고 있어야 한다. 내 몸에서 암 종양이 커진 것이 내가 **"몸 속 환경"**을 제대로 관리하지 못해서그렇게 된 것이라고 솔직히 인정해야만 암을 극복하고 그것으로부터 벗어날 수 있는 기회를 발견할 수 있게 된다.

설령 외부에서 들어오는 발암성 요인들이 중요한 역할을 했다고 하더라도 그들의 유입 여부와 유입량 또는 강도를 허락하게 된 것은 역시 자신의 잘못된 식생활스타일을 통해 선택한 측면이 강하기 때문에 이 점에 있어서도 역시 모든 것을 내 탓이라고 여기고 이제부터라도 이를 차단하여 암 발생으로부터 멀어지려는 적극적인 태도를 가져야만 암을 효과적으로 관리할 수 있는 올바른 시야를 확보하게 된다.

3. 암은 국소 질환이다.(X)

　암은 몸 속 어느 곳에든 발생할 수 있다. 그래서 그 종류도 다양하다. 현대 주류의학에서는 암을 치료하는 진료 부서가 매우 많다. 각 진료과목마다 모두 암을 진단하고 치료하고 있다. 이런 이유 때문인지 몰라도 많은 사람들이 암이 해당 부위에만 발생하는 국소적 문제로 인식하는 경향을 갖고 있다. 유방암 환자는 유방에만 문제가 있는 것으로 생각하고 위암 환자는 위장 속에만 문제가 있는 것으로 생각하고 갑상선 암 환자는 갑상선에만 문제가 있는 것으로 생각하는 식이다.

　그러나 이는 매우 잘못된 생각이다. 암이 발생하는 과정에 발암 물질이나 독소가 해당 부위의 세포에 과도한 스트레스를 준 측면도 있지만 그 보다 더 중요한 측면으로는 **"몸 속 환경"**이란 내부적 요인이 같이 따라주지 않으면 생길 수 없는 것이 암이란 질환이다. 따라서 우리가 몸 속의 내부 환경과 토양을 암이 발생하지 않도록 잘 관리해 왔다면 암은 발생하지 않았을 것이다. 이 점은 암을 치료하거나 예방할 때에도 매우 중요하다. 암을 국소질환이 아니라 전신 질환이라고 생각하고 자신의 **"몸 속 환경"**을 항상 깨끗하게 만들어 놓는 것이 암을 치료할 때에도 중요하고 암을 예방하는데도 중요하다는 점을 절대 잊어서는 안 된다.

　이런 사실을 무시한 채 국소적으로 암을 치료하려는 현행 주류의학은 암을 치료자 편의 중심으로 접근하고 있다. 환자 편의 중심으로 암을 접근하면 수술. 항암제, 방사선 치료와 같은 전략을 제안하기 이전에 **"몸 속 대청소"**와 같은 방법을 먼저 제안했어야 맞는다. 그러나 현행 주류의학은 환자보다는 치료자 위주로 치료 전략을 권하기 때문에 병이 한참 진행된 뒤에 더 침습적이고 파괴적인 방법으로 치료하는 것을 선호하는 경향을 가지고 있다. 그리고 이것을 새로운 첨단 의학 기술의 개발이라는 명칭으로 미화시키고 있어 씁쓸함을 금할 길 없다.

분명히 말하지만 암은 국소 질환이 아니라 전신 질환이라고 생각해야 한다. 만약 암을 국소 질환이라고 생각하게 되면 반드시 재발과 전이라는 혹독한 대가를 치르게 될 것이다.

4. 암은 어느 날 갑자기 생기는 병이다.(X)

많은 사람들이 암이 어느 날 갑자기 생기는 질환으로 알고 있다. 그래서 "평소 건강했었는데 내가 왜 암에 걸렸는가?" 라며 항변하는 사람들을 종종 만나곤 한다. 그렇지만 암은 절대 하루 아침에 생기는 그런 급성 질환이 아니다. 암은 상당히 오랜 기간 동안에 걸쳐서 몸에서 발생하는 만성 질환이다. 진짜 과학적 연구에서는 정상 세포가 열악한 환경에 처하게 되면 분열 과정에서 암세포로 변하고 이들이 면역 세포의 감시망을 피해 모여서 종양을 형성하기까지 평균 10-12년 정도가 걸린다는 사실을 강조해 왔다. 그래서 아직 암 진단을 받지 않은 정상인이라 할지라도 하루에 수백 개에서 수천 개의 암세포들이 생겨나고 있음을 강조하는 논문들이 여럿 있다.

만약 이 긴 기간 동안에 단 한 번만이라도 자신의 **"몸 속 환경"**을 바꿔주기 위한 노력을 하였더라면 암은 발생하지 않았을 것이다. 문제는 암 환자들의 경우 이런 사실을 전혀 모르고 한 번도 자신의 **"몸 속 환경"**이나 상태에 관심을 기울이지 않고 살아오다가 암 진단을 받고 나서 이것이 갑자기 하루 아침에 생긴 병이라고 느끼는 태도에 있다. 돌이켜 생각해 보면 그 사람의 몸은 분명 **"내 몸 속 환경을 돌아봐 줘!"** 라고 주인에게 여러 번 요청하였을 것이다. 그런데도 주인인 암 환자는 이런 요청을 무시하고 거절하였기 때문에 자신의 몸 속에서 암 종양이 자라고 있던 것을 까맣게 몰랐던 것이다.

암이 영상학적으로 진단 되기 위해서는 적어도 그 크기가 0.8cm 이상이 되어야 한다. 그렇게 되려면 암세포가 발생하기 시작하여 평균 10-12년이란 시간이 걸리고 그 속에는 이미 약 10억 개의 암세포들이 모여 있는 상태라고 할 수 있다. 상황이 이렇게 될 때까지 몸의 관리자이자 주인인 암 환자가 자신의 **"몸 속 환경"**을 한 번도 돌볼 생각을 하지 않았기 때문에 이렇게 은밀하게 암이 자라게 된 것이라 할 수 있다.

그러므로 암이 하루 아침에 생겼다고 생각하는 것은 그 만큼 자신이 자기 몸을 소중히 다루지 않고 함부로 여겼다는 의미가 된다. 일종의 자업자득인 셈이다.

5. 암은 유전자가 잘못돼서 생긴 질환이다.(X)

암세포는 유전자가 정상 세포와 다르다. 부분적으로 DNA 염기서열이 다른 돌연변이 세포들이 다양하게 존재한다. 이를 보고 많은 사람들이 암이 유전자 질환인 것으로 생각하고 있다. 그러나 이는 정말로 잘못된 생각이다. 암세포에서 유전자 변형이 일어난 것은 그 이전에 다른 원인이 있어서 그것 때문에 유전자 돌연변이가 일어난 것이지 결코 단독으로 유전자 돌연변이가 먼저 일어나서 암세포로 바뀐 것이 아니라는 사실을 알아야 한다. 즉, 암세포의 탄생은 원인이 아니라 다른 무언가에 의한 결과라고 보아야 하는 것이다.

그럼 그 무엇에 해당되는 것이 무엇일까? 그것이 내가 이 책에서 꾸준히 강조하는 **"몸 속 환경"**이란 것이다. **"몸 속 환경"**이 변하게 되면 세포들은 그에 적응하여 생존하려고 노력하게 된다. 그 와중에 생존하지 못하는 세포들은 사멸되지만 일부는 유전자의 돌연변이라고 하는 극단적인 방법까지 동원하면서 나름대로 새로운 환경에 적응하기 위한 방법을 터득하게 된다. 그러므로 암세포의 등장을 전후 연결 관계가 없는 단독적인 사건의 출발점으로 보는 견해는 아주 잘못된 생각이고 일련의 변화 과정 속에서 다른 요인들이 다수 작용하면서 마지막 과정에 나타나는 현상 중의 하나라고 보는 것이 올바른 생각이다.

이런 사실에도 불구하고 암을 유전자에 일차적인 문제가 있어 생기는 질환으로 보게 된 이유는 1953년 왓슨과 크리크에 의해 DNA 이중나선 구조가 발견되면서 모든 생명 정보가 유전자 속에 들어 있고 이것이 절대적이라는 생각을 한데서 비롯되었다. 그러나 이제 21세기로 넘어오면서 유전자 과학이 좀 더 자세히 발전하고 나서 보니 DNA가 생명 현상의 최고점에 있고 다른 나머지가 그에 무조건 종속되는 일방적 하향 수직 구조를 이루는 것이 아니라 DNA의 정보 발현에 영향을 미치는 다른 요인들도 많이 존재하고 있다는 사실이 알려지게 되었다. 그래서 DNA 염기사슬 이외로 유전자 정보 발현에 영향을 끼칠 수 있는 요인들을 통틀어서 **후성유전적 요인**(epigenetic factor)이라 부르고 있다. 예를 들어 먹는 음식, 운동이나 수면 같은 생활스타일, 생활 환경 등은 **"몸 속 환경"**에 어떤 식으로든 많은 영향을 준다. 이들이 각 세포 안팎의 환경 상태를 변화시켜 이들로 인해 궁극적으로 유전자 발현이 영향을 받게 되는 것이다.

이런 후성유전학 개념의 등장은 암이 유전 정보에 의해 전적으로 발생하는 절대적 질환이 아니라 유전자 정보에 영향을 줄 수 있는 다른 여러 요인들에 의해 영향을 받는 대사성 질환 혹은 몸 속 환경의 지배를 받는 후성적 질환이라는 패러다임의 일대 변혁을 가져왔다.

실제 암 발생에 있어서 유전적 영향은 전체 요인들 중 약 5-10% 정도에 불과한 것으로 알려져 있다.(참고: 이것은 부모의 유전자 돌연변이를 물려 받아서 암이 발생하는 경우를 말함.) 그런데도 불구하고 현재 주류 암 치료법(수술, 항암제, 방사선 치료)들은 아직도 암이 유전자에 국한된 문제로 인해 생기는 질환으로 알고 이것만을 해결하려는 구태의연한 방식에 매달려 있다. 이는 결국 암 환자들로 하여금 목표 과녁이 잘못 설정된 치료를 받게 만듦으로써 아무리 노력해도 도리어 손해만 보는 그런 어처구니 없는 상황에 빠지게 만들고 있는 셈이 되고 있다. 그러니 이런 구도 하에서는 많은 사람들이 암 진단을 사형 선고로 받아들일 수 밖에 없는 것이다.

다시 한 번 말하지만 유전자는 우리의 운명을 결정하는 요인이 아니다. 아무리 부모로부터 불리한 유전자를 물려받았다고 해도 우리가 후성적 요인들인 식생활스타일과 **"몸 속 환경"**을 바꿔놓음으로써 나쁜 유전자가 발현되지 못하도록 만들 수 있다는 점을 깨달아야 한다.

6. 암세포만 없애면 암을 정복할 수 있다.(X)

언뜻 듣기에 이 말은 지극히 맞는 말인 것 같다. 그래서 많은 사람들이 이 말을 믿고 암세포를 죽이는 일은 그것이 무엇이든 정당하다고 생각하게 되었다. 이에 따라 그 무서운 방사선을 몸에 쬐는 것도 용납하게 되었고 독소를 몸에 사용하는 것도 치료라고 생각하여 다른 것은 보지 않고 암의 크기를 조금만 줄일 수 있다면 그것도 약이라고 인정하여 판매하도록 허용하고 있다.

문제는 이런 치료법이 엄청난 부작용을 가지고 있는 황당한 치료법이라는 사실이다. 이 점을 간과한 채 암을 죽이는 것에만 초점을 맞춘 나머지 이들이 몸의 다른 정상 조직이나 세포들을 손상시키는 것을 무시하고 있다. 그래서 암을 죽이기 위해 개체까지 모두 말살하는 방법을 사용하고 있는데도 이를 용납하고 있는 것이다. 우리가 진정으로 원하는 것은 암세포만 죽이고 정상 세포는 살리는 차별화된 치료법이다. 그래서 아무리 암이 싫다고 해도 정상 세포에는 손상을 일으키는 일을 하면 안 되는 것이다.

그러나 현재의 항암제나 방사선 치료는 이런 구분을 하지 못한다. 아무리 표적 치료를 한다고 해도 그것은 말로만 표적 치료일 뿐 실제로는 정상 세포까지 손상을 입히는 일에 해당된다. 그 이유는 몸에 해가 되는 독소를 투입하는 일을 계속하기 때문이다. 진정으로 표적 치료를 한다고 하면 독소를 사용하지 않고 암세포만 죽이고 정상 세포에는 아무런 해를 입히지 않는 온화한 환경친화적 방법을 사용해야 한다. 이 방법은 독한 약물이나 방사선을 사용할 필요가 없이 세포의 영양 공급을 차별화시키는 방법을 통해 얼마든지 실천할 수 있다. 이 점이 바로 암 환자에서 케토제닉 다이어트가 효과를 발휘하는 이유이기도 하다.

그러므로 암 환자를 치료할 때 암세포만 보고 치료하는 전략은 이제 구시대의 유치한 전략에 해당된다. 반드시 그 환자의 전체 몸 상태를 보고 이를 최적의 상태로 살리는 치료를 먼저하고 그 과정에서 암이 저절로 수그러들게 만드는 현명한 전략을 선택해야 한다. 다시 말해 우리가 암을 치료할 때에는 환자를 먼저 치료하는 것이 목적이지 암을 치료하는 것이 우선이 되어서는 실패할 수 밖에 없다는 점을 분명하게 깨달아야 하는 것이다.

암이 아니라 환자를 치료하기 위해서는 어느 한두 가지 방법만으로는 안되고 여러 가지 방법들을 모두 동원하여 다원적으로 종합적인 대책을 세워야 한다. (참고: 이 점에 대해서는 제 4-11장 **"양생 암치유및 예방 프로그램"** 에서 좀더 자세히 다루기로 한다.)

7. 암세포는 무조건 커지고 퍼지고 진행되며 멈추거나 역전되거나 사라지지 않는다.(X)

많은 사람들이 암세포는 세포주기를 조절하는 자신의 능력을 상실하여 자가소멸(apoptosis)되는 능력을 잃고 계속 자신과 닮은 자식세포를 만들어 내면서 무조건 증식만 하는 것으로 알고 있다. 물론 이 점은 암줄기세포(cancer stem cell)의 특징에 해당되는 말이라서 일면 맞는 측면도 있다. 그러나 여기서 간과하고 있는 점은 아무리 빠르게 분열하는 암줄기세포라고 하더라도 그 주변의 **"몸 속 환경"**이 맞지 않으면 분열 속도가 느려지고 멈추게 되며 심지어 역으로 분화되어 다시 자가소멸 능력을 회복하여 저절로 사라질 수도 있다는 사실이다. 이런 사실은 지금까지 각종 줄기세포 연구를 통해 여러 차례 확인된 내용이다. 그러므로 앞서 말한 대로 암 진단을 사형 선고로 받아들이는 태도는 잘못된 생각이며 암에 걸렸다고 모두가 죽는 것은 아니라는 사실을 분명하게 인지할 필요가 있다.

　실제 많은 암 치유자 사례를 통해 이런 사실을 얼마든지 확인해 볼 수 있다. 이들은 매우 과감하게 자신의 **"몸 속 환경"**을 바꿈으로써 암세포의 분열을 중단시키고 이들이 다시 정상 세포처럼 자가소멸 능력을 회복하여 저절로 사라지게 만든 사람들이다. 그래서 암 종양이 나중에 상처 조직으로 변해 버리도록 **"대대적인 몸 속 개편**(massive action)**"**을 실천한 사람들이다.

　이렇게 하기 위해서는 암에 대한 올바른 지식을 갖는 것이 필요하다. 그리고 암 발생의 모든 책임을 자신의 탓으로 돌리며 그것에 대한 책임을 지는 마음 자세를 가져야 한다. 그러면 암 진단을 받은 것이 위기가 아니라 새로운 기회가 될 수 있다.

　"몸 속 환경"을 바꿔 주면 기존의 암세포는 소멸하고 더 이상 새로운 암세포도 생겨나지 않게 된다. 그러므로 암 진단을 계기로 자신의 잘못된 식생활습관을 반성하고 이를 올바른 것으로 대체하는 기회로 삼는다면 암을 극복하는 것은 물론이고 오히려 몸을 더 깨끗하게 만드는 행운을 잡는 것과 같다. 그래서 다른 어떤 사람보다도 더 건강해질 수 있는 역전의 기회를 얻을 수 있다는 점을 알아야 한다. 전화위복 또는 "위기가 곧 기회다"라는 말이 바로 이런 경우에 해당된다.

　그렇게 될 수 있는 이유는 **"몸 속 환경"**을 개선시키면 각종 독소와 노폐물들이 암세포와 더불어 몸에서 떨어져 나가게 되어 몸 속에서 진짜 재생을 위한 정상적인 줄기세포들이 발현되는 기회를 제공하기 때문이다.

8. 암유전자가 존재하면 무조건 암에 걸린다.(X)

암 발생에 있어 가장 결정적인 요인은 그 환자의 **"몸 속 환경"**이라고 계속해서 말해왔다. 그럼 **"몸 속 환경"**은 무엇에 의해 결정되는가? 이는 먹는 음식, 마시는 물, 숨쉬는 공기, 접촉하는 환경 물질 등과 일상의 활동 상태, 운동 패턴, 수면의 양과 질, 생활 속 스트레스의 정도와 양, 연령에 따른 호르몬 기능의 변화 등 여러 가지 후성적 요인들에 의해 결정된다. 여기서 유전적 요인이 차지하는 부분은 매우 적다. 따라서 유전자 때문에 암 환자의 운명이 크게 달라지지 않는다. 그런데도 많은 사람들이 암유전자에 집착하고 있다. 아니 의사들이 이를 더욱 부추키는 양상이다.

설사 여러분이 암유전자를 부모로부터 물려받아 가지고 있다고 하더라도 다른 후성적 요인들에 의해 **몸 속 환경**이 해당 암유전자를 억제시키고 있으면 그 암유전자는 평생 발현되지 않는다. 그러므로 암유전자를 가지고 있느냐 아니냐에 초점을 맞추지 말고 이를 조절하는 다른 후성적 요인에 신경을 집중하는 것이 더욱 현명한 태도라고 할 수 있다. 게다가 암유전자는 한두 개가 아니라 너무도 많이 있기 때문에 그런 식으로라면 암에 걸리지 않을 사람은 아무도 없을 정도다. 따라서 괜히 쓸데없는 유전자 검사를 하여 자꾸 불안에 떨며 신경 쓰느라 스트레스를 받게 되면 안 생길 암도 생기게 된다. 이런 이유로 나는 암유전자 검사는 하지 말라고 권하고 있다. 대신 그런 노력과 비용을 자신의 식생활습관을 관리하는 쪽에 사용하라고 말해주고 있다.

유전자는 절대적인 것이 결코 아니라는 사실을 명심하면서 말이다.

9. 수술, 항암 약물, 방사선 사용으로 암세포가 사는 "몸 속 환경"을 바꿀 수 있다.(X)

암을 포함하여 각종 질병의 발생여부는 "몸 속 환경"에 의해 결정되는 부분이 가장 크기 때문에 이를 최적의 상태로 만들어 놓는 것이 제일 중요하다고 누차 강조하였다. 그리고 이는 실제로 자신이 조절할 수 있는 가장 확실한 요인에 해당된다고도 말했다. 따라서 암 환자를 포함하여 모든 만성질환자들은 무엇보다 먼저 자신의 "몸 속 환경"을 바로잡는 일에 신경을 써야 한다.

그럼 현재 암 치료에 사용중인 수술, 항암제, 방사선 치료는 어떤가? 이들이 과연 "몸 속 환경"을 건강한 상태로 바꿔주는 효과를 가지고 있는가? 전혀 그렇지 않다. 이들은 암 종양을 없애기 위한 효과만 가지고 있을 뿐 "몸 속 환경"을 바꾸는 효과는 가지고 있지 못하다. 도리어 "몸 속 환경"을 독소로 악화시키는 효과만 가지고 있다. 이는 마치 해열제를 사용하여 몸에서 열만 내리는 것과 같은 이치라고 할 수 있다. 현재의 암 치료법인 수술, 항암제, 방사선 치료는 암 치료에 있어서 일종의 증상 치료에 해당될 뿐 그 원인인 "몸 속 환경"에 대해서는 개선시키기는 커녕 오히려 그것을 악화시키는 작용만 하고 있다.

이런 이유로 몇 십 년째 의사들이 암과의 전쟁을 선포하고 이를 위해 수술, 항암제, 방사선 치료와 같은 표준 치료법들을 사용하여 왔음에도 별로 큰 성과를 얻지 못하고 있는 것이다.

10. 암은 5년만 생존하면 완치라고 볼 수 있다.(X)

현행 주류의학에서는 암 치료의 성과를 판정하기 위해 5년 생존율이란 말을 사용하고 있다. 이는 암 치료 후 5년 이상 생존하였을 경우 그 환자는 해당 암 치료로 인해 암으로부터 벗어났다고 판정하는 것이다. 그래서 많은 사람들이 이를 완치라는 의미로 받아들이고 있다.

그러나 나는 이것이 수술, 항암제, 방사선 치료와 같은 현행 표준 치료법의 성과를 평가하기 위해 나온 임의적 기준이기 때문에 이를 믿고 완치라는 말로 받아들여서는 안 된다고 생각한다. 암은 **몸 속 환경**이 열악해서 생기는 질환이고 그것이 암 종양을 형성하기까지에는 어느 정도 긴 시간이 필요하다. 따라서 5년 생존율이란 아직 5년 동안 암의 재발이 안되고 있다는 의미이지 암이 완전히 사라졌다는 의미는 결코 아니란 사실을 알아야 한다. 실제로 임상에서 보면 암 치료 후 5년 이후에 암이 재발하는 사례들이 점점 더 늘어나고 있다. 이것은 **"몸 속 환경"**이 개선되지 않고 있어서 또는 개선되었다가도 다시 방심하여 열악해졌기 때문에 일어나는 일이라 할 수 있다.

재발하는 경우에도 대부분 다른 곳으로 전이된 상태에서 발견되는데 이 경우 원래 암이 전이되어 재발한 것인지 아니면 새로운 암이 생긴 것인지 구분해 볼 필요가 있다. 만약 원래 암이 전이된 것이라면 이는 더욱 더 그 동안 받아온 암 치료가 **"몸 속 환경"**을 개선시키는 일과는 거리가 먼 치료법이었음을 말해주는 증거라고 볼 수 있다. 한편, 새롭게 생긴 암이라고 하면 그 사람이 암 치료 이후에도 여전히 자신의 **"몸 속 환경"**을 관리하는 일에 소홀하였음을 의미한다고 볼 수 있다. 어느 경우가 됐든 암의 재발과 전이를 막기 위해서는 평생 **"몸 속 환경"** 관리를 철저히 하는 것이 가장 중요하다는 점을 다시 한 번 깨달을 수 있다.

최근에 암 치료 후 5년이 지나서 재발하는 암 환자들이 늘고 있다. 따라서 암 치료 후 5년 생존을 한 사람이라 할지라도 얼마든지 다시 암이 발생할 수 있다는 사실을 명심하고 절대로 잘못된 과거의 식생활습관으로 돌아가지 말길 부탁 드린다.

11. 암의 크기가 줄지 않으면 치료 효과가 없는 것이다.(X)

많은 사람들이 암의 크기가 줄지 않으면 그 암 치료는 효과가 없는 것이라고 생각한다. 그래서 항암제의 허가 조건에도 암의 크기가 유의하게 줄어들어야만 한다는 조항이 들어 있다. 그렇지만 내 생각은 다르다. 암이 더 이상 크기가 증가 또는 다른 곳으로 전이되지 않으면 그것부터가 성공적인 치료 방법에 해당된다고 보는 것이 타당하다고 생각한다.

암의 특징이 조절되지 않는 세포분열과 증식이므로 암의 크기가 더 이상 자라지 않았다는 것은 암이 더 이상 증식하지 않고 있다는 의미로 볼 수 있다. 따라서 암세포로서의 가장 큰 특징을 소실하였기 때문에 이것부터가 암 치료의 성공 기준에 부합된다고 생각한다.

실제 자연적인 양생 프로그램은 우선 일차 목표가 암의 빠른 증식을 억제시키는 것이다. 그리고 나서 기존의 암 종양의 크기를 줄이는 것이 다음 단계의 목표이고 맨 마지막 목표는 종양 세포를 상처 조직으로 대체시키는 것이라고 할 수 있다. 따라서 시간이 가도 암이 더 이상 증식하지 않는다면 현재의 치료가 잘 되고 있음을 뜻하는 것으로 받아들이고 너무 초조해 하지 말 것을 충고해 주고 싶다. 만약 꼭 암의 크기를 줄이거나 또는 이를 완전 제거하고 싶다면 그런 상태를 좀 더 오래 유지하여 암의 증식이 멈춘 상태임을 확인한 후에 다시 한번 고민해볼 문제다.

그런데도 현행 주류의학에서는 암의 크기가 줄지 않으면 치료 효과가 없는 것으로 판정하고 있다. 그로 인해 무조건 파괴적인 독한 방법만을 치료법으로 인정하고 있어 암을 치료하다 사람을 죽이는 일이 빈번하게 일어나고 있는 것이다. 참으로 안타깝기 그지 없다.

12. 암의 흔적이 남아 있으면 이를 완전 제거해야 한다.(X)

많은 사람들이 영상의학적 검사에서 비정상적인 소견이 나타나면 이것이 악성인지 알아보기 위해 조직 검사를 시행하고 결과가 악성으로 나오면 이를 제거하고자 애를 쓴다. 물론 그것을 제거하는 방법이 몸에 큰 손상을 주지 않는다면 그렇게 하는 것도 나쁘지 않다고 생각한다. 그러나 우리 몸 안의 비정상적 조직들은 본래 면역시스템에 의해 처리되고 나면 상처 조직으로 변하게 되어 있다. 그러므로 **"몸 속 환경"**을 개선시켜 면역시스템을 잘 작동시켜 놓으면 각종 염증 및 암 조직들도 사라지고 그 자리에 상처 조직으로 대체되는 일이 일어나게 된다.

이런 상처 조직은 영상의학적 검사에서 여전히 비정상적 음영으로 남아있을 수 있기 때문에 이를 확인하기 위해 잦은 검사나 무리한 검사를 하는 것은 오히려 몸에 쓸데없는 해를 입히는 결과를 초래하게 된다. 그러므로 이런 상처 조직에 연연해하지 말고 더욱 완벽한 **"몸속 대청소"**를 통해 불안감 없이 당당한 자신감으로 살아가는 것이 현명한 처사가 아닐까 생각한다.

또한 단단한 격막(septum)에 싸여 더 이상 자라지 않는 종양은 이것이 몸의 주요 기능을 저해시키지 않는 한 구태여 제거할 필요가 없다. 가장 대표적인 것이 양성 종양이다. 또한 갑상선암 중에서도 격막에 확실히 싸여 있어 구역이 분명하게 구분되는 것은 더 이상 자라지 않기 때문에 암이라도 굳이 제거할 필요가 없는 것으로 알려져 있다.

그런데 실제 현실에서 보면 그렇지 못하다. 많은 사람들이 몸에 암세포가 조금만 남아있어도 찝찝해 하고 불안에 떤다. 그것이 암세포가 다 죽고 남은 상처 조직이거나 양성 조직이라고 해도 이를 아는 순간부터 고민에 빠지기 시작한다. 몸에서 이들을 하나라도 빠짐없이 몰아내야 한다는 강박적 사고에 사로잡히게 되는 것이다. 의사들은 이런 환자들의 불안을 이용하여 자꾸 추적 검사 및 수술적 제거를 해보자고 권유한다. 그래서 많은 환자들이 불필요한 제거 수술을 받고 있는 실정이다.

이는 모두 "**몸 속 환경**" 관리의 중요성을 이해하지 못한 데서 오는 안타까운 일로 여러분이 만약 "**몸 속 환경**" 관리를 잘 하고 있다면 이런 제거의 유혹에 넘어가지 않아도 된다. 어차피 이런 상처 조직을 없애기 위해 수술과 같은 침습적 방법을 사용한다고 해도 "**몸 속 환경**"이 나쁘면 다시 새로운 암이나 종양이 생길 것이기 때문이다. 차라리 그런 것보다는 "**몸속 대청소**"와 같은 방법을 사용하는 것이 몸에 손상을 주지 않는 더 현명한 방법이란 사실을 깨달아야 한다.

13. 암 치료는 개인별 맞춤 치료를 해야 한다.(X)

의사들은 암 치료도 개인별 맞춤 치료를 해야 한다고 주장한다. 물론 맞는 말이다. 그 사람에 맞는 수술이나 약물을 사용하는 것은 당연히 필요한 일이다. 문제는 이런 방법들이 대부분 기본적인 방법이 아니라 보다 세분화된 지엽적인 치료 방법에 속한다는데 있다. 그로 인해 많은 사람들이 기본적인 방법을 등한시 하고 보다 세분화된 지엽적인 방법에만 매달리게 됨으로써 아이러니한 일이 벌어지고 있다.

암 치료에 있어서도 자신의 식생활습관을 변화시켜야 하는 **"몸속 대청소"**와 같은 일은 가장 기본이 되는 치료법인데도 이를 무시하고 겉으로만 멋있어 보이는 수술, 항암제, 방사선, 면역 치료 등을 먼저 받으려 하고 있다. 이렇게 해서 받는 개인별 맞춤 치료는 기본이라 할 수 있는 **"몸속 대청소"** 치료가 되어 있지 않으면 그 성과가 미미하게 나타날 수밖에 없다. 따라서 무엇보다 먼저 기본이 되는 **"몸속 대청소"**부터 충실히 시작하고 그래도 안될 경우에 다른 세분화된 방법들을 사용하는 것이 올바른 접근 순서라고 할 수 있다.

여러분이 **"몸속 대청소"**를 충실히 하면 나중에 수술, 항암제, 방사선 치료를 받지 않게 될 수도 있다. 그 이유는 기본적인 치료를 잘 받았기 때문에 더 이상 추가로 지엽적인 세부적 치료를 받지 않아도 되는 경우가 생길 수 있는 것이다. 또한 기본적인 **"몸속 대청소"**를 열심히 받게 되면 설혹 나중에 수술이나 항암제, 방사선 치료를 한다고 해도 그 결과가 훨씬 좋고 부작용도 감소하게 된다. 그 이유는 **"몸속 대청소"**가 이런 독한 치료법을 견뎌낼 수 있도록 몸을 사전에 미리 적응시켜 놓기 때문이다. 그래서 나는 이를 **"몸속 대청소"**의 사전 조건화 효과(preconditioning effect) 라고 부른다.

그러므로 암 환자 여러분은 자신의 건강을 되찾고 싶으면 의사들이 권하는 멋있어 보이는 치료법 보다 우선 먼저 자신의 **"몸 속 환경"**을 관리하는 기본적인 치료부터 열심히 실천해보길 바란다.(참고: 이 점에 대해서는 제2부 **"양생 암 치유 및 예방 프로그램"**에 자세히 나와 있다.)

14. 수술, 항암제, 방사선 치료로도 실패한 암에는 다른 대안이 없다.(X)

현대 의학에서는 수술, 항암제, 방사선 치료를 암 치료의 3대 기본 치료법으로 규정하고 있다. 그래서 암의 조직학적 분류와 병기에 따라 이 3가지 방법을 적절히 혼용하여 사용하고 있다. 물론 여기에 면역 요법을 추가로 첨가시키는 곳도 있다. 그리고 이 3가지 방법을 사용하였는데도 치유가 안 되는 경우에는 더 이상 다른 치료법을 권하지 않고 호스피스 병동으로 보내는 방법을 택하고 있다.

나는 이런 규정된 틀이 매우 잘못된 것이라고 생각한다. 이 세상에는 현대 의학에서 사용하는 3가지 방법 이외에도 암을 치료하는 다른 여러 방법들이 있다. 따라서 처음부터 이런 대안적인 방법들과 함께 암을 치료했으면 더 좋은 결과를 얻거나 환자들로 하여금 선택의 폭을 넓게 가질 수 있는 기회를 주었을 텐데 이런 것들을 무시하고 오직 수술, 항암제, 방사선 치료라는 3가지 방법만을 제시하고 이중에서만 선택하라고 강요하고 있으니 그런 행태가 잘못된 것이라고 지적하고 싶은 것이다.

모름지기 의사는 자기가 할 수 있는 것 이외에도 다른 방법에 대해 잘 알고 있어야 환자들로 하여금 그 사람에게 가장 적합한 방법으로 선택할 수 있도록 정확한 컨설팅을 해 줄 수 있다. 이는 마치 환자가 치과적 문제를 가지고 있을 때 치과의사에게 환자를 의뢰하는 것과 같은 이치라고 할 수 있다. 암 치료에 있어서도 이와 같은 원칙이 적용되어야 한다. 자신이 극단적이고 파괴적인 수술, 항암제, 방사선 치료만 할 줄 안다고 무조건 환자들에게 극단적인 방법을 권하는 것은 매우 잘못된 방식이다. 그러므로 의사들은 이런 극단적인 방법 말고 온화한 방법으로도 암이 치유될 수 있다는 사실을 믿고 경우에 따라서는 이런 방법을 권할 줄도 알아야 진정한 의사라고 할 수 있다. 환자들도 자신에게 맞는 방법을 권하는 의사들에게 그에 상응하는 충분한 비용을 컨설팅 대가로 지불할 용의가 있어야 한다. 그래야만 의사들이 올바른 컨설팅을 해주지 그렇지 않은 경우에는 자기가 할 줄 아는 방법만 강요하는 일이 벌어지게 된다. 그래서 병원에 가면 궁금한 것이 많은데도 불구하고 의사와 아주 짧은 대화 밖에 하지 못하는 경우가 생기게 되는 것이다.

실제 현대 주류의학을 하는 의사들은 자신이 가장 이익을 많이 보는 3대 표준 암치료법만을 강조하고 다른 대안적 치료에 대해서는 일절 아무런 언급도 하지 않는 왜곡된 진료 패턴을 보이고 있다. 특히 이 3가지 파괴적인 방법으로 암을 치유하지 못한 경우에도 무조건 다른 방법이 없다라고 단호하게 잘라서 말하고 있다. 이런 이유 때문에 많은 사람들이 다른 종류의 온화한 암 치료법들에 대해 들어본 적도 없고 잘 알지도 못하고 있는 실정이다.

그러나 이 책을 읽는 여러분은 이런 패러다임이 전부는 아니고 또 항상 절대적인 것도 아니라는 사실을 깨닫길 바란다. 암을 치유하는 방법에는 기존 표준 치료 이외 다른 것들도 있고 이들을 기존의 치료 방법과 같이 혼용하면 얼마든지 더 좋은 결과를 얻을 수 있다. 특히 온화한 암 치료법의 경우에는 몸에 손상을 주지 않기 때문에 파괴적인 암 치료법보다 기본적으로 먼저 사용되어야 한다. 그런데도 현행 주류의학에서는 이와 반대로 온화한 치료법은 완전 무시하고 과격하고 몸에 손상을 입히는 파괴적인 치료법만을 강조하고 있다. 이는 정말 잘못된 것으로 앞으로 반드시 고쳐져야 한다.

이런 진료 형태가 바뀌기 위해서는 환자들의 역할과 책임도 매우 크다. 환자들은 일반적으로 자신에게 온화한 치료를 제공하는 의사에게는 비용을 지불하길 꺼리는 경향을 가지고 있다. 그러니 의사들이 이런 치료법을 선호하지 않을 수 밖에 없는 것이다. 만약 환자들이 자신에게 온화한 치료를 권하는 의사에게 극단적인 치료를 권하는 의사나 병원에 지불하는 비용보다 더 많은 비용을 기꺼이 지불하게 된다면 의사들의 진료 패턴도 틀림없이 환자에게 안전하고 온화한 방법을 권하는 형태로 바뀌게 될 것이다. 이것은 삼척동자도 다 아는 이 세상의 아주 기본적인 이치에 해당된다.

그러므로 여러분은 현행 주류의학이 권하는 3가지 주요 암 치료법 말고 다른 온화한 치료법도 있다는 사실을 알고 이를 너무 늦게 적용하려고만 하지 않으면 얼마든지 암을 다스릴 수 있는 기회를 잡을 수 있다는 사실을 명심하고 이를 먼저 선택하려고 노력해 주길 바란다. 지나치게 파괴적인 치료법을 먼저 사용하여 몸을 다 망가뜨리고 난 뒤에 이런 방법을 사용하려고 하면 그 때는 너무 늦어서 성공률이 줄어든다. 그러므로 3가지 파괴적인 치료법은 일생에서 딱 한번만 받는다고 생각하고 이를 나중으로 미루거나 이것으로 안될 경우에는 몸이 더 손상되기 전에 온화한 치료법을 선택하는 것이 현명한 처사라고 말해주고 싶다.

15. "몸속 대청소"와 같은 대안적 암 치료는 근거가 없다.(X)

현대 주류의학은 수술, 항암 약물, 방사선 치료를 표준 암 치료로 규정하고 있다. 이 밖에 면역 요법, 호르몬 요법 등을 인정하기는 하지만 그들은 모두 제약회사가 만드는 약물을 사용하는 범위 안에서만 표준의 범주로 받아들이고 있다. 그러나 암 치료가 반드시 이런 방법으로만 성공할 수 있는 것은 아니다. 우선 약물을 사용하지 않고 먹는 식사만을 사용하여 암을 치료하는 영양 식이 요법이 있다. 그러나 이는 약물을 사용하지 않는다는 이유 만으로 표준의 범주에서 제외되어 있는 실정이다. 또한 내가 강조하는 **"몸속 대청소"** 방법 역시 같은 이유로 표준 치료법이 되지 못하고 있다.

그러나 이는 아주 잘못된 처사다. 모든 치료법이 꼭 수술과 약만 사용해야 한다는 법칙은 그 어디에도 없다. 만약 이런 법칙이 있다면 그것은 바로 제약회사와 현행 주류의사들끼리 맺은 그들만의 카르텔 약속이지 모든 사람이 동의한 약속은 결코 아니다. 따라서 표준 암치료법이라는 말 자체에 어폐가 있음을 알아야 한다.

실제로 표준 암 치료법으로 실패한 환자들이 대안적인 암 치료를 받고 건강을 회복한 사례들이 많이 있다. 그러므로 암을 치유하는 길이 꼭 어느 한 가지 방법만 정해져 있는 것이 아니란 사실을 기억해 둘 필요가 있다. 산 정상에 오르는 길에 여러 루트가 있듯 암을 치유하는데 있어서도 독한 약물을 사용하지 않고도 암을 조절할 수 있는 방법이 있다는 사실을 깨닫고 전체를 바라볼 줄 아는 넓은 시야를 가져보길 바란다. 그래야만 자신이 선택한 방법에서 문제가 생겼을 때 그 이유가 무엇이고 그런 문제를 해결할 수 있는 방법에 어떤 것들이 있는지 찾아낼 수 있는 능력을 갖추게 된다.

나는 이런 의미에서 통합 의학이란 단어를 좋아한다. 이 말 속에는 수술과 약물의 사용을 강조하는 현대 주류의학적 방법 이외에 다른 대안적 방법들까지 함께 포용해서 사용할 줄 아는 그런 의학이 필요하다는 의미가 들어있다. 이런 관점에서 보면 의사는 열린 마음을 갖고 어느 한가지 방법에만 집착하지 말고 다른 대안적 방법들도 두루 섭렵하여 이들을 적절하게 사용할 줄 아는 능력을 갖추어야 한다. 마찬가지로 환자의 입장에서도 통합 의학을 하는 의사들의 말을 듣고 여러 방법의 장단점을 이해하고 그 중에서 자신에게 가장 적합한 방법이 무엇인지 선택할 줄 아는 유연한 자세를 가질 필요가 있다.

실제 암 치료는 어느 한가지 방법에만 의존하지 말고 다방면에서 여러 가지 치료법을 골고루 사용하여 꾸준하게 치료하는 것이 좋다. 그러기 위해서는 과격하게 파괴적인 치료법보다는 몸에 손상을 주지 않는 치료법을 먼저 선택하는 것이 더 효과적이고 오래 지속할 수 있다. 그리고 필요하다면 온화한 방법을 기반으로 다소 파괴적인 방법들을 함께 결합시켜 사용해 볼 수도 있다. 그러나 이런 경우에도 파괴적인 방법은 매우 제한적으로 사용해야 한다. 그 이유는 **우리가 암을 치료하는 것이 목적이긴 해도 그보다 더 큰 목적은 사람을 살리는 것이란 점을 잊어서는 안되기 때문이다.**

실제 암 환자들을 보면 암만 가지고 있는 것이 아니라 혈당 문제, 혈액 순환의 문제, 갑상선 기능저하와 같은 호르몬 문제, 염증 등 여러 문제를 함께 가지고 있는 사람들이 많이 있다. 이런 사람들에게 암만 치료하라고 해서 그 사람의 수명과 삶의 질이 더 호전되는 것은 아니기 때문에 여러 측면에서 환자를 건강한 상태로 만들어 주려는 노력이 필요하다. 그러기 위해서라도 "몸 속 환경"을 개선시키는 "몸속 대청소"를 우선적으로 실시하는 것이 여러 만성적인 질환들을 동시에 치료하는 가장 첩경이라고 생각한다. (참고: 목수가 망치만 가지고 있으면 모든 문제를 해결하기 위해 못질만 할 것이다. 그러나 톱도 있고 대패도 있으면 자르기도 하고 깍기도 할 수 있어 다양한 서비스를 제공해 줄 수 있다. 마찬가지고 의사가 수술만 할 줄 알면 무조건 수술을 하자고 권할 것이고 방사선 치료만 할 줄 알면 무조건 방사선을 쬐자고 할 것이다. 그래서 의사는 항상 많은 공부를 하여 다른 여러 대안적 치료법에 대해서도 상당한 지식을 가지고 있어야 한다. 그래야만 환자에게 맞는 진짜 맞춤형 치료를 제공해 줄 수 있다. 맞춤형 치료란 환자가 선택하는 것이지 의사가 선택하는 것이 아니란 점도 분명하게 알고 있어야 한다. 양생 의학은 바로 이런 의료의 실천을 추구하는 통합 의학의 한 일원이라 할 수 있다.)

16. 암 치료법은 그 효과가 빨리 나타나는 극단적인 것일수록 좋은 것이다.(X)

암은 매우 위험하고 빨리 자라기 때문에 암을 신속하게 제거하는 것이 가장 좋다는 인식을 많이 가지고 있다. 그래서 수술적 제거, 항암제나 방사선 치료와 같은 극단적인 방법들이 선호되고 이것들만이 유일한 방법인양 알려져 있다. 그러나 사실은 그렇지 않다. 내가 주장하는 "**몸속 대청소**"와 같은 온화한 방법으로도 얼마든지 암 종양을 녹일 수 있다.

문제는 이런 대안적 방법들이 사람들에게 잘 알려져 있지 않은 이유가 그 효과가 나타나는데 어느 정도 시간이 걸리기 때문이다. 그래서 극단적이고 과격한 방법을 사용하는 사람들 입장에서는 이런 방법이 시시하고 별 볼일 없으며 괜히 아까운 시간만 잡아먹는다고 생각하며 이를 무시하게 된다. 나는 그런 사람들에게 동화 속의 토끼와 거북이 경주 이야기를 들려주고 싶다. 우리가 목표하는 것은 장기적인 관점에서 치료 성적이다. 한두 달 안의 치료 성적을 원하는 것이 결코 아니다. 그런데도 많은 사람들이 빠른 속전속결의 방법을 원하고 있다. 정말로 한두 달만 살고 그만둘 것인가? 아니면 장기적으로 건강을 챙기는 방법을 선택할 것인가?

그래서 나는 암환자들에게 너무 서두르면 일을 그르칠 수 있다고 항상 경고해 준다. 물론 암 환자들 중에는 너무 많이 진행되어 시기를 놓친 사람들도 있을 것이다. 그런 사람에게는 시간이 중요할 것이지만 대부분의 암 환자들은 그렇게 서둘러 과격한 방법으로 짧은 시간 안에 승부수를 던져야 할 이유는 없다. 오히려 그런 시간 동안에 **"몸속 대청소"**와 같은 온화하면서도 기본적인 방법으로 암의 분열과 증식을 멈추게 하는 것이 더욱 도움이 된다. 그러다 보면 암 종양은 증식을 멈추고 저절로 분해되기 시작한다.

이런 좋은 방법이 있는데도 왜 사람들은 그것을 모르는 것일까? 그것은 암 진단을 받는 순간부터 시간이 없다고 생각하기 때문이다. 그래서 무조건 빠른 시간 안에 암을 제거해야 한다는 강박적 사고에 사로잡히기 때문이다. 나는 그런 사람들에게 일단 불안해 하지 말고 먼저 암의 분열과 증식 속도를 늦추고 이를 멈추게 하는데 집중하라고 말해준다. 그래서 만약 2-3달 동안 암이 더 이상 자라지 않는다고 하면 그것만으로도 성공한 것이라고 말해준다. 암이 더 이상 자라지 않았으니 그대로 끌고 가기만 하면 암으로 인해 죽는 억울한 일은 당하지 않을 것이라고 설명해 주고 있다.

그리고 계속해서 **"몸속 대청소"**를 더 열심히 하다 보면 마침내 암 종양의 크기가 줄어들기 시작하는 것을 경험할 수 있게 된다. 때론 이런 일이 더 빨리 나타나는 경우도 많다. 따라서 서두르지만 않으면 수술, 항암제, 방사선 치료와 같은 극단적이고 파괴적인 방법을 사용하지 않고도 얼마든지 암을 이겨낼 수 있다.

문제는 의사들이 환자들을 재촉하여 그들을 불안하게 만드는데 있다.

"당신의 암은 매우 빨리 자라는 암이다."

"이대로 두면 중요한 부분이 막히게 되어 더 큰 위험에 빠질 수 있다."

"어차피 더 커지게 되어 있으므로 빨리 제거할수록 유리하다."

"조금 있으면 통증이 더 심해 질 것이다"는 등의 말을 통해 환자로 하여금 극단적인 치료법을 받도록 유인하고 있는 것이다.

그렇지만 **극단적인 방법들도 알고 보면 그 원리는 몸 속을 청소하는 것에 지나지 않는다.** 수술적 제거 방법도 결국은 몸 속을 청소하는 방법 중 하나이며 항암제나 방사선 치료를 해서 암세포를 죽인다고 해도 그 잔재를 청소하지 않으면 안 된다. 따라서 결국은 모두가 몸을 청소하고자 하는 목적에서 이런 방법들을 사용하고 있는 것이다. 다만 차이가 있다고 한다면 빨리 서두르느냐 아니냐 하는 차이만 있을 뿐이다.

그럼 왜 사람들이 그냥 조용히 몸만 청소하면 될 것을 몸에 손상을 입히면서까지 빠르게 몸을 청소하는 방법을 선호하는 이유는 무엇일까? 내 생각으로는 이것이 환자가 결정한 것이 아니라 의사들이 결정한 방법을 환자들에게 강요하기 때문에 그렇게 되는 것이라고 생각한다. 환자들 중에는 이런 과격한 방법 말고 온화한 방법으로 치료받기를 원하는 사람들도 많이 있다. 다만 의사들이 그런 서비스를 제공하지 않기 때문에 이런 방법을 선택하고 싶어도 선택하지 못하고 있는 상태에 있을 뿐이다.

따라서 암을 빠르게 제거하는 것이 무조건 제일 좋다는 생각은 버리고 근본적으로 암이 발생하지 않는 **"몸 속 환경"**을 만드는데 더 주력해야 한다. **"몸 속 환경"**을 바꾸지 않은 채 빨리 국소적으로만 암을 제거하려 하는 것은 다시 암이 재발하도록 만드는 지름길이란 점을 명심하면서 말이다.

17. 조기 진단이 가장 좋은 암치료법이다.(X)

이 말도 언뜻 듣기에 매우 맞는 말인 것 같다. 그러나 자세히 내막을 알고 나면 씁쓸함을 감출 수 없다. 우선 어떻게 진단이 치료법이 될 수 있는가? 그렇다면 좋은 치료를 받기 위해 무조건 일찍 진단을 받는 것이 필요하단 말인가? 도무지 알 수가 없다. 조기 진단이 가장 좋은 치료법이 된다고 말하는 것은 암에 걸리지 않는 것보다 암에 걸리는 것이 더 좋다는 의미처럼 들려 어처구니 없다는 생각마저 들곤 한다. 그래서 아무래도 이 말은 환자들보다는 의사들이 만들어 낸 말이 아닌가 생각된다.

그런데 문제는 이 말 속에 아주 위험한 의미가 내포되어 있다는 점이다. 그것은 모든 사람들이 어차피 암에 걸리게 되어 있다는 냉소적이고 공갈적인 뉘앙스가 포함되어 있다는 점을 깨달아야 한다. 그래서 이왕이면 자주 암 검사를 하여 미리 암 진단을 받는 것이 암 검사를 하지 않는 것보다 현명한 방법이라는 잘못된 논리가 그 밑에 깔려 있는 것이다. 그렇다면 사람은 누구나 암에 걸리도록 되어 있는 숙명을 가지고 있다는 말이 맞다는 이야기 아닌가?

천만의 말씀이다. 원래 인간은 암에 걸리지 않도록 되어 있다. 그래서 암세포가 생겨나도 면역 세포들이 이들을 찾아내어 파괴시키게끔 설계되어 있다. 그런데 갑자기 암에 걸리는 것이 정상적인 과정인 것처럼 말하는 이런 식의 교묘한 논리는 과연 그 근거가 무엇인지 되묻지 않을 수 없다. 아무리 암 환자를 통해 이익을 창출하려고 의도해도 이런 논리는 정말 지나치다는 생각이 든다.

암을 치료하는 가장 좋은 방법은 암에 걸리지 않도록 암을 예방하는 것이지 암을 조기에 진단하는 것이 결코 아니다. 또한 암 진단 검사의 목적도 이런 암을 예방하기 위한 각성의 동기를 부여하기 위함이지 수술, 항암제, 방사선 치료와 같은 독한 항암 치료를 받도록 유도하기 위한 것이 아니다. 그런데도 암에 걸려서 암 진단을 받는 것을 가장 좋은 운명 또는 입장으로 미화시키는 식의 말이나 태도는 도가 지나쳐도 너무 지나쳤다는 느낌을 갖게 만든다.

또한 암을 발견하기 위해 시행하는 검사가 몸에 아무런 해를 주지 않는 검사라면 얼마든지 해도 좋다. 그렇지만 실제로는 몸에 상당한 부담을 주는 것들이 많이 있다. 실례로 방사선 촬영의 경우 몸에 이온화 방사선을 쏘여 자유기 발생을 촉진시키는 작용을 하기 때문에 몸에 어쩔 수 없는 손상을 가져다 준다. 더구나 CT스캔은 일반 흉부X선 촬영의 1,000배, PET스캔은 10,000-100,000배 정도의 방사선에 노출되는 결과를 가져온다. 또한 위장 및 대장 내시경 검사도 세균 감염의 위험은 물론 시술 조작의 미숙으로 인해 장 파열과 같은 합병증에 걸릴 위험성까지 안고 있는 검사들이다. 그런데도 이런 검사의 위험성을 과소 평가하고 그 장점만을 과도하게 부각시켜 이런 암 조기 검사를 자꾸 받으라고 권장하는 것은 과연 누구를 위한 일인지 되묻고 싶다.

다시 한 번 말하지만 암 치료의 가장 좋은 방법은 암에 걸리지 않도록 미리 이를 예방하는 것이다. 일단 암에 걸리고 나서 각종 검사와 더불어 독한 파괴적인 치료법을 사용하는 것은 그것을 조금 일찍 하나 조금 나중에 하나 큰 차이가 없다. 왜냐하면 이들은 **"몸 속 환경"**을 개선하는데 초점을 두고 있지 않기 때문이다. 반면 여러분이 **"몸 속 환경"**을 개선하는 암 치료 방법을 선택하게 되면 이런 암 진단 및 병기를 결정하는 각종 검사가 그리 중요하지 않게 된다. 만약 그런 시간적 차이가 중요하다고 생각되면 더 일찍 암이 발생하지 않도록 **"몸 속 환경"**을 개선시키는데 집중했어야만 한다. 따라서 조기 진단을 위해 자꾸 몸에 해로운 검사를 받으려고 애쓰지 말고 그런 노력으로 암이 발생하지 않도록 노력하는 것이 정말로 현명한 방법이라는 점을 지적해 주고 싶다. 즉, 암이 걱정된다면 조기 검사를 할 것이 아니라 지금 당장 **"몸속 대청소"**를 해서 암을 역전시키고 없애는 방법을 사용하는 것이 맞다.

참고로 나는 현재 국민보험공단이 권장하는 암 스크리닝 검사가 암 진단의 중요성을 과도하게 부추기고 검사의 위험성을 낮게 홍보하는 잘못을 저지르고 있다고 생각한다. 실제 내가 아는 한 암 조기 스크리닝 검사로 인해 암 환자의 사망률이 감소하였다는 보고는 아직까지 없는 상태다. 그런데도 불구하고 쓸데없이 사람들에게 암 진단을 받도록 유도하는 것은 도대체 무슨 근거인지 알 수가 없다. 물론 건강 관리에 대한 경각심을 심어주는 차원에서 그런 줄은 알고 있지만 이것이 자칫 대중에게 암이 검사를 통해 조기에 진단하면 다 해결되는 문제인 줄 착각하게 만드는 큰 오류를 심어놓을 수 있다고 생각하니 깊은 우려를 표명하지 않을 수 없다. 암을 조기에 진단 받아서 암을 일단 치유했다고 해도 그 사람의 **"몸 속 환경"**을 바꾸지 않는다면 암이 다시 재발하거나 제2의 암이 발생하게 된다는 사실을 확실하게 강조하지 않으면 안되는데도 말이다.

18. 암은 병기가 높을수록 예후가 더 나쁘다.(X)

이 말도 기존 주류의학에서 강조하는 표준 치료만 사용하는 경우에는 맞는 말이 될 수 있다. 그렇지만 기본적인 **"몸 속 환경"**을 관리하는 차원에서 생각해 보면 별로 맞는 말은 아니라고 할 수 있다. 왜냐하면 기본적인 **"몸속 대청소"**의 시기가 조금 늦어졌을 뿐 결과는 비슷하게 나오기 때문이다. 그러므로 병기가 높아 암이 많이 퍼졌다고 자포자기 하거나 별 의미도 없이 몸만 해치는 독한 항암제나 방사선 치료에 몸을 내던지는 그런 일을 절대 하지 말고 지금부터라도 정신 차려 **"몸속 대청소"**를 열심히 해서 건강을 회복하려고 노력해야 한다. 실제로 암이 많이 퍼져 오래 살지 못할 것 같은 사람들 중에서 **"몸속 대청소"**를 통해 건강을 회복한 사례가 전세계적으로 많이 보고되어 있다. 이들은 모두 주류의학에서 포기한 환자들이었다. 그러나 절대 포기하지 않고 나름대로 **"몸 속 환경"**을 바로잡는 일에 매진한 결과 기적과 같이 건강을 회복한 사람들인 것이다. 그러므로 수술, 항암제, 방사선 치료와 같은 독한 파괴나 손상을 가져오는 치료를 하지 않는 한 암의 병기를 나누고 그것에 따라 예후를 말하는 것은 그리 큰 의미가 없다고 생각한다.

한편, 내가 이 책에서 말하는 **"몸속 대청소"** 작업을 통해 암의 병기를 줄여서 나중에 수술을 받게 된 환자들도 여럿 있다. 그렇지만 나는 그런 사람들이 좀 더 열심히 그리고 꾸준히 **"몸속 대청소"**를 하였더라면 굳이 그런 수술조차 받지 않아도 됐을 것이라고 생각한다.

19. 암 환자는 무엇이든 잘 먹어야 한다.(X)

많은 사람들이 암 환자는 잘 먹어야 한다고 알고 있다. 여기서 잘 먹는다는 말의 의미는 이것저것 가리지 않고 먹고 싶은 것을 잘 먹어야 한다는 의미라고 할 수 있다. 그리고 그 근거로 암환자들이 나중에 죽을 때 굶어서 죽기 때문에 충분한 영양을 보충해 놓아야 한다고 주장하고 있다. 또한 독한 수술, 항암제, 방사선 치료를 받으려면 든든한 체력이 있어야 하므로 무엇이든 고루 잘 먹어야 한다고 말하고 있다.

그러나 나는 이런 주장에 전혀 동의하지 않는다. 암세포는 가공 당분, 산화된 지방, 변형된 단백질에 의해 자극 받기 때문에 이런 식품들을 제외한 채 알칼리성 식품을 중심으로 가능한 낮은 칼로리의 식사를 해야만 한다고 주장한다. 그래야만 면역시스템의 기능들이 되살아나고 몸의 해독, 배설 기능들이 회복될 수 있다. 이 점에 대해서는 제2부 **"양생 암 치유 및 예방 프로그램"**에서 좀 더 자세히 다루기로 한다.

아무튼 암 환자는 이것저것 고루 잘 먹는 것이 좋은 것이 아니라 양질의 건강 식품들만 철저하게 골라서 먹는 것이 현명한 선택이란 점을 분명하게 밝혀둔다. 특히 당분이 많이 들어 있는 단 음식, 산화된 지방을 함유한 기름진 음식, 이종 단백질과 호르몬을 함유한 유제품, 글루텐 함량이 높은 곡물, 발암물질을 함유한 가공 식품이나 태워서 먹는 붉은 고기 등은 완전 배제시켜야 한다.

암세포에 불필요한 자극을 줄이기 위해 끼니 수도 가능한 줄이는 것이 좋다. 꼭 하루 3끼를 먹어야 하는 절대적인 이유는 없는 것이다.

20. 암 환자는 체중을 줄이면 안된다.(X)

많은 사람들이 암 환자가 나중에 심한 영양결핍 상태인 악액질(cachexia) 상태에 빠지는 것을 보고 체중을 유지하는 것이 매우 중요한 것처럼 생각하고 있다. 그러나 이는 수술, 항암제, 방사선 치료와 같은 표준적 항암 치료가 실패하였기 때문에 오는 결과이지 처음부터 **"몸 속 환경"**을 바로잡는 방향의 치료를 선택하였다면 오지 않는 상태라고 할 수 있다. 오히려 **"몸 속 환경"**을 바로잡기 위해서는 불필요하게 과도한 체중을 과감하게 버려야 한다. 왜냐하면 지나친 지방 속에는 각종 염증 유발 물질들이 들어있어서 **"몸 속 환경"**을 산성 독성의 염증성 환경으로 끌고 가게 만들기 때문이다. 이런 이유로 비만을 제2의 담배라고까지 경고하는 학자들도 있다. 따라서 이런 산성 노폐물과 쓰레기들을 몸 안에 쌓아두지 말고 몸 밖으로 배출시키는 작업을 정기적으로 해주는 것이 암 치료의 장기적 측면으로 볼 때에도 매우 유리하다고 말할 수 있다.

가장 바람직한 경우는 자신의 이상적인 체중보다 10-20% 정도 더 감량하였다가 다시 정상 체중을 회복하는 것이다. 이렇게 하면 암세포를 포함하여 몸 속의 모든 독소와 노폐물들은 다 제거되고 새로운 줄기세포들이 나와 몸을 새롭게 재건하기 시작한다. 그래서 그 이전과는 완전히 다른 새로운 사람으로 태어날 수 있게 된다.

특히 복부 내장의 지방을 완전히 다 제거해 주면 혈액 및 림프 순환이 개선되고 면역세포들의 활동력이 증가하여 암 치료에도 많은 도움을 줄 수 있다.

21. 암 치료가 실패하는 이유는 아직 첨단 약물방법이나 기술이 개발되지 못해서다.(X)

많은 사람들이 암을 불치의 병이라고 생각하고 있다. 그 이유로 아직까지 암을 치료하는 약물이나 첨단 방법들이 개발되지 않았기 때문이라 생각하고 있는 것이다. 이런 생각 때문에 아직도 새로운 암 치료제를 개발하겠다며 헛소리를 늘어놓는 과학자들이 언론에 등장하는 것을 종종 볼 수 있다. 그러면 많은 암 환자들이 그런 소리에 또 혹하게 된다. 심지어 그런 소리에 위안을 얻는 사람들도 있다. "그래! 내 병은 아직 치료제가 개발되지 않아서 치료 못하고 있는 거야! 조금만 더 기다리면 내 병도 고칠 수 있어!" 라고 생각하며 오늘도 새로운 신약 임상실험에 참가하기 위해 열심히 병원에 가는 사람들이 있다. 각종 표적치료제나 줄기세포치료제가 좋다며 암 환자들을 유혹하고 있는 것이다.

그러나 이런 일은 벌써 100여년 전부터 계속돼 온 일이다. 과거에도 연구자들은 새로운 약이나 첨단 기술만 개발되면 암을 정복할 수 있다고 주장해 왔다. 그러나 결과는 어떠한가? 암을 정복한 치료제가 있는가? 과거 이런 말들을 해온 사람들은 지금 어디에 있는가? 이들이 통계적 수치를 과장되게 부풀리며 조금씩 진전이 일어나고 있다고 말하지만 내가 보기에는 그것은 진전이라 볼 수 없다.(참고: 이 말은 일부 특정 급성 암 질환을 놓고 말하는 것이 아니라 만성 암 전체를 놓고 하는 말이라는 점을 유념해 주길 바란다.)

왜 그럴까? 답은 간단하다. 암은 첨단 약물이나 기술로 치료하는 병이 아니기 때문에 그런 것이다. 암은 **"몸 속 환경"**이 열악해져서 생긴 것이기 때문에 그 어떤 첨단 약물이나 기술로 고칠 수 있는 그런 성격의 질환이 아니다. 따라서 **치료제를 개발하는 것이 만성 질환에서는 전혀 의미가 없다는 점을 깨달아야 한다.** 마치 노화를 방지하기 위해 불노초를 찾겠다는 어리석은 생각을 갖고 있는 것과 똑 같은 상황이라 할 수 있다. 그래서 지금까지 암을 첨단 약물이나 기술로 고칠 수 있다고 말해 온 사람들은 암 환자를 위해서 그런 말을 한 것이 아니라 자기 자신의 연구를 위해 그런 말을 해온 것임이 만천하에 드러났다. 이들은 이런 주장을 통해 많은 연구비를 타내고 명예를 얻고 자신의 직업을 유지해 왔다. 관련 회사들은 치료제도 아닌 것을 치료제라고 우기며 판매하여 이득을 추구해 왔다. 반면 암 환자들은 어떠한가? 몸과 돈을 지불해가며 이들의 연구를 도왔지만 그 결과가 어떠한지 주변을 돌아다 보라.

그러므로 여러분은 암이 첨단 치료제나 기술이 없어서 못 고치는 병이 아니란 점을 확실하게 알아야 한다. 의사나 과학자들은 맨날 연구가 더 필요하다고 말하고 있고 환자는 더 기다려야 한다는 소리를 듣고만 있다. 언제까지 이런 엇박자 타령을 들어야만 하는가? 암환자의 입장에서는 기가 찰 노릇이다.

22. 암 치료를 위해서는 영양보충제를 사용하지 말아야 한다.(X)

　암 전문의들은 비타민 C, 비타민 E, 셀레늄, NAC(N-acetyl-cysteine)과 같은 항산화제의 복용이 항암제 효과를 떨어뜨리기 때문에 이를 먹으면 안 된다고 권하고 있다. 나도 이점에 대해서는 기본적으로 동의하는 바이다. 왜냐하면 암세포는 그 대사기전이 정상 세포와 다르기 때문에 미토콘드리아의 기능을 도와주는 이런 항산화제들을 무턱대고 사용하면 자칫 암세포의 미토콘드리아 기능을 강화시켜 암세포에게 유리하고 각종 항암 치료에 죽지 않고 저항할 가능성을 높여주기 때문이다.

　그렇지만 이는 모든 영양보충제에 다 해당되는 것은 아니다. 가령 비타민 C의 경우에도 병원에서 정맥 주사를 통해 고농도 비타민 C를 주입하는 방법을 사용할 경우에는 암세포를 약화시키는데 많은 효과가 있는 것으로 알려져 있다. 또한 암 환자에서는 대부분 소화력이 저하되어 있기 때문에 소화 작용을 도와주는 소화제의 사용이 필요하고 장내 환경을 개선시켜 면역력을 증진시켜 주기 위해 프로바이오틱스와 프리바이오틱스를 사용하는 것도 역시 도움을 주는 것으로 밝혀져 있다. 특히 암 종양의 단단한 보호 격막을 깨부수기 위해서는 강력한 단백분해 효소인 췌장 효소들의 도움이 필요한 것으로 강조되고 있다.

　그러므로 암 환자에게 일률적으로 영양보충제의 섭취를 금하는 것은 잘못된 처사이고 각 개인의 상태에 맞춘 영양보충 전략을 구사할 필요가 있다. 더구나 독한 항암제나 방사선 치료를 하는 과정은 암세포와 정상 세포를 구분하지 않는 경우가 많기 때문에 그 어느 때보다도 정상 세포를 보호해줄 필요가 높은 상황에 해당된다고 말할 수 있다.

　이런 이유로 암 환자에서는 정상 세포를 지원해줄 수 있는 특별한 영양 전략이 필요하다. 다시 말해 무조건 영양보충제를 금하는 것이 아니라 그 사람에게 맞는 적절한 영양보충제를 선택하여 이를 사용할 줄 아는 지식과 지혜가 더 절실히 필요한 분야라고 말할 수 있는 것이다. 이를 위해 일반인들은 무조건 아무 영양제나 선택하지 말고 반드시 전문가와 충분한 상담을 통해 복용 여부 및 영양보충제 종류의 선택 그리고 복용량과 복용 기간 등을 정하는 것이 더 현명하고 안전한 방법이라고 생각한다.

23. 큰 대학병원이나 주류의학에서 말하는 치료법은 모두 그리고 항상 맞는 것이다.(X)

많은 사람들이 대학병원이나 종합병원에서 시행되는 방법들만이 맞고 작은 개인 병원에서 시행하는 방법들은 근거가 없는 사이비 방법이라고 생각하고 있다. 물론 급성 질환이나 응급 질환에서는 위기 관리 매뉴얼에 따라 원칙대로 표준적인 방법으로 대처하는 것이 맞기 때문에 대형 병원들에서 시행하는 방법들이 더 효과적일 수 있다. 그렇지만 이 원칙을 만성 질환에까지 그대로 적용하면 도리어 효과가 떨어지는 영역을 만나게 된다. 이른바 한계 효용의 법칙에 해당되는 영역인 것이다.

이 책의 주제인 만성 암 질환이야말로 급성 질환을 다루는 방식으로 치료하는데 있어 한계를 느끼는 대표적인 영역 중 하나라고 할 수 있다. 만성 암 환자 중에 너무 많이 진행되어서 통증이 심한 경우에는 급성 질환을 치료하는 방식으로 해당 증상을 치료할 필요가 있다. 그러나 그렇게까지 진행된 경우가 아니면 급성 질환을 치료하듯 암을 처리하게 되면 도리어 상태가 더 나빠지게 만들 수 있다. 이런 경우에는 만성 질환에 해당되는 방법을 사용하는 것이 맞다. 그런데도 사람들이 자신의 질환을 자꾸 급성 질환으로 몰아가려는 생각을 가지고 있다. 그래서 급성 질환에 효과적인 대학병원이나 주류의학에서 말하는 기준을 따르려고 애쓰고 있다. 이는 병을 키워서 급성 질환을 만든 뒤에 판정을 하는 것이기 때문에 처음부터 잘못된 가정이라고 할 수 있다. 여러분이 암 환자로서 급성 질환에 해당되는 치료를 받아야 할 정도까지 상태가 진행되었다면 그것은 자신의 상태에 대해 그 동안 잘못된 대처를 해왔다는 의미가 된다. 그러므로 그런 상황까지 몸을 방치해 놓았다가 나중에 치료를 받으려고 하니 현행 주류의학에서 말하는 치료법이 맞다고 판단하게 되는 것이다. 그러므로 나는 이것이 형평성에 어긋나는 불공평한 처사라고 생각한다.

반면, 내가 권하는 암 치료법은 절대 그런 급한 상황으로까지 몰리기 전에 미리 대처하여 암을 극복하자는 주장이다. 그래서 현행 주류의학적 방법이 필요가 없는 유리한 상황으로 국면을 전개시키자는 뜻이기 때문에 현행 주류의학적 방법의 기준으로 이를 옳다 그르다 판단할 수 없다고 생각한다. 이런 자세한 내막을 모르면서 무조건 다른 방법을 무시하는 것은 매우 잘못된 태도라는 점을 지적하지 않을 수 없다. 의료에는 여러 상황이 존재하기 때문에 각기 그 상황에 맞는 방법을 사용하는 것이 가장 효율적이다. 암의 경우에도 다양한 상황이 존재하기 때문에 일률적인 기준으로 판단하고 평가하는 것은 매우 불합리하다. 그러므로 각각의 상황에 맞는 최적의 방법을 사용하는 것이 중요하지 고정된 사고와 정해진 틀에 부합되는 방법만을 선택하라고 강요하는 것은 매우 잘못된 처사라고 말하지 않을 수 없다.

현행 주류의학의 방법과 의료 보험제도가 바로 그런 전형을 보여주고 있다. 만약 현행 대학병원에서 시행하는 치료법이 맞다고 하면 암 환자들이 암으로부터 자유로워져야 한다. 그러나 실제 상황은 어떠한가? 과연 현행 주류의학의 기준에서 다른 치료법을 맞다 틀리다 평가할 자격이 있는가?

분명히 말하지만 큰 대학병원은 응급이나 급성 질환을 다루는 곳이다. 만약 여러분이 이런 급성 질환을 가지고 있다면 큰 병원으로 가는 것이 유리하다. 그렇지만 **만성 질환을 가지고 있는 경우에는 보다 근본적인 "몸속 대청소"와 식이 영양요법부터 적용하는 것이 더 타당하다고 생각한다.**

어느 쪽이 맞을 지에 대한 판단은 현명한 여러분의 몫이 된다고 할 수 있다.

24. "몸 속 대청소"는 암을 치료하는 방법이 될 수 없다. (X)

암은 급성으로 발생하는 경우도 있지만 대부분 장기간에 걸쳐 생기게 되는 만성 질환이다. 급성 암인 경우에는 치료 약제를 사용하는 것이 도움이 되지만 만성 암에서는 도움이 되지 않는다. 그 이유는 만성 질환은 **"몸 속 환경"**이 나빠져 생긴 것이라서 몸 속을 청소해야만 문제가 해결되기 때문에 그렇다. 다시 말해 암과 같은 만성 질환들은 치료제로 고치는 것이 아니라 **"몸 속 환경"**을 바로잡아야 고칠 수 있는 질환인 것이다. 그러므로 무엇보다 **"몸속 대청소"**를 통해 **"몸 속 환경"**을 정화시키는 작업이 선행되어야 한다. 그렇게 되면 암세포는 더 이상 발생하지 않게 된다. 그리고 기존의 암세포는 더 이상 분열과 증식을 멈추고 자라지 않게 된다. 그리고 더 나아가 종양이 상처 조직으로 전락하게 만들 수 있다. 따라서 만성 질환에 독한 약물을 사용하겠다는 위험한 발상은 제발 사라져야 한다.

그런데도 아직도 만성 질환으로서의 암을 독한 치료제로 고치겠다는 잘못된 생각을 하는 사람들이 많이 있다. 그러면서 **"몸 속 환경"**을 바꾸는 방법을 효과가 없는 아주 시시한 방법이라고 무시하고 있다. 나는 그런 사람들에게 정말 **"몸속 대청소"**를 해 보았는가? 라고 물어보고 싶다.

"몸속 대청소"는 모든 만성 질환에서 놀라운 효과를 보이는 가장 확실한 치료 방법이다. 다른 약물이나 수술 치료를 보조하는 그런 시시한 방법이 아니다. 진짜 **"몸속 대청소"**를 열심히 하면 아무런 부작용 없이 암을 녹일 수 있다. 왜냐하면 암이 **"몸속 대청소"**의 대상이 되는 쓰레기에 해당되기 때문이다.

그러므로 독한 약물이나 큰 수술로 암을 고치겠다는 생각을 하는 사람들은 자신의 생각이 맞는 것인지 진지하게 고민해 볼 필요가 있다. 대신에 보다 근본적이고 안전한 **"몸속 대청소"**와 같은 방법을 열린 마음으로 받아들이는 태도를 가질 필요가 있다.

사람들이 나이를 먹으면 암에 걸리는 확률이 증가하게 된다. 현행 주류의학에서는 이를 유전적 성향이 있기 때문에 나이 들면서 암에 걸리는 가능성이 증가하게 되는 것이라고 말한다. 그러나 실제 이 말은 틀린 말이다. 우리 몸 속에는 나이 들면서 매 순간 암세포들이 수시로 생겨나고 있다. 하루에 몇 백 개에서 몇 천 개의 암세포들이 생겨나고 있는 것이다. 그러나 이렇게 암세포들이 생겨난다고 해도 면역시스템이 제대로 기능하고 있다면 이들을 모두 몸에서 제거하여 암이 종양을 형성하지 못하도록 막을 수 있다. 그런데 만약 면역시스템이 각종 독소와 염증 스트레스로 인해 과도한 부담을 받아 지쳐 있는 상태라면 암세포를 찾아 이들을 완전 소탕할 수 있는 능력이 감소하게 된다. 그래서 암이 이들의 눈을 피해 군집을 이룸으로써 종양으로 발전하게 되는 것이다.

나는 이런 이유로 면역시스템의 기능을 최적화 시키는 것이 가장 좋은 암 예방법이라고 생각한다. 그래서 암 종양이 발생하고 나서 그 때부터 그들과 싸우려 하지 말고 자신의 몸 속 면역세포들의 기능을 활성화시켜 매일 생겨나는 암세포들을 그때 그때 처리하는 것이 훨씬 좋은 방법이라고 주장하는 것이다. 그럼 면역시스템을 최적화시키는 방법이 무엇인가?

이를 위해 나는 정기적인 **"몸 속 대청소"** 를 실시하는 것이 가장 좋은 방법이라고 생각하고 이것을 여러분께 강력히 제안하는 것이다.

25. 암 보험이 나를 지켜준다.(X)

많은 사람들이 암 보험을 가지고 있다. 그러면서 자신들은 암 예방책을 가지고 있다고들 말한다. 그럼 암 보험이 암을 지켜주는 예방책이란 말인가?

원래 보험이란 미래의 예측 불가한 위험 상황을 재정적으로만 대비하기 위해 만든 제도이다. 신체적으로 위험을 예방해 주는 제도는 결코 아닌 것이다. 그런데도 사람들이 재정적인 대비를 신체적 대비로 착각하여 이를 예방법이라고 말하고 있다. 그렇다면 돈만 있으면 암에 걸리지 않는다는 말과 무엇이 다른가?

내가 아는 한 사람은 암보험에서 치료를 보장해 준다고 그 독한 항암 치료와 방사선 치료를 너무 자주 받다가 일찍 사망하였다. 그 사람이 죽기 전에 나는 그 사람에게 다음과 같이 물어보았다.

"왜 그렇게 많이 항암 치료와 방사선 치료를 받았습니까?"

그랬더니 그 사람은

"내 돈 안 들어가니까 공짜라고 생각해서 받았습니다." 라고 말하는 것이었다.

나는 정말 아연실색하지 않을 수 없었다. 정말로 이 세상에 공짜라고 하면 그 독한 항암 치료도 그냥 받겠다고 하는 사람들이 있다는 사실을 실제 체험한 것이다. 이런 일을 경험하고 난 뒤부터 실제로 그런 사람들이 적잖이 있음을 확실하게 알게 되었다.

오늘날 암 보험은 내가 하는 방식과 같은 온화한 암 치료법은 급여 대상으로 인정해 주지 않고 있다. 대신에 제약회사가 만든 약물이나 고가의 장비를 사용하는 치료법에 대해서만 보험 급여를 인정해 주고 있다. 이런 일 때문에 많은 사람들이 자신의 몸에 손상을 가져다 주는 파괴적인 치료법을 우선적으로 받고 있다. 그래서 나는 환자들에게 암 보험 때문에 일찍 죽는 길을 택하지 말라고 항상 외치고 있다.

나는 환자들에게 **"암 보험을 부적이라고 생각해야지 그것을 로또라고 생각하면 안 된다"**고 말해주고 있다. 제발 여러분도 이 점을 명심하고 암 보험을 암이 발생하지 않기를 바라는 마음으로 들고 이를 통해 행여 이익이라도 보겠다는 치사한 마음은 당장 내다 버리기를 바란다. 왜냐하면 암 보험을 좋아하다가 그것 때문에 망한 사람들을 많이 보고 있기 때문에 그렇다. 여러분도 그런 어리석은 희생자가 되지 않기를 바래 본다.

26. 항암제나 방사선 치료는 암을 치료하는데 없어서는 안될 필수 약이다(X)

현대 의학은 암을 항암제나 방사선을 사용하여 치료하고 있다. 그러나 엄밀히 말해 이 두 가지는 모두 몸에서 독소로 분류되는 물질이다. 그래서 암에 걸리지 않으려면 오히려 이 두 가지를 멀리하려고 애써야 한다. 그런데 현대 주류의학에서는 이를 약으로 사용하고 있으니 의아해 하지 않을 수 없다. 그러면서 그 근거로 하는 말이 더 독한 독을 사용하여 약한 독을 다스려야 한다고 말하고 있다. 이른바 이독제독(以毒除毒)의 원리라는 것이다.

이런 주장의 바탕에는 상황이 급박하기 때문에 더 강한 독을 사용해서라도 암세포의 분열과 증식을 막아야 한다는 절박감이 깔려 있다. 그러나 이런 상황일수록 우리가 잊지 말아야 할 점은 독(毒)은 어디까지나 독(毒)이라는 사실이다. 다시 말해 약(藥)이 절대 아니라는 사실이다. 그래서 일단 급한 불을 끄고 난 뒤에는 그 동안 사용한 독(毒)을 몸에서 제거하지 않으면 다시 나중에 사용한 독소에 의해 또 다른 위험에 처하게 될 수 있다는 점을 알아야 한다. 바로 이런 이유 때문에 항암제나 방사선 치료를 받은 사람이 몸 상태가 나빠지거나 또는 나중에 다시 암이 재발하게 되는 상황을 맞이하게 되는 것이다.

그러므로 항암제나 방사선 치료는 정말로 급할 때만 마지막으로 사용하는 것을 원칙으로 해야 한다. 그런데도 많은 암환자들이 이런 독한 치료부터 먼저 받고 있다. 이는 자칫 지금 현재의 문제를 나중의 더 큰 문제로 미루어서 키우기만 하는 임시방편적 조치에 해당한다는 점을 명심해야 할 것이다. 제발 문제의 근본적인 해결책은 암세포가 자라지 않도록 **"몸 속 환경"**을 바꿔주는 것에 있다는 사실을 꼭 잊지 말아주길 바란다.

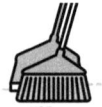

암에 대한 올바른 이해
제2장

이 장에서는
- 암 발생에 관한 DNA 중심적 사고 방식의 문제점
- "몸 속 환경"과 미토콘드리아의 중요성
- 암에 대한 새로운 패러다임
- 암이 대사질환인 이유
- 면역력의 중요성: "몸속 대청소"의 역할

등을 알아보기로 한다.

우리는 지금까지 DNA 이론에 속았다.

　지금까지 우리는 암전문가들로부터 암이 세포핵 속의 DNA에 문제가 있어서 생기는 병이라는 설명을 들어왔다. 세포핵 속의 DNA 염기 사슬에 국소적 돌연변이가 일어나서 그것으로 인해 세포가 자가소멸

(apoptosis)되지 않고 자기와 닮은 자식세포(daughter cell)들을 계속 만들어 커다란 종양을 형성해 버리기 때문에 정상 세포들이 그에 눌려서 결국 죽게 된다고 말이다. 그래서 암세포는 폭도와 같이 무자비한 놈이라서 이를 죽여버리지 않으면 우리가 죽는다는 식의 설명을 들어왔다.

물론 이런 논리 때문에 그 동안 암을 정복하기 위해 DNA, RNA 같은 유전 물질에 대한 연구와 각종 분자생물학적 연구가 많이 이루어져 왔고 그 결과로 유전학 및 생명과학 분야에서 큰 진전이 있었음은 명백한 사실이다.

그렇지만 막상 임상에서 암 환자를 치료하는 성적 면에 있어서는 별로 큰 진전이 일어나지 못했다. 나는 이런 이유가 과학자들과 의사들이 너무 지나치게 자기중심적인 연구에만 몰두한 결과라고 생각한다. 생명과학자들과 의사들은 자기에게 유리하고 흥미 있는 연구에만 치중하여 학문적 성취감을 만끽하고 이를 사업화 하는 등의 각종 수혜를 누렸지만 정작 암에 걸려 고생하는 환자들 입장에서는 이런 연구 업적에도 불구하고 실제적으로 뚜렷한 혜택을 받지 못하고 있다. 암 연구자들이 줄기차게 장담해온 완치는커녕 암 환자의 삶의 질 측면에서도 별로 나아진 것이 없다. 다만 치료를 받는 기간을 좀 더 연장시켜 놓았다는 점밖에 별다른 발전이 없었다고 혹평하고 싶다. 그래서 나는 그 동안 생명과학자들과 의사들이 말로는 암 정복을 외치면서 실제로는 그들만을 위한 연구 잔치를 벌여 왔다고 생각한다. 이에 같은 의사로서 나도 역시 무거운 책임감을 느낀다.

그럼 도대체 무엇 때문에 이렇게 '암과의 전쟁'에서 우리가 밀리는 것일까? 나는 항상 이 점에 대해 나름대로 많은 고민을 해 왔다. 그 결과 나는 우리가 **"몸 속 환경"**이란 가장 중요한 요소를 간과하고 암만 치료하려 했기 때문에 이렇게 된 것이란 답을 찾아냈다. 다시 말해 우리가 **암세포만 쳐다보고 암세포가 태어나고 현재 활동하고 있는 몸 속의 환경을 간과했기 때문에 암을 조절하지 못했다는 사실**을 깨닫게 된 것이다.

암세포도 본래 몸 속의 세포였던 만큼 이 세상에 단독으로 존재할 수는 없다. 그렇다고 이것이 세균이나 바이러스처럼 몸 밖에서 몸 안으로 침투해 들어온 것도 아니다. 암세포는 정상적이었던 세포가 **"몸 속 환경"**이 변하면서 그 속에서 탄생한 것이고 그 안에서 성장하고 있다는 사실을 망각한 채 오직 암세포의 탄생 이후 그 세포 내부에서만 일어나는 변화에만 초점을 맞춘 결과 이 문제를 해결하지 못하고 있다는 사실을 깨달은 것이다.

그 동안 생명과학자들과 의사들은 암세포와 정상세포와의 차이, 암세포에서 일어나는 변화 등을 자세히 관찰하고 이 범주 안에서만 암세포를 저지시킬 방법들을 제안해 왔다. 그러나 이는 어디까지나 정상 세포가 암세포로 변환된 이후부터 일어나는 과정에 해당될 뿐이다. 따라서 정상 세포가 암세포로 변화되기 이전의 과정이 생략되어 있는 반쪽자리 연구였다는 사실을 알아야 한다. 그래서 내가 "그 동안 생명과학자들이 말하는 DNA 이론에 속아왔다"라고 말하는 이유가 바로 여기에 있는 것이다.

우리는 그 동안 암 전문가들이 세포핵 속의 DNA가 돌연변이를 일으켜서 폭도로 변한 것이 암이다라는 말만 듣고 그 말에 세뇌 당해 왔다. DNA가 유전 물질이라 암이 유전자가 잘못돼서 생긴 병인 것으로 착각하게 된 것이다. 그래서 유전자 변화에 대응하기 위해서는 독한 약물이나 방사선 치료를 하는 것도 당연하다고 느끼게 되었고 잘라낼 수 있으면 무조건 잘라내는 것이 가장 좋은 방법인 것처럼 인식하게 되었다. 또한 이를 위해 암을 조직학적으로 분류하고 암의 병기(병의 진행 단계)를 나누는 등의 현행 진료 방식이 절대적인 것인양 받아들이도록 교육을 받아왔다. 그러나 그렇게 했음에도 불구하고 현재 우리는 "암과의 싸움"에서 지고 있다. 그렇다면 무언가 잘못됐음을 깨닫고 전세를 뒤집을 수 있는 방법을 찾기 위한 고민을 해야 할텐데 전혀 그러지 못하고 있다. 왜 그럴까? **그것은 바로 우리가 지금까지 생명과학자들과 의사들이 말한 DNA 이론에 혼이 팔려 그 주변의 다른 요인들을 제대로 보지 못하고 있기 때문이다.**

그래서 나는 왓슨과 크리크가 DNA 이중사슬을 발견한 것이 과학 발전에 끼친 공로도 대단하지만 반대로 그것이 드리운 어두운 그림자의 측면도 역시 상당히 크다고 생각한다. 생명과학자들과 의사들은 DNA 같은 멋진 주제에 매료되어 이것으로 모든 생명 현상을 다 해결할 수 있을 것이라 판단했지만 그로 인해 다른 중요한 요소들을 잊게 만드는 큰 실수도 저질렀다. 그들은 **DNA 장막**을 쳐서 다른 요인들을 바라보지 못하게 만들고 모든 것을 DNA 관련 이론으로 귀결시키는 실수를 저질렀다. 그래서 대중들은 이런 전문가들의 말만 믿고 이들이 암 문제를 해결해 줄 것이라고 기대해 왔지만 말만 요란하였을 뿐 실제 성과는 매우 미약한 상태라고 말하지 않을 수 없다. 그 이유로 내가 찾아낸 것이 바로 DNA 장막에 가려 있던 **"몸 속 환경"**이란 요소다. 소위 암 전문가들이라고 하는 사람들은 세포핵 속에서 DNA 같은 유전자 물질에 돌연변이가 일어난 이후의 상황만 바라보고 그 이전의 선행적 변화나 주변 조건의 형성 과정은 보지 못했다. 심지어 일부 학자들 중에서는 이런 선행 과정이 없다고 생각하는 사람도 있었다. 그 결과 아무리 많은 노력을 해도 '암과의 전쟁'에서 이기지 못하는 그런 덫에 걸리게 된 것이다.

앞서 말했듯이 정상 세포가 암세포로 변하는 과정 중에서 DNA 이론은 **"몸 속 환경"**이란 더 중요한 요소를 간과하고 생략하게 만들었다. 내 생각으로는 **"몸 속 환경"**이 DNA 장막 이전부터 항상 존재하고 있던 더 큰 요소인데도 불구하고 이 점을 빼고 DNA 타령만 늘어 놓고 세부적인 지식 잔치만 벌였기 때문에 우리가 암을 정복하지 못한 것이라고 생각한다. 따라서 지금부터는 암세포 속의 변화보다 주변 **"몸 속 환경"**에 더 주목해야만 우리가 암을 극복할 수 있다고 생각한다.

나는 **"몸 속 환경"**을 다음과 같이 3부분으로 나눠 설명하는 것을 좋아한다.(참고. 그림) 가장 넓은 영역이 세포 밖의 전체 몸 속 환경이고 그 다음은 세포막 안쪽의 환경이고 가장 작은 부분이 바로 세포핵 속의 환경이다. 지금까지 우리는 DNA가 어떻고 유전자가 어떠니 하는 논쟁 아닌 타령만 하면서 이 3가지 환경 중에서 가장 좁은 세포핵 속의 환경 변화에만 초점을 맞춰 왔다. 그래서 그보다 더 큰 주변 환경에 대해서는 장막 뒤에 가려 보이지 않는다고 무시하며 이를 존재하지도 않는 것처럼 생각하며 지내왔다. 이로 인해 정상 세포가 암세포로 변하는 과정의 전반부를 잃어버리게 되었던 것이다.

그러므로 우리가 '암과의 전쟁'에서 승리하기 위해서는 바로 잃어버린 전반부를 이해하고 이를 고려한 포괄적인 전략을 세워야만 한다. 다시 말해 DNA **장막**을 걷어내고 그 뒤에 잊고 있던 **"몸 속 환경"**의 문제를 직시해야만 하는 것이다.

"양생 암치유 및 예방 프로그램"의 탄생은 이와 같은 이유에서 DNA **장막** 뒤에 가려져 있던 **"몸 속 환경"**의 문제를 적극적으로 바로잡자는 취지에서 비롯되었다.

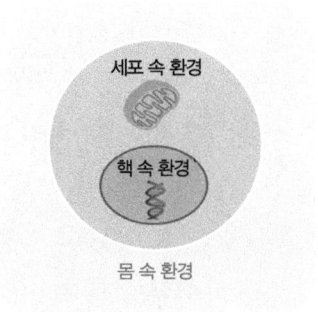

그림 **몸 속 환경의 3단계 체계**

DNA 장막을 거두면 "몸 속 환경"이 보인다.

암세포는 몸 밖에서 들어와서 생긴 것이 아니라 몸 속의 정상 세포가 암세포로 변해서 생긴 것이다. 그러므로 몸 속의 정상 세포가 암세포로 변하는 과정을 자세히 살펴보면 **"몸 속 환경"**이 보이고 그 속에서 암을 정복할 수 있는 실마리를 찾을 수 있게 된다. (참고: 그림)

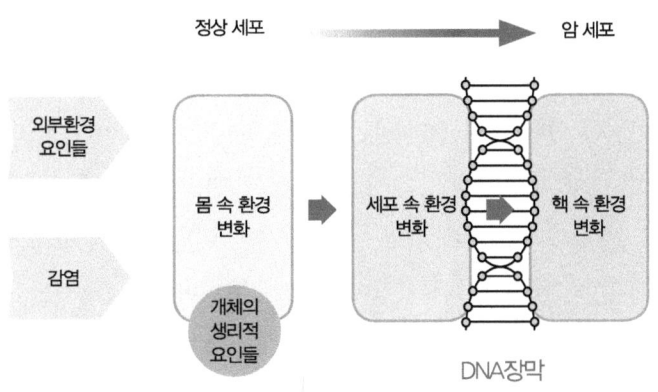

그림 **정상 세포에서 암세포가 발생되는 과정(일명 몸 속 환경 모델)**

정상 세포에서 암세포가 만들어지기 위해서는 세포핵 속의 유전자에 돌연변이가 일어나기 이전에 세포질의 환경 또는 세포막과 그 밖의 환경이 변해야 한다. 이런 선행 조건이 갖추어지지 않고 후단의 과정이 진행되는 일은 있을 수 없다. 따라서 이런 변화가 진행되는 시공간적 개념을 먼저 이해하려는 노력을 할 필요가 있다. 물론 암을 일으키는 외부 환경 요인들이나 감염 요인들이 너무나 강력하여 이 3가지 환경에 동시적으로 발암성 영향을 미치는 일도 얼마든지 일어날 수 있다. 그런 경우라고 해도 역시 세포핵 속의 DNA 유전자 변화는 세포질 내부와 세포막 바깥의 환경 변화와 함께 일어나는 현상이라고 보는 것이 합리적이다. 따라서 세포 속 환경 변화는 항상 세포핵 속의 환경 변화보다 선행되거나 적어도 같이 동반된다는 원칙을 명심하고 있어야 한다. 그런데도 지금까지 우리는 이런 기본적인 사실을 무시하고 세포핵 속의 변화만을 쳐다보고 이 부분만을 연구해 왔다는 점이 암 연구 및 치료에 있어서의 가장 큰 실수였다고 생각한다.

세포핵 속의 DNA 장막을 걷어내고 그 이전에 벌어지는 상황들을 살펴보면 **"몸 속 환경"**이 보이기 시작한다. 환경은 그 존재의 유무보다는 시간적 변화에 있어 의의를 갖는 매우 중요한 결정 요인이다. 따라서 우리는 항상 변화의 결과에만 신경 쓰지 말고 변화의 동력인 주변 환경을 생각하는 상대적 시각을 가질 필요가 있다. 이런 상대적 구도에서 개체란 단지 변화의 대상이지 그것이 주체가 아니란 사실도 깨달아야 한다.(참고: 나는 이런 시각을 **생물학적 상대성 이론**이라 부른다.)

그럼 변화의 주체이자 동력원인 **"몸 속 환경"**을 들여다보자. **"몸 속 환경"** 변화는 수많은 몸 속 구성 세포들이 모여 사는 일정한 공간 내의 전체 환경을 의미하는 개념으로 이것은 다시 더 넓은 몸 밖의 외부 환경으로부터 유입되는 여러 요인들과 미생물들의 침입에 의해 영향을 받는다. 그러므로 이 점에 대해서는 나중에 나오는 '암 발생에 기여하는 요인'들에서 좀 더 자세히 다루기로 한다. 다만 여기서는 몸 속 환경에는 ⑴전신적 몸 속 환경과 ⑵국소적 몸 속 환경이 있고 이 두 가지는 건강한 상태에서는 보통 일치하지만 건강하지 못한 상태에서는 부위별 또는 국소적으로 환경에 있어 차이가 나타날 수 있다는 점을 강조하고 싶다. 그리고 이렇게 국소적으로 **"몸 속 환경"**이 안 좋은 곳이 발생하게 되면 우리는 그것을 염증이라고 부르며 이 점에 대해서는 본인의 다른 저서인 **"몸속 대청소"**란 책에 자세히 적혀 있으므로 그것을 참고해주길 바란다.

그럼 다음 단계로 그보다 작은 개념인 세포 속 환경에 대해 알아보자. 세포 속에는 여러 소기관들이 들어 있는데 그 중에서 가장 많은 용적을 차지하는 것이 미토콘드리아라고 불리는 세포의 에너지 발전소다. 보통 한 세포 속에 수십 개에서 수백 개가 들어 있고 신경세포 속에는 수천 개에서 만 개를 넘게 가지고 있는 경우도 있다. 그러므로 세포 속 환경 변화가 일어나면 이들 미토콘드리아가 가장 크게 영향을 받고 그렇게 되면 세포의 에너지 생산 과정에 분명 차질이 발생하게 된다. 그래서 이 여파가 세포 기능 전체에 영향을 미칠 수 밖에 없게 되는데 당연히 그 중 하나가 세포핵 속의 유전자 발현이 그에 해당될 것이다. 그러므로 **DNA 레벨에서 변화가 일어나는 상황이라면 그 주변의 미토콘드리아에서도 먼저 또는 적어도 동시에 어떤 식으로든 변화가 일어난다고 보는 것이 타당하다.** 실제로 대부분의 경우에 이런 미토콘드리아 속의 변화가 세포핵 속의 변화보다 먼저 일어나고 있다. 그래서 내가 자꾸 DNA

장막을 거두고 그 이면의 "몸 속 환경"을 봐야 한다고 하는 강조하는 까닭이 이것이고 우리가 암과의 전쟁에서 백전백패 한 이유도 이런 세포 속 미토콘드리아 환경 같은 것을 무시하고 유전자 변화만 바라보았기 때문이라고 반복해서 말하는 까닭도 여기에 있다.

세포 속 환경은 미토콘드리아에 의해 결정된다.

　미토콘드리아는 세포 속 환경을 결정짓는 가장 중요한 요소다. 그 이유는 미토콘드리아가 생명 활동에 필요한 에너지를 공급하는 고등 기관이기 때문이다. 만약 미토콘드리아가 없으면 세포는 고등 능력을 발휘할 수 없고 원시 초보적 수준의 상태에 머물러 있을 수 밖에 없다. 다세포 동물들은 이처럼 부족한 에너지 문제를 극복하기 위해 이십억 년 전 쯤 고대 붉은 박테리아를 세포 속 공생관계로 받아들임으로써 보다 더 높은 수준의 생명 활동을 전개할 수 있게 되었다. 그 결과 미토콘드리아는 다세포 동물들이 다양하고 복잡한 고급 생명활동을 하는데 필요한 에너지를 더 효율적으로 공급해 주는 매우 중요한 세포내 소기관으로 자리매김하게 되었다.

　따라서 세포 속으로 들어오는 영양분과 산소 그리고 각종 에너지들은 모두 그대로 미토콘드리아 내부의 환경에도 영향을 미칠 수 밖에 없다. 예를 들어 낮에 햇빛을 쬐면 그 속의 광자(photon) 에너지가 세포 속 미토콘드리아까지 그대로 들어가게 된다. 이런 이유로 미토콘드리아는 우리가 먹는 것, 숨쉬는 것, 빛과 열을 받아들이는 것, 잠을 자고 휴식을 취하는 것 등으로부터 발생되는 모든 주변 환경의 변화를 세포 속에서 가장 먼저 느끼고 그에 따라 반응하게 되는 것이다. 그래서 나는 세포가 주변 환경 변화를 감지하고 있다고 말하는 것이 다름 아니라 실제로는 미토콘드리아가 환경 변화에 적응하여 기능을 달리하고 있음을 의미하는 것이라고 믿게 되었다.

만약 세포 주변의 환경 변화가 불리한 방향으로 일어나게 된다면 미토콘드리아의 기능이 가장 먼저 타격을 입게 될 것이다. 그렇게 되면 세포가 생성하는 에너지 레벨이 저하되고 이는 세포의 각종 대사 기능을 유지하는데 있어서도 불리한 방향으로 작용하게 된다. 그러면 당연히 이 여파는 세포핵 속에도 전달되어 세포 분열을 할 때 DNA 염기사슬이 풀어지며 복제되는 과정에 이상이 생기게 될 수 있다. **이런 이유 때문에 나는 미토콘드리아의 기능 변화를 파악하고 이를 정상으로 회복시켜 주는 것이 바로 암세포 발생에 있어서의 끊어진 연결고리를 이어주는 징검다리가 될 수 있다고 생각한다.**

더구나 최근 연구 따르면 암 종양 속의 세포들이 모두 한가지로 같은 것이 아니라 다양한 종류의 세포들이 섞여 있는 것으로 밝혀졌다. 그래서 종양 속 세포라고 해도 모두가 암세포가 아니며 그 중에는 얼마든지 환경 조건만 갖춰지면 다시 정상 세포로 환원될 수 있는 것들도 많이 존재하고 있다는 사실이 밝혀졌다. 나는 이 사실이 매우 중요한 포인트라고 생각한다. 왜냐하면 우리가 종양을 제거하고 파괴시켜야 할 대상으로만 보는 것이 능사가 아니라 **"몸 속 환경"**, 그 중에서도 **"미토콘드리아 환경"**을 변화시켜 변형된 비정상 세포들을 다시 정상 세포로 회복시켜 주는 것이 가능하다는 점을 이런 연구들이 강력하게 시사해 주고 있기 때문이다.(참고: 그림)

만약 암세포를 무조건 없애려고만 한다면 결국에는 우리 몸 속에는 남아있는 세포가 하나도 없게 되는 그런 비참한 상황을 맞이하게 될 것이다. 우리는 그와 같은 상황을 지금까지 많이 보아왔다. 이것은 서로 죽기 아니면 살기로 싸우는 전략이고 이 전략을 유지하게 되면 둘 중 하나는 반드시 죽어야 한다. 그래서 이 방법으로 우리가 암을 극복할 수 없다. 반면 **"몸 속 환경"**을 바로잡아 문제를 해결하려고 하는 것은 암세포를 달래서 스스로 사멸하게 만드는 방법이라서 대결의 당사자들이 서로가 상생하는 관계로 바뀌게 된다. 다시 말해 서로가 타협하는 평화 전략인 셈이 된다. 이처럼 우리가 사고의 패러다임을 바꿔 DNA 변이 이전 단계인 미토콘드리아 환경에 주목을 하게 되면 보다 안전하고 확실한 암 치료 전략을 찾을 수 있게 된다.

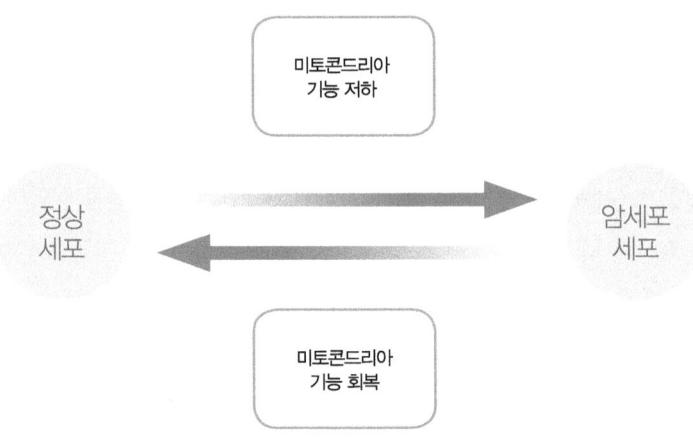

그림 **정상세포와 암세포의 관계 속에서 바라본 미토콘드리아의 역할**

암에 대한 새로운 패러다임

앞에서 나는 우리가 DNA 변화 이전의 미토콘드리아 기능 변화에 주목하게 되면 암을 치료하는데 있어서 새로운 전략을 세울 수 있게 된다고 말했다. 내가 제시하는 방법은 암세포가 등장한 이후부터가 아니라 정상 세포가 암세포로 변하게 되는 그 이전 단계의 과정을 포함하여 기본적인 것에서부터 암세포 발생의 동력을 차단시키자는 것이다. 따라서 이는 기존의 방법과는 획기적으로 다른 발상에 해당된다고 생각하며 이를 위해 **"몸속 대청소"**를 통한 **"몸 속 환경"**의 조절 과정이 다른 어느 부분보다도 매우 중요한 전략의 근간을 이뤄야 한다고 주장하는 바이다. 그리고 이 방법은 비단 암 질환에서뿐 아니라 다른 만성 질환 모두에서도 유용한 방법이 될 수 있다. 왜냐하면 다른 만성질환에서도 세포 속의 미토콘드리아의 기능이 세포 기능을 회복시키는데 있어 가장 결정적인 역할을 하는 경우가 많기 때문이다.

그런데도 우리는 지금까지 가장 기본적인 **"몸 속 환경"** 변화의 문제는 내팽개쳐 놓고 그 후단에서 발생하는 결과만 붙잡고 이를 해결하려 애써 왔다. 그 결과 DNA가 어떻고 이를 막는 약물이나 방사선 치료가 어떻고 하는 식의 쓸데없이 복잡한 이론과 그를 검증하는 불필요한 게임에만 매달려 왔다. 이런 방식의 게임은 암 치료를 전문으로 하는 의사, 약사 그리고 이런 서비스를 제공하는 병원, 제약회사 등에게는 이익이 됐을지언정 실제 암 환자들에게는 전혀 이익이 되지 못하고 도리어 희생만을 요구하는 그런 불공정 게임이라고 할 수 있다. 그래서 암 환자의 희생을 대가로 거대한 암 비즈니스 산업이 형성되는 어처구니 없는 결과를 만들어 놓고 말았다.

이에 나는 이 책을 읽는 독자들에게 기존의 암에 대한 패러다임을 모두 버리고 **"몸 속 환경"**의 개선을 통한 새로운 암 치유 패러다임을 가질 것을 강력하게 권고하는 바이다.

기존의 암 패러다임은 유전자에 돌연변이가 일어나서 이것이 세포분열을 통해서 다음 세포에게로 이전되고 동시에 그 모세포와 자식세포들이 죽지 않고 계속해서 분열하여 증식하기 때문에 암 종양으로 발전하면서 정상 세포들을 점령하게 된다는 것이다. 그러므로 이런 패러다임 하에서는 유전자가 돌연변이되는 상황은 불가항력으로 어찌할 수 없으니 돌연변이가 생긴 세포들을 모두 몸에서 절제해 내버리거나 파괴시켜야 한다고 주장하게 되는 것이다. 암에 대한 생각이 이렇기 때문에 암 종양을 수술로 제거하고 염색체가 분열하는 과정에서 항암 약물이나 방사선 같은 독소를 투여하여 변형된 암세포를 파괴시키겠다는 발상을 하게 된 것이다.

언뜻 보기에는 이것이 맞는 말처럼 들린다. 그렇지만 이는 **"몸 속 환경"**이란 더 큰 요소를 바라보지 못한 가운데서 나온 매우 짧고 어리석은 생각에 해당된다. 왜냐하면 이런 식으로 암을 제거한다고 해도 암이 발생되는 상황을 그대로 남겨 둔 상태라서 다시 몸 속에서 암이 자라게 되는 것을 막을 수 없기 때문이다. 그래서 아무리 수술로 암 종양을 절제해 낸 뒤에라도 또는 항암제나 방사선 치료를 해서 암의 크기를 줄인 상태라도 나중에 어느 정도 시간이 지나면 다시 암이 커지거나 재발 또는 전이가 일어나는 상황을 맞이하게 되는 것이다. 우리 주변의 암 환자들을 보라. 거의 대부분 이런 시나리오를 그대로 따르고 있음을 볼 수 있다. 그래서 나는 현재 암 전문의들이 이런 사실을 알고 있는지 정말 그 속이 궁금하다. 여러분도 이 점에 대해서는 여러분의 암 담당 전문의에게 직접 물어볼 필요가 있다. 그리고 또한 처음에 항암제나 방사선 치료를 개발한 사람들이 과연 이런 사실을 알고 했었을까 아니면 모르고 했었을까 정말 궁금해진다. 내 생각으로는 이런 식의 암에 대한 생각은 감기에 걸렸을 때 증상을 치료하는 약물을 사용하는 것과 같은 수준의 사고 방식이라 생각된다. 근본적인 것은 남겨두고 증상만 치료하는 방식은 똑같기 때문이다.

이에 반해 새로운 패러다임은 유전자니 돌연변이니 하는 것보다 이런 변화를 일으키게 만든 장본인 격인 세포 안팎의 **"몸 속 환경"**을 더 중요시하여 이것을 조절함으로써 정상 세포에서 암세포로 진행되는 과정을 차단하고 이미 암세포로 변환되는 과정을 밟고 있는 세포들로 하여금 다시 정상 세포로 환원되거나 또는 그들이 스스로 사멸되게 만드는 원칙을 추구하는 것이다. 따라서 암으로부터 자유로워지고 싶은 사람은 문제의 근본을 해결하는 이와 같은 새로운 패러다임을 가지고 있어야지 증상만 해결하려는 잘못된 구식의 패러다임에 집착해서는 안 된다.

"몸 속 환경"에 입각한 새로운 암 패러다임 모델 제안

생명 현상은 단독으로 일어나는 것이 아니라 전후 좌우 상하로 연결된 관계 속에서 발생하는 다원적 복합 현상이다. 암 발생도 마찬가지로 다양한 일련의 생명 활동 과정 중에서 어느 한 부분에 문제가 생겼을 경우 그것이 자체 수복 시스템에 의해 바로 교정되지 않았기 때문에 여러 단계를 거쳐 최종적으로 드러나게 되는 병리 현상 중 하나인 것이다. 따라서 암 발생 과정을 일회성 단순 사건으로 보면 안되고 다단계에 걸쳐 장기적으로 진행되는 입체적 과정으로 바라보는 식견을 가져야 한다.

이런 생각을 좀 더 쉽고 올바르게 각인시켜 주기 위해 나는 다음과 같은 단순화된 모델을 만들었다. 그래서 이를 **"암 발생과정을 설명하는 포괄적 통합 모델"**이라 부른다.

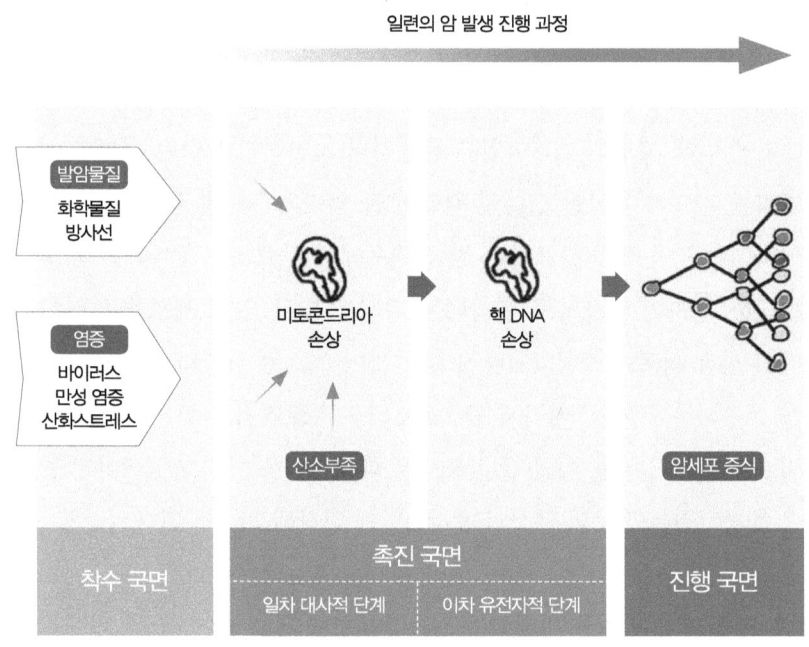

그림 **암 발생 과정의 포괄적 통합 모델**

이 모델은 앞서 설명한 일명 **"몸 속 환경 모델"**의 새로운 버전이라 할 수 있다. 이 그림에서 보면 암은 정상적인 생명 활동의 과정 중 어디에서든 문제가 생기게 되면 발생할 수 있는 맨 마지막 병리 현상임을 알 수 있다. 따라서 문제의 시작은 암 발생 이전 단계부터 존재하는 것이고 암은 그런 문제들이 모여서 만들어진 결과에 해당된다. 또한 암 발생 과정은 한가지가 아니라 여러 단계로 되어 있고 이들이 순차적 연결선을 거치며 만들어지는 것임을 보여주고 있다. 따라서 나는 이 과정을 다음과 같이 3 국면으로 구분해 보려 한다. 첫 번째 국면은 착수 국면(initiation phase)으로 외부 환경 속의 발암 물질이나 바이러스 등이 몸 속으로 들어와 몸 속 환경을 변화시키면서 세포막을 자극하는 과정이다. 두 번째 국면은 촉진 국면(promotion phase)으로 이런 자극들로 인해 세포 속 환경이 나빠지면서 세포질 속의 미토콘드리아와 세포핵 속의 유전자에 손상이 가해지는 과정이다. 마지막 세 번째 국면은 진행 국면(progress phase)으로 비정상적인 암세포들이 증식하고 주위조직으로 침투해 들어가는 국면이라고 할 수 있다.

여기서 중간의 촉진 국면을 다시 두 부분으로 나눠 볼 수 있다. 하나는 핵 속의 유전자 레벨에 영향을 미치기 전 단계의 과정으로 세포 내 에너지 생산 기관인 미토콘드리아의 기능 저하 및 수적 감소가 동반되는 과정이 여기에 속한다고 할 수 있다. 그래서 이를 암 발생의 일차 대사적 단계(primary metabolic step)라고 부르기로 정했다. 이 단계에 문제가 생기게 되면 그 다음으로 핵 속의 DNA 레벨에 손상을 줄 수 있는 동력이 발생하게 된다. 그러면 이것이 세포핵 속의 DNA와 유전자에 대한 손상을 일으키는데 기여하게 되어 마침내 핵 속에서 세포분열이 일어날 때 유전자에 변이가 일어나 비정상적인 암세포가 발생하게 된다. 그래서 이 단계를 이차적 유전자적 단계(secosecon genetic step)라고 구분해 보았다.

이렇게 구분하는 이유는 암 발생 과정을 유전자 레벨에서의 변화로만 국한시키는 현행 암 패러다임의 그릇된 한계를 극복하고 더 넓은 시야를 갖자는 의도에서 그렇게 한 것이다. 그래서 이 통합 모델에 따르면 암 발생의 촉진 국면은 유전자 레벨이 아니라 세포질 속의 미토콘드리아 레벨에서 먼저 시작되었음을 분명히 알려주게 된다.

중간 촉진 국면에서의 이 두 단계 과정은 처음에 암세포가 발생하는 과정에서는 앞뒤로 선후가 있지만 나중에 암세포가 증식하는 진행 국면으로 들어가면 선후가 없이 서로 영향을 주는 순환 관계를 이룰 수도 있다. 만약 그렇게 되면 유전적 변이를 겪은 암세포는 다음 세포 분열에도 영향을 미쳐서 돌연변이가 유전되고 미토콘드리아의 대사 환경도 달라져서 변이된 모세포가 사멸하지 않는 비정상적인 증식 환경이 만들어지게 된다. 최근 연구 결과에 따르면 일차 대사적 국면에서 이차 유전자적 변화 없이 암이 진행되는 경우도 있을 수 있다는 사실이 밝혀졌다.

암은 대사질환이다.

나는 위에서 암 발생 과정의 포괄적 통합 모델을 제시하면서 하루 속히 유전자 모델의 한계를 벗어나야 한다고 주장하였다. 그 이유로 기존의 암 발생을 설명하는 유전자 모델에서는 외부 환경에서 유입되는 발암 인자들이 직접 유전자를 자극하여 암을 발생시키는 것으로 묘사되어 있어 세포 속의 중요한 에너지 대사 기관인 미토콘드리아의 기능 변화가 암 발생에 미치는 영향이 생략되어 있다는 문제점을 지적하였다. 이 모델에 따르면 문제 해결의 근본적인 실마리를 놓아 둔 채 결과에 해당되는 부분만을 치료하게 만듦으로써 암 치료가 일종의 증상 치료 방식으로 진행되는 양상을 띠게 만들어 버렸다. 이는 결국 우리가 지난 50여년간의 암 치료에서 계속 패배의 쓴 맛을 보게 만든 가장 주된 요인이 되었다고 생각한다.

따라서 우리는 암을 DNA 이론에 따라 유전자 관련 질환으로 생각하는 종래의 모델을 버리고 미토콘드리아의 선행적 기능저하와 관련된 대사 질환으로 보는 새로운 패러다임을 가져야 한다.

그럼 왜 암 발생 모델에서 유전자 변이 이전의 선행 단계인 일차 대사적 단계를 필수 요소로 포함시키는 것이 중요한지 다시 한번 그 이유를 살펴 보기로 하자.

이를 위해서는 먼저 정상세포와 암세포의 차이를 살펴볼 필요가 있다. 만약 암세포가 정상 세포와 대사 레벨에서는 차이가 없고 유전자 레벨에서만 차이가 있다고 하면 유전자 모델을 사용하는 것이 맞을 것이다. 그러나 반대로 암세포가 정상 세포와 유전자 레벨에서도 차이가 있고 대사 레벨에서도 차이가 있다고 하면 이는 분명 선행하는 대사 과정까지 모두 포함하는 모델을 사용하는 것이 맞는다고 생각한다.

많은 사람들이 암세포는 정상 세포와 유전자적 차이만 가지고 있는 줄 알고 있다. 그러나 이는 분명 잘못된 내용이다. 암세포는 유전자 레벨은 물론 대사 레벨에서도 정상 세포와 다른 특징을 가지고 있다. 이는 지금부터 백 년 전쯤에 독일 와버그 박사(Dr. Otto H. Warburg)에 의해 벌써 밝혀진 내용이다. 그는 암세포가 정상 세포에 비해 미토콘드리아에서 산소를 이용하여 에너지를 산화시키는 세포 호흡 능력이 저하되어 있고 대신에 포도당을 분해시켜 산소 없이 에너지를 얻는 혐기성 대사 과정이 많이 발달되어 있음을 발견하였다. 이로 인해 암세포는 정상 세포와 달리 강한 산성 환경 속에서 살게 됨으로써 그 곳에서 수리, 재생과 같은 현상 유지 능력을 확보하는 것보다는 증식을 통해 생존하려는 방식으로 유전자 정보를 바꾸게 되었다고 판단된다. 그래서 세포가 스스로 사멸하는 능력을 상실하고 태반 형성과정에서처럼 자신도 죽지 않으면서 자기와 닮은 비정상적인 세포들을 계속해서 양산해 내는 독특한 특성을 가지게 되었다고 말할 수 있다.

이처럼 암세포가 정상 세포와 대사적 레벨에서부터 차이가 난다는 점을 많은 과학자들이 잘 알고 있었으면서도 이 점을 무시하고 유전자 환상에 사로잡혀 그 동안 유전자 모델에만 집착해온 것은 매우 잘못된 일이 아닐 수 없다. 이 점은 생명과학자, 의사 모두가 분명 반성해야 할 점이며 **콜레스테롤 사기**와 더불어 생명과학 분야에서 가장 큰 오점을 남긴 또 하나의 대규모 사기 사건을 벌여왔음을 솔직히 인정해야 한다.

이제 우리가 암세포가 정상 세포와 대사 레벨에서부터 다른 특성을 갖고 있다는 점을 확실히 알고 있는 이상 유전자 레벨에서의 차이만을 인정하는 유전자 모델에 더이상 집착하지 말고 **암이 대사 단계에서부터 이상이 있어 발생하게 되는 엄연한 대사질환이라는 점을 솔직히 인정하고 이를 숙연히 받아들이는 태도를 가져야 한다.**

대사 환경이 유전자 환경보다 앞선다.

세포는 세포막으로 둘러싸여 나름대로 자신만의 고유한 내부 환경을 가지고 있다. 이런 세포 속에는 중요한 생명 정보를 담고 있는 핵이 존재하고 있다. 핵은 그 안에 담겨 있는 유전물질들을 보호하기 위해 다시 핵막이란 이차 방어막에 둘러싸여 있다. 이는 그만큼 그 안에 있는 물질들이 중요하기 때문에 그렇다고 볼 수 있다. 이런 이유로 세포 속에 독소가 유입되면 보통은 핵 속으로 먼저 들어가지 못하고 세포막이나 세포질에 머물게 된다.

한편, 세포질 속에는 여러 작은 세포기관들이 존재하고 있는데 이중에서 제일 중요한 것이 세포가 사용할 에너지를 생산하는 미토콘드리아란 소포체다. 미토콘드리아 역시 다른 세포질 또는 세포기관들과 구분되게 만들어주는 이중막으로 둘러싸여 자신만의 영역을 가지고 있다. 이 안에서 산소를 이용하여 연료를 태워서 에너지를 만들어 내는 작용을 하는 것이 미토콘드리아의 주된 기능이다. 이런 미토콘드리아는 한 세포 속에 보통 수백에서 수천 개 정도 들어 있다. 이 밖에 세포 속에는 여러 소기관들이 자리잡고 있어서 세포의 내부 구조가 마치 현대적 도시의 건물 조망을 갖추고 있는 것처럼 그림에서 묘사되곤 한다.

이런 관점에서 보더라도 외부에서 독소가 들어올 때 이들이 먼저 접하게 되는 것은 핵 속의 DNA 유전자가 아니라 세포질 속의 미토콘드리아가 될 가능성이 더 높다. 더구나 DNA와 같은 유전자 물질들은 보통 때에는 핵 속에서도 다른 단백질에 둘러싸여 단단히 보호를 받고 있다. 그래서 웬만해서는 DNA가 먼저 손상을 입지 않는다. 다만 세포가 분열을 할 때에는 DNA 염기사슬이 풀리면서 감춰져 있던 유전자가 노출되므로 손상을 받을 가능성이 커진다. 따라서 독소가 세포 분열을 일으키는 작용을 한다면 DNA가 손상을 받을 가능성이 더 커진다고 말할 수 있다. 이와 달리 세포질에 있는 미토콘드리아는 아무 때나 세포 주기에 상관없이 손상을 더 잘 받는 위치에 있다는 점을 기억해 둘 필요가 있다. 그래서 DNA에 손상을 주는 독소나 스트레스가 있다고 한다면 이들은 그보다 먼저 세포막이나 세포질에 있는 미토콘드리아 같은 소포체에 나쁜 영향을 주었을 가능성이 더 높다고 볼 수 있다. 따라서 **핵 속의 환경**

변화가 일어나기 전에 먼저 세포질 속의 환경이 먼저 변한다고 보는 것이 합리적인 수순이 아닐까 생각한다.

세포질 속의 환경 변화가 일어나면 세포의 대사 작용에도 많은 변화가 일어난다. 역으로 세포 대사 작용의 변화는 세포질 속의 환경 변화를 초래시킬 수도 있다. 따라서 환경과 기능 변화 이 두 가지는 서로 밀접한 관련을 맺고 있는 상호동반자적 개념이라 할 수 있다.

어느 것이 먼저가 됐든 세포질 속의 환경 변화 또는 대사 기능 변화는 나중에 핵막을 통해 핵 속으로 전달된다. 그러다가 세포 주기 상에서 세포가 분열을 하게 되면 감춰져 있던 염색체 속의 유전자들이 밖으로 노출되고 그와 동시에 그들을 둘러싸고 있는 단백질 스위치에 변화가 일어날 기회가 생기게 된다. 그래서 이 때 작용하는 여러 요인들을 유전자의 단백질 스위치의 위치를 변하게 만들 수 있는 요소들이라고 하여 **"후성유전학적 요인들**(epigenetic factors)"이라 부르고 이들이 유전자 발현에 미치는 효과를 '**후성유전학적 효과**(epigenetic effect)'라고 부른다.

후성유전학의 정의가 DNA 염기 서열 자체를 제외하고 그들의 작동 상태에 영향을 미치는 주변 요인 모두를 포함하고 있다는 점을 상기해 볼 필요가 있다. 그러면 위에서 말한 암 발생 과정에서의 통합적 모델에서 **후성유전학의 힘이 핵 속이 아니라 세포질 속에서부터 시작되는 것임을 분명하게 알 수 있다.** 다시 말해 비록 후성유전학적 효과가 나타나는 곳이 핵 속이지만 그 동력의 원천은 바로 세포질 속의 대사 환경으로부터 발생되는 것임을 알 수 있다. 따라서 세포질 속의 대사 환경이 핵 속의 유전자 환경보다 앞서고 유전자 환경을 지배하는 후성유전학의 힘이 된다고 말할 수 있는 것이다.

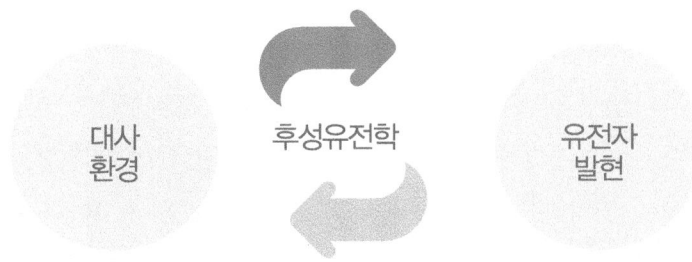

그림 후성유전학적 영향에 의한 유전자 발현의 변화

후성유전학은 대사와 유전자 사이를 이어주는 징검다리다.

후성유전학(epigenetics)은 유전자 자체 이외의 주변 환경이 유전자 발현에 영향을 미치는 것을 연구하는 학문이다. 그래서 음식이나 운동 또는 수면, 생활스타일 같은 각종 습관들이 유전자 발현에 영향을 미치는 것을 인정하고 이들의 효과를 살펴보는 학문이라 할 수 있다. 물론 이 과정을 분자생물학적 방법으로 연구하는 것도 중요하지만 실제 현실적으로 우리에게 필요한 것은 이 개념이 유전자 레벨에서 시작되는 것이 아니라 우리의 실생활에서 시작되어 유전자레벨까지 이어지게 된다는 사실을 믿는 것이다. 다시 말해 음식, 운동, 수면 등과 같은 생활스타일의 작용이 대사과정을 통해 유전자 발현에까지 영향을 미치는 과정이 생명현상에서 가장 근간이 되는 기본축을 형성하고 있다는 사실을 굳게 믿어야 한다는 뜻이다. 그래서 나는 기존 생물학의 중심 도그마를 그 이전 단계로까지 연장시켜야 한다고 주장하는 바이다. (참고: 그림)

기존 생물학의 중심 도그마는 DNA가 전사되어 mRNA를 만들고 이들이 단백질을 만드는 과정이 절대적이라는 주장으로 너무 미시적인 부분에 국한되어 있었다. 이것은 과거 유전학의 개념만 있고 후성유전학의 개념이 없던 시절에 만들어진 도그마로 매우 좁은 학문적 영역의 교리라 할 수 있다. 그러나 이제 후성유전학의 개념이 분명해진 시점에서는 이 작은 영역의 도그마보다는 더 넓은 영역의 상위 도그마가 있고 이것이 포함되어야 진정한 의미의 생물학 도그마가 완성된다는 점을 깨닫게 되었다. 그래서 나는 아래 그림에서와 같이 새로운 생물학의 도그마를 만들어야 한다고 주장한다. 이 새로운 도그마 속에는 유전자 발현에 미치는 대사 과정과 그 대사 과정에 영향을 미치는 주변 환경 속의 식생활스타일들이 모두 포함되어 있다.

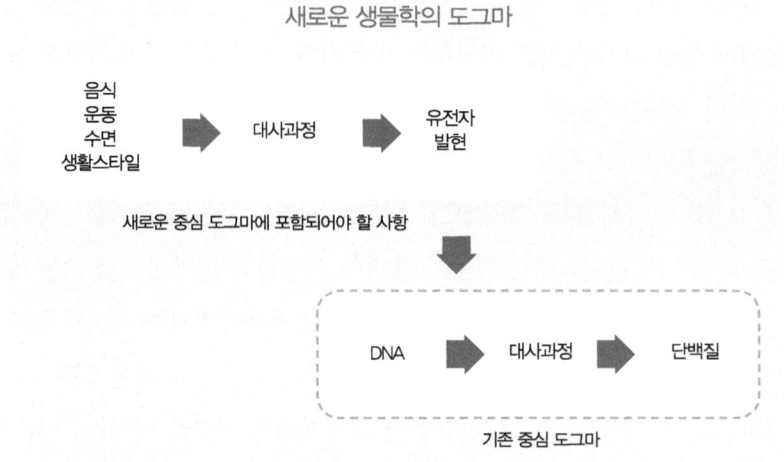

그림. 생물학의 새로운 중심 도그마. 점선 안은 기존 생물학에서 말하는 중심 도그마. 그러나 이제 후성유전학의 개념으로 인해 유전자 스위치에 영향을 미치는 대사 과정이 여기에 포함되어 새로운 도그마로 확장되어야 한다.

이처럼 후성유전학의 개념은 각종 대사작용과 유전자 발현 사이의 관계를 연결시켜주는 징검다리역할을 하고 있다. 흔히들 후성유전학을 설명할 때 본래 유전자 자체를 하드웨어라고 본다면 후성유전학은 그것을 운용하는 소프트웨어라고 비유하고 있다. 또 다른 비유로는 유전자 정보는 볼펜으로 쓴 글씨이고 음식이나 운동 같은 후성유전학 정보들은 연필로 쓴 정보라고 말하고 있다. 볼펜으로 쓴 정보는 지워지지 않지만 연필로 쓴 정보는 지우고 다른 내용으로 얼마든지 고쳐 쓸 수 있다는 뜻이다. **문제는 이렇게 지우고 고칠 수 있는 후성유전학적 정보들이 바로 DNA 단계 이전의 세포 대사 과정을 통해서 만들어지고 유입된다는 데 있다.** 그러므로 대사 과정은 정보를 지우고 고치는 과정에 해당되며 후성유전학의 성립에 꼭 필요한 필수 조건에 해당된다는 점을 분명하게 인식할 필요가 있다.

 그 동안 음식이나 생활스타일이 유전자의 발현에 많은 영향을 준다는 관찰 증거가 있었음에도 불구하고 이를 과학적으로 강력하게 주장할 근거가 부족했었다. 특히 유전체 정보가 완벽하게 밝혀지지 않은 상황하에선 강력하게 나서서 이를 주장할 수 없는 한계점을 지니고 있었던 것이 사실이다. 그러나 21세기 들어와 인간 유전체를 모두 밝히는 게놈프로젝트가 종료되고 나면서부터 후성유전학의 개념이 더욱 중요해지기 시작했다. 다시 말해 인간의 유전자 지도에서 별 특별한 내용이 밝혀지지 않았고 유전자 정보 자체보다는 그것을 발현시켜주는 주위 환경의 조건들이 더 중요하다는 사실이 확인되었기 때문에 그 동안 추측으로만 여겨지던 후성유전학의 개념이 비로소 날개를 펴고 날기 시작하게 된 것이다.

그 결과 각종 환경적 요인들이 어떻게 유전자 스위치를 조절하는지에 대한 연구가 활발하게 진행되고 있다. 현재까지 그 분자생물학적기전으로 DNA의 메틸화와 히스톤 변형 등이 제시되고 있지만 이는 어디까지나 지엽적인 기전이지 실제 몸통은 아니다. 후성유전학의 실제 주된 몸통은 바로 **"몸 속 환경"**이며 이것이 각종 대사 작용 효과를 그대로 핵 속으로 전달시켜 유전자 스위치의 위치를 변화시킨다고 이해하는 것이 단순하면서도 맞다고 생각한다. 따라서 후성유전학은 그 개념이 꼭 유전학에만 국한되는 것이 아니라 대사 개념까지 포괄하는 통합적 개념으로 발전해 나가야 한다. 아직 이런 의미로 사용되는 단어가 없는 상태이기에 나도 그냥 후성유전학이란 용어를 사용하고 있기는 하지만 향후 이 용어보다 더 좋은 개념의 단어가 나온다면 그것을 사용하고 싶다(예를 들어 대사유전학 같은 용어의 사용이 어떨까 제안해 본다).

아무튼 후성유전학의 폭 넓은 개념을 이해하면 할수록 더욱 더 **유전자의 발현이 단독으로 일어나는 사건이 아니라 세포 속의 대사 환경 특히 미토콘드리아의 기능 상태에 많은 영향을 받고 있는 일련의 과정 속에서 나타나는 결과 중의 하나**라는 사실을 느낄 수 있다. 그리고 이런 맥락 속에서 유전자 발현이 평생 고정된 위치로 머물러 있는 것이 아니라 세포 내 환경에 따라 얼마든지 가역적으로 변할 수 있다는 사실도 깨달을 수 있다. 암도 역시 이런 후성유전학적 새로운 생물학 도그마의 관점에서 예외가 될 수 없기 때문에 우리가 먹는 음식과 생활스타일을 바꾸는 등의 실생활 속에서의 작업을 통해 얼마든지 암유전자의 발현도 억제시킬 수 있다는 점에 대한 확신을 가져 볼 필요가 있다. 이 점이 바로 내가 **"양생 암 치유 및 예방 프로그램"**을 만든 근거이기도 하다.

식생활스타일에 의해 유전자 변이가 조절될 수 있다.

앞에서 후성유전학의 등장으로 유전자 자체보다는 유전자의 발현 여부를 조절하는 대사 기능과 세포 환경의 변화가 더 중요한 의미를 갖는다는 점을 살펴보았다. 또한 이런 영향은 유전자 발현의 방향성까지 바꿀 수 있는 힘을 가지고 있다는 점도 알게 되었다.

그 동안 후성유전학적 개념이 나오기 전에는 핵 속의 유전자 정보를 절대적인 것으로 인식하였고 이 정보에 의해 세포질과 세포막의 모든 대사 과정들이 일방적으로 지배 받는 것으로 생각하고 있었다. 당연히 암 발생에 있어서도 이런 고정된 생각이 지배적이어서 유전자의 돌연변이는 절대적인 것으로 받아들여졌고 이것이 암세포 내의 대사에 영향을 끼치는 가장 큰 요인으로 인식하고 있었다. 또한 그 방향성도 고정되어 있어 비가역적이라는 경직된 생각에 사로잡혀 있었다.

그러나 후성유전학의 실체가 분자생물학적으로도 확인되기 시작하면서 유전자 변이가 우선이 아니라 도리어 그 이전 대사적 국면의 영향을 받아서 결정된 것이라는 사실을 깨닫게 되었다. 그러므로 **유전자 돌연변이는 뜬금없이 일어나는 사건이 아니라 세포 내의 대사 환경이 변하고 이것이 후성유전학적 작용에 의해 유전자 발현 과정 및 DNA 복제 과정에 영향을 미쳐서 발생하게 되는 종속적인 현상임이 밝혀지게 된 것이다.** 비록 그 돌연변이가 무작위적으로 또는 산발적으로 일어난다고 해도 그것은 DNA 염기사슬 주변에 후성유전학적 변화나 영향이 어떤 식으로든 작용해서 그렇게 됐을 가능성이 높다고 하겠다.

그래서 지금까지 알려진 바와 다르게 유전자의 변이가 단독으로 일어나는 일차적인 사건이 아니라 그 이전 또는 주변의 세포 대사 과정의 변화에 따른 각종 영향을 받아서 이차적으로 일어나는 현상이라는 사실이 더 설득력을 얻고 있다. 따라서 우리가 먹는 음식이나 생활 습관에 의해 세포 안팎의 주변 환경이 달라지고 그것이 대사 과정에 심대한 영향을 미쳐서 세포 분열 시 핵 속의 DNA 사슬에까지 변이를 일으킬 정도로 일련의 큰 변화의 동력으로 작용하게 되는 과정을 깨닫게 된 셈이다.

여기서 추가로 중요하게 인식해야 점을 한가지 더 언급하고자 한다. 그것은 이 때 작용하는 힘의 방향성과 그 가역성에 관한 사항이다. 우리가 지금까지 알고 있던 유전자 모델에 의하면 모든 정보는 유전자에서부터 시작되어 단백질 합성을 통해 세포질 내로 전달되는 것으로 설명되고 있다. 그러나 후성유전학적 개념에 의하면 유전자 스위치의 위치를 바꿀 힘은 **"몸 속 환경"**에 존재하고 이는 다시 그 사람의 몸 밖 환경과 식생활스타일에 의해 영향을 받게 된다. 따라서 힘의 방향이 일방적으로 고정되어 있지 않고 변화될 수 있다는 점을 시사해주고 있기 때문에 이 점이 매우 중요한 의미를 갖는다고 생각한다.

아래 그림에서 보듯 짙은 상자 속의 순환 구조가 종래 유전학에서 말하는 변화의 고정된 방향이었다고 한다면 이제 후성유전학적 개념을 통해 이 방향을 바꾸는 힘(유전자 스위치의 위치를 바꾸는 힘)이 짙은 상자 밖의 환경 요인에 있다는 사실을 확실히 인지할 수 있다. 그리고 이 힘이 더 근본적이고 더 상위 또는 선행적 개념이란 사실을 알 수 있다. 그래서 그림 속의 상자 안에서 힘의 작용 방향을 바꾸고 싶으면 그 상자 밖의 환경 요인들을 찾아 이를 조절해 주는 것이 더 현명한 방식이란 점을 깨달아야 한다.

예를 들어 핵 속에서 작용하는 힘(스위치)의 방향을 바꾸고 싶으면 그 밖의 세포 속 환경에 영향을 미치는 요인들을 조절하고, 다시 이런 세포 속에서 작용하는 힘(스위치)의 방향을 바꾸고 싶으면 그 밖의 몸 속 환경에 영향을 미치는 요인들을 조절하면 되는 식이다.

그래서 생물학의 중심 도그마는 그보다 더 큰 환경 속의 요인들에 의해 그 방향성이 바뀐다는 사실을 알 수 있다.

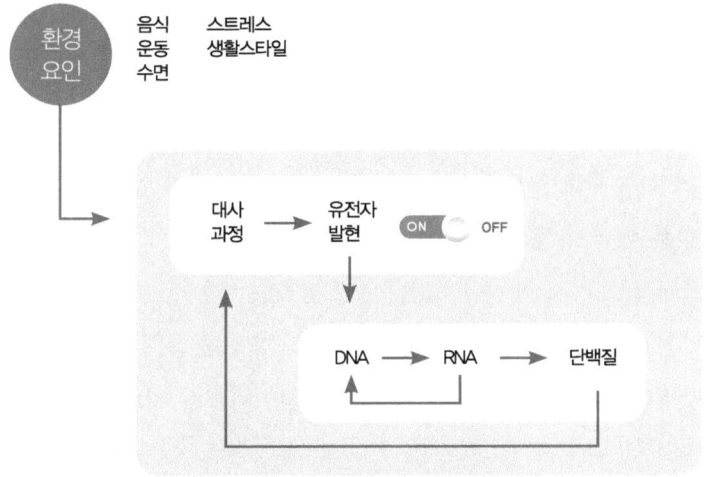

그림. 유전자 스위치의 위치를 바꾸는 힘은 식생활스타일에서 나온다.

대사 환경은 에너지 문제로 귀결된다.

지금까지 암세포의 발생이 유전자 레벨에서 단독으로 일어나는 사건이 아니라 외부 환경 요인들이 세포의 대사 과정을 통해 어떤 식으로든 유전자 주변에 영향을 미쳐서 그렇게 되는 것이라는 내용을 살펴보았다. 이제부터는 암세포의 유전자 변이에 영향을 미칠 수 있는 요인들 중에서 직접적인 요인들은 빼고(참고: 이들에 대해서는 나중에 나오는 암 발생에 기여하는 요인들에 언급되어 있음) 세포질의 대사 과정을 통해 간접적 또는 단계적으로 영향을 미치는 요인들에 대해 검토해 보기로 하자.

세포의 대사 작용은 영양을 통해 자신이 필요로 하는 물질을 만들고 불필요한 물질들을 분해시켜 이를 배출하는 작용을 모두 포괄한다. 이런 대사 과정이 원활하게 일어나기 위해서는 상당한 양의 에너지가 필요하다. 보통 세포가 흡수한 영양의 70-80% 이상이 대사 과정에 필요한 에너지를 만드는데 사용되고 나머지 20-30% 영양분들이 필요한 물질을 만드는 재료로 사용된다. 그러므로 **세포 대사에 있어서 가장 중요한 부분은 에너지 생산 부분에 있다고 말할 수 있다.**

세포에서 에너지 생산을 효율적으로 하기 위해서는 미토콘드리아의 기능이 가장 중요하다. 그러므로 세포 대사의 효율성은 미토콘드리아의 기능에 의해 결정된다고 말할 수 있다. 물론 세포가 미토콘드리아 없이도 에너지를 얻을 수 있는 길이 있다. 그렇지만 그 방법은 양적으로 매우 적은 양이기 때문에 미토콘드리아에서 에너지를 생산하는 것에 비하면 매우 저급하고 비효율적인 수준에 해당된다. (참고: 미토콘드리아에서 산소를 이용하여 에너지를 생산하는 과정은 매우 효율적이어서 포도당 1분자에서 36개의 ATP 분자를 생산해 낼 수 있다. 반면 같은 포도당을 세포질에서 산소 없이 발효 과정을 통해 젖산으로 분해시키면 단 2개의 ATP 밖에 생산하지 못하게 된다.)

이런 이유 때문에 다세포 동물들은 세균의 미토콘드리아를 자신의 세포 속으로 받아들여 에너지 생산성을 높이는 방향으로 진화해 왔다. 그래서 다세포 동물들의 세포는 에너지를 생산하는 방법으로 다음 두 가지 방법을 모두 갖고 있다. 하나는 산소를 이용하여 에너지를 얻는 방법이고 다른 하나는 산소 없이 에너지를 얻는 방법이다. 당연히 산소를 이용하여 에너지를 얻는 방법이 산소를 사용하지 않는 방법에 비해 더 효율적이다. 그러나 이렇게 되기 위해서는 세포질 속에 미토콘드리아라는 연소 탱크가 있어야 하고 그것이 기능을 잘 하고 있어야 한다. 만약 미토콘드리아가 없거나 또는 그 기능을 하지 못하는 경우에는 세포질 속에서 산소 없이 연료를 태우는 방법만 사용할 수 밖에 없다. 그럴 경우에는 제한된 효소 작용에 의해 에너지 생산이 진행되기 때문에 효율이 매우 낮고 연료도 포도당 이외 다른 것을 사용할 수가 없게 된다. 바로 암세포가 이런 대사적 특징을 갖고 있는 것이다.

  암세포는 산소를 이용하는 능력을 상실하였기 때문에 에너지 생산을 산소를 이용하지 않는 방법에 많이 의존하고 있다. 즉, 세포질에서 포도당을 분해시켜 젖산을 만드는 과정을 통해 비효율적이지만 에너지를 생산하고 있는 것이다. 그렇게 되면 젖산이 세포 안팎으로 증가하여 세포 주변 환경을 산성으로 기울게 만든다. 그로 인해 각종 효소의 작용이 저하되어 대사 작용이 지체되고 노폐물이 축적되면서 세포 환경이 열악해질 수밖에 없는 것이다.

  아무튼 여기서 우리가 알 수 있는 중요한 사실은 **세포 속의 대사 환경을 결정짓는데 가장 중요한 작용을 하는 것은 그 세포가 생산하는 에너지 양이라는 사실이다.**

대사적 국면의 핵심은 미토콘드리아에 있다.

앞에서 세포의 에너지 생산이 해당 세포의 대사 환경을 결정짓는 가장 중요한 요인이라고 말했다. 그리고 세포에서 에너지를 생산하는 주된 역할을 담당하고 있는 기관이 미토콘드리아라고도 말했다. 따라서 **미토콘드리아의 기능 및 상태가 바로 그 세포의 대사 환경을 결정짓는 가장 핵심적인 요인에 해당된다고 말할 수 있다.**

모계 유전을 통해 생성되는 미토콘드리아는 산소를 이용하여 ATP라는 에너지 화폐를 생산하기 때문에 세포의 발전소 또는 보일러실이라고 불린다. 적혈구를 제외한 모든 세포는 미토콘드리아를 가지고 있는데 세포마다 그 수가 다르고 에너지를 필요로 하는 시기에 따라 그 수가 달라질 수 있다. 보통 지방 세포에는 미토콘드리아가 수십 개 정도이지만 활동을 많이 하는 간이나 근육 세포에는 1,000-3,000개 정도, 그리고 한창 때의 뇌신경세포 속에는 15,000개까지 그 수가 늘어난다. 이는 그만큼 세포가 필요하면 미토콘드리아의 수를 늘릴 수 있다는 것을 의미한다. 그리고 그렇게 할 수 있는 이유가 미토콘드리아 자체가 DNA(mtDNA)를 가지고 있어서 스스로 복제가 가능하기 때문에 그렇다.

미토콘드리아는 산소를 사용하여 포도당과 지방산 같은 연료를 산화시키는 작업을 하기 때문에 세포 환경에 큰 영향을 끼친다. 미토콘드리아에서 일어나는 산화 작업은 세포의 상태를 결정짓는 핵심 요인이기 때문에 이 작업이 무리 없이 잘 진행될수록 세포는 건강한 상태를 유지하게 된다. 그러나 만약 각종 독소와 유해물질들이 들어와서 미토콘드리아의 기능에 손상을 주거나 또는 지나친 스트레스로 인해 혈액 순환이 잘 안되어서 미토콘드리아에 충분한 산소 공급이 이루어지지 못하는 상황이 되거나 또는 각종 염증으로 인해 불필요하게 많은 활성산소들이 생겨나고 영양 부족 또는 불균형으로 이를 막는 항산화 방어시스템이 약해져 있는 경우에는 미토콘드리아가 손상을 받을 수 있다. 그렇게 되면 미토콘드리아의 기능이 저하되어 세포의 에너지 생산 효율이 떨어지는 상태로 넘어가게 된다. 그러므로 **미토콘드리아가 에너지를 충분히 효율적으로 생산하는 상태가 곧 세포 속의 대사적 국면 또는 대사 환경을 결정짓는 가장 중요한 핵심 요인이 된다**고 말할 수 있다.

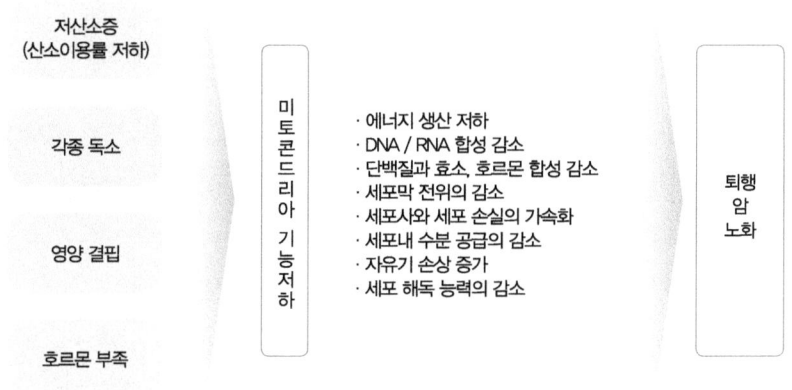

그림. **미토콘드리아의 기능저하 원인과 결과**

미토콘드리아 기능이 저하되면 미토콘드리아에서 산소를 이용하여 에너지를 생산하는 능력이 저하된다. 이를 '**산소이용률의 저하**'라고 부르는데 다른 말로 '**세포호흡 능력이 떨어져 있다**'라는 말로 표현한다. 이런 상황에 처한 미토콘드리아는 산화시키기 쉬운 연료만을 사용하려는 경향을 보이게 된다. 포도당과 지방 중에서 포도당이 훨씬 산화시키기 쉽기 때문에 주로 포도당을 연소시키려는 경향을 보이고 지방을 산화시키는 일은 잘 하지 않으려 한다. 또한 미토콘드리아 내에는 산화 과정에서 발생되는 활성산소(ROS)들의 유해한 공격으로부터 스스로를 보호하기 위한 항산화 방어시스템을 갖추고 있는데 이 부분이 약화되는 일이 발생하게 되면 미토콘드리아에 대한 손상이 더욱 심해질 수 있다. 이런 이유로 시간이 갈수록 미토콘드리아는 그 수가 줄고 기능도 저하되어 몸 상태를 전반적으로 '퇴행의 길'로 접어들게 만든다. **암 발생을 포함하여 각종 퇴행성 질환의 발생은 바로 이런 환경하에서 일어나는 것이다.** (참고: 물론 이런 과정을 생략하고 바로 발암인자가 직접 유전자 돌연변이를 일으키는데 관여하는 경우도 있을 수 있다.)

만약 미토콘드리아의 상태가 최적이라고 한다면 이런 세포의 퇴행성 변화를 막고 심지어 그 상태를 충분히 역전시켜 항상 정상 상태를 유지하게 만들 수 있다. 그렇지만 미토콘드리아의 상태가 나쁜 경우에는 세포 환경도 덩달아 나빠져 있기 때문에 이런 퇴행성 변화를 막을 힘이 모자라게 된다. 암은 물론 노화 역시 이런 과정의 일환으로 일어나는 현상으로 이해되고 있다.

따라서 세포의 퇴행성 변화를 막기 위해서는 미토콘드리아의 기능과 수를 증진시키는 일이 매우 중요하다. 이는 비단 암을 예방하고 치료하기 위한 목적에서만 그런 것이 아니다. 각종 질병을 예방하기 위해서도 그렇고 노화를 방지하기 위해서도 그렇다. 그렇지 않아도 몸에 필요한 에너지를 생산하느라 항상 힘들고 그 와중에 활성산소와 같은 위협에 끊임없이 노출되어 있는데 여기에 각종 독소, 환경호르몬, 발암물질까지 들어오게 만들어 버리면 미토콘드리아는 그야말로 쉽게 그 기능을 잃고 스스로 망가 질 수밖에 없다.

　많은 사람들이 언급하는 **양생(養生) 건강법의 실천 내용들**도 사실은 분자생물학적으로 이런 미토콘드리아의 기능을 회복시키고 그 수를 늘리기 위한 방법이라고 할 수 있다.

정상 세포와 암세포의 차이: 분열 방식의 차이

　정상 세포 속의 대사 환경이 나빠지면 이 정보가 핵 속으로 전달되어 세포가 분열할 때 DNA 염기 서열에 변이를 일으키는 결정적인 요인으로 작용하게 된다. 그래서 유전자에 변이가 생긴 암세포가 발생하게 되는 것이다. 이렇게 생긴 암세포들은 비정상적인 세포들이기 때문에 주변의 면역세포들에 감지되어 수시로 제거되는 것이 정상이다. 그러나 **"몸 속 환경"**이 좋지 않아 산소 공급이 잘 안 되는 곳에서 발생한 암세포들은 주변의 면역세포들도 기능이 저하되어 있기 때문에 이들의 눈을 피해 그들만의 군집을 이루게 된다. 이것이 바로 암 종양이 형성되기 시작하는 출발점이라 할 수 있다.

　즉, 암세포들은 정상 세포와 달리 분열 방식에 있어 다음과 같은 특징을 지니고 있다.

- 지속적으로 분열하는 신호를 스스로 만들어 낸다.
- 분열을 억제시키거나 멈추게 하는 신호나 자극에 반응하지 않는다.
- 세포주기가 짧고 분열 횟수 및 복제 능력에 제한이 없다.
- 분열 후 스스로 사멸하지 않고 계속 생존한다.
- 주변 세포들을 침범하거나 다른 곳으로 전이되어 그곳에 또 다른 터전을 만들 수 있다.

○ 영양분을 끌어들이기 위해 새로운 혈관을 형성하는 능력을 가지고 있다.

이와 같은 특징으로 인해 암세포는 반영구적으로 분열하여 증식하게 된다. 그 결과 시간이 갈수록 점점 커지는 종양을 형성하게 된다. 또한 분열을 하는 과정 중에 계속 유전자 변이를 일으키기 때문에 암 종양 속에 같은 유전자를 지닌 한 가지 암세포만 존재하는 것이 아니라 종류가 다른 유전자를 가진 암세포들이 함께 존재하게 된다. 이를 암세포의 유전적 다양성(genetic heterogeneity)이라고 부른다.

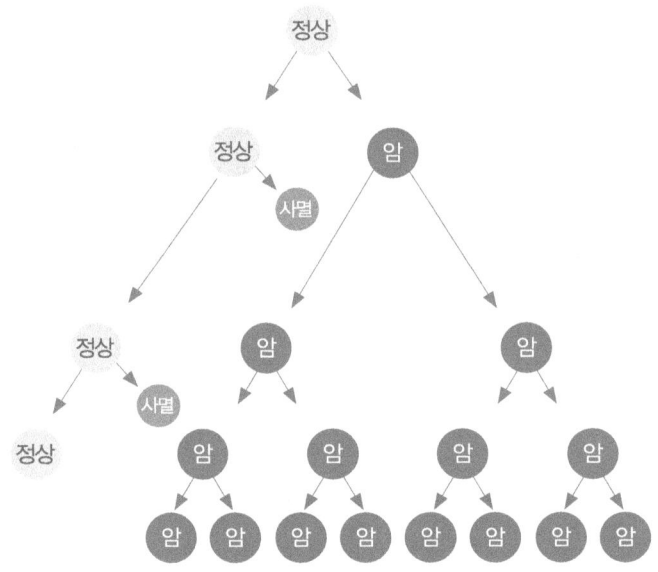

그림. **정상 세포와 암세포의 분열 방식에 있어서의 차이.**

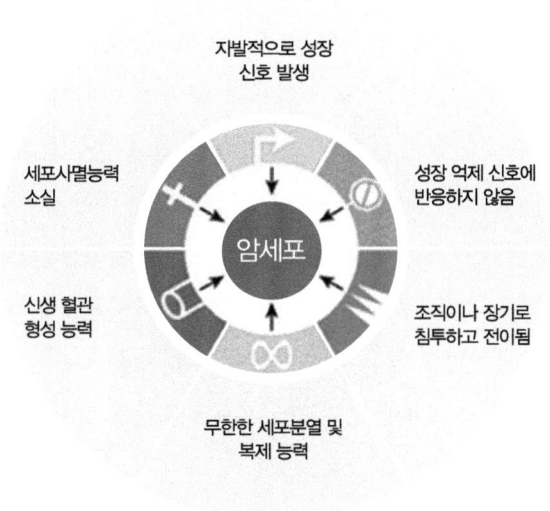

그림. 암세포의 특징

암세포의 대사적 특징: 와버그 효과(Warburg Effect)

암세포는 유전자 레벨에서의 변이 말고도 세포 분열이 일어나는 방식에 있어 정상 세포와 다른 특징을 지니고 있다. 이런 차이가 어디에서 오는가를 놓고 의견이 분분하다. 유전자의 돌연변이 때문이라고 주장하는 사람들이 있는가 하면 세포 속의 대사 환경의 변화로 인해 오는 것이라고 주장하는 사람들이 있다. 나는 후자의 의견을 지지한다. 세포 속의 대사 환경이 열악한 상황으로 바뀜에 따라 그 영향이 유전자 레벨에까지 전달되어 돌연변이가 일어나는 것은 물론 세포 분열 방식에 있어서의 차이도 만들어 내게 되는 것이라고 믿고 있다.

그럼 암세포는 정상 세포와 달리 어떤 대사적 환경을 가지고 있는가? 이 점에 대해서는 지금부터 100년 전쯤에 벌써 독일의 유명한 생화학 의학자인 오토 와버그(Otto Warburg)가 그 차이점을 찾아냈다. 그는 암세포가 정상 세포와 달리 미토콘드리아의 세포호흡 능력이 증가되어 있지 않은 상태인데도 왕성하게 세포 분열을 하는 점에 주목하고 그 이유를 찾기 시작했다. 그는 우선 세포분열을 하기 위해서는 많은 에너지가 필요한데 암세포는 그런 에너지를 효과적인 미토콘드리아의 산화 능력을 이용하여 공급받지 않고 효율이 떨어지는 방식으로 공급받고 있다는 점을 발견하였다. 그래서 암세포에서는 미토콘드리아의 기능이 저하되어 있고 대신에 세포질에서 포도당을 발효시켜 젖산을 만들면서 그 때 나오는 에너지를 사용하여 세포 분열 및 증식에 필요한 에너지를 얻고 있다는 사실을 알게 된 것이다. 앞서 설명했듯이 산소를 이용하여 포도당을 산화시키는 것에 비해 산소 없이 이를 젖산으로 발효시키는 과정은 매우 비효율적인 에너지 생산 과정에 해당된다. 그런데도 암세포는 이 비효율적인 과정을 통해 자신의 분열과 증식에 필요한 에너지를 얻고 있다는 놀라운 사실을 발견한 것이다. 이는 아마도 암세포가 발생되는 과정에서 산소가 부족해지는 상황이 국소적으로 조성되다 보니까 그 지역에 살고 있던 정상 세포들이 변환된 저산소증 환경에 적응하여 생존하려고 하다 보니 이런 식으로 대사 경로를 바꾸게 되지 않았나 추정된다. 왜냐하면 포도당을 젖산으로 변환시키는 일은 산소가 없는 상황에서도 일어날 수 있는 과정이기 때문이다. 따라서 정상 세포로부터 암세포로 전환이 일어나는 과정이 꼭 발암물질에 의해서만 일어나는 것이 아니라 이처럼 세포의 대사 환경이 산소가 부족한 산성 환경으로 바뀐 상황에서도 일어난다는 점을 분명하게 인식할 필요가 있다.(참고: 이와 같은 분열 방식은 태생기 초반에도 일어난다.)

이렇게 보면 앞서 말한 **암세포의 대사적 특징은 유전자의 명령에 의한 것이라고 보는 것보다 미토콘드리아와 같은 세포 내 대사환경의 변화에 적응한 결과라고 보는 것이 타당하다.**

또한 암세포의 대사적 특징은 이것만이 아니다. 산소가 일시적으로 부족하여 발효 과정을 통해 에너지를 생산하는 일은 정상 세포에서도 얼마든지 일어날 수 있는 일이다. 그렇지만 이런 경우에는 다시 산소를 공급해주면 미토콘드리아에서 연료를 산화시키는 세포호흡이 정상으로 회복된다. 그러나 암세포에서는 다시 산소를 공급해 주어도 미토콘드리아에서 일어나는 산화 과정이 되살아나지 않고 세포질에서 포도당을 젖산으로 발효시키는 과정이 계속 지배적으로 지속된다는 사실을 와버그가 발견한 것이다. 그래서 이런 현상을 **와버그 효과**(Warburg Effect)라고 부른다. 와버그는 이 발견으로 1931년 노벨 생리의학상을 받았으며 이것이 바로 암세포가 정상 세포와 다른 가장 대표적인 대사적 특징이라 할 수 있다.

와버그는 암세포가 정상 세포에 못지 않을 정도로 에너지를 생산하는데 다만 그 방식이 정상 세포와는 다르다는 점을 실험을 통해 여러 차례 확인하였다. 그는 암세포가 정상세포와 같은 정도의 에너지를 생산하는데 가령 산소를 이용하는 경로로는 약 40% 정도, 산소 없이 발효과정을 통해서는 약 60% 정도 생산하는 식으로 정상 세포와는 다른 대사 과정을 가지고 있다는 점을 강조하였다. (참고: 정상 세포에서는 산소를 사용하여 에너지를 생산하는 것이 약 90%, 산소 없이 에너지를 생산하는 것이 약 10% 정도다.)

따라서 암세포는 주로 포도당을 연료로 사용하게 된다. 지방은 미토콘드리아에서 산화되어야만 하기 때문에 암세포는 지방을 잘 연소시키지 못한다. 이런 이유로 암세포 표면에는 인슐린 수용체들이 정상 세포에 비해 10배 이상 더 많이 존재한다. 이들이 혈액으로부터 포도당을 마구 끌어당기는 작용을 맹렬한 속도로 하기 때문에 주변 정상 세포들은 이들에게 포도당을 빼앗기게 된다. 그러면서 암세포들은 포도당을 젖산으로 발효시켜 증식에 필요한 에너지를 얻기 때문에 그 주변 환경이 산성으로 변하게 된다. 그래서 암 환자의 경우 혈당이 높을수록 더 빨리 암이 자라고 더 잘 전이가 일어나며 사망률도 더 높게 나오는 이유가 이것 때문이라고 할 수 있다.

한편 이 발견의 후속으로 미국의 물리학자인 키이스 브루어 박사(Dr. Keith Brewer)는 암세포가 그 종류에 상관없이 세포 안팎으로 산소가 부족한 환경에 처해 있고 그 체액의 산도(pH)가 산성 상태를 유지하고 있다는 사실과 이런 환경의 산도(pH)를 8.0 이상으로 증가시키면 암세포도 살 수 없게 된다는 특징을 발견하였다.

이처럼 정상 세포와 다른 암세포의 대사적 특징을 정리하면 다음과 같다.

○ 산소를 이용하는 능력이 떨어져 있다.
○ 주로 포도당을 연료로 사용한다.
○ 미토콘드리아의 기능 저하 및 수적 감소로 지방이나 케톤을 에너지원으로 사용하는 능력이 현저하게 감소되어 있다.
○ 세포 안팎의 환경이 산성화 되어 있다.(포도당을 젖산으로 발효시키기 때문에)
○ 혈관 형성을 위한 성장인자들을 분비한다. 이를 통해 주변 세포들로부터 영양분을 빼앗는다.

○ 암 종양 주변에 단백질과 섬유질로 된 피막을 형성하여 독립적인 환경을 조성한다.

이런 대사적 특징들로 인해 암세포가 주변 정상 세포들 속으로 침투해 들어가 조직과 장기들을 파괴시키고 다른 곳으로 전이되는 일이 자주 발생하게 된다. 그러므로 암 환자의 경우 **"몸 속 환경"**을 바꿔주지 않는 한 국소적 또는 전신적 대사 환경이 위에서 말한 그대로 유지되기 때문에 암이 언젠가 재발할 수 밖에 없다. 암 환자 여러분들은 바로 이 점을 반드시 명심해야 한다. 많은 암환자들이 암을 조기에 발견하고 수술해서 또는 항암제나 방사선 치료로 완치시켰다고 만족해 한다. 그러나 자신의 **"몸 속 환경"**을 바꾸지 않는 한 암은 분명히 재발하게 되어 있다. 따라서 5년 생존을 했다고 해서 암에서 완치된 것이 절대 아니라는 점을 제발 깨닫기 바란다. 왜 많은 암 환자들이 암이 재발하는 일을 경험하게 되는지 그 이유를 이 점이 확실하게 설명해 주고 있다.

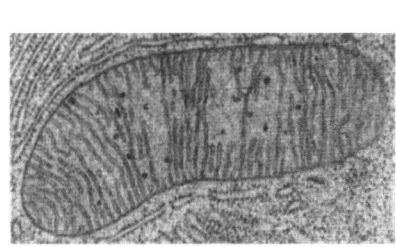
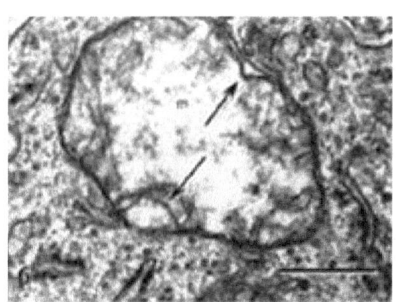

정상 세포의 미토콘드리아   암세포의 미토콘드리아

그림. 정상 세포와 암 세포의 미토콘드리아 구조 비교. 정상 세포의 미토콘드리아 속에는 내막에서 많은 능(cristae)이 뻗어 나와 있으나 암 세포의 미토콘드리아 속에는 이런 능이 파괴되고 없으며 전체적인 윤곽도 위축되어 있다. 그래서 미토콘드리아의 기능이 저하되어 있는 것이다.

역와버그 효과(Reverse Warburg Effect)

암세포의 미토콘드리아는 구조적으로도 내막과 DNA가 손상되어 산화 작용을 제대로 수행하지 못한다. 그 결과 대사 유연성을 상실하여 지방보다는 포도당만 연료로 사용하려는 경향을 보인다. 그것도 미토콘드리아 내에서가 아니라 세포질에서 젖산 발효 과정을 통해 에너지를 얻으려고 한다. 암세포의 이런 성질은 다시 세포에 산소를 공급해 주어도 원래대로 회복되지 않으며 이를 **와버그 효과**라고 부른다고 말했다.

이와 동시에 **암세포는 자신의 생존 전략을 에너지 발산이 아니라 성장 쪽에 두고 있기 때문에 자신이 생산한 에너지를 거의 대부분 증식을 하는데 사용한다.** 그래서 자꾸 새로운 분열을 통해 자신과 같은 자식 암세포들을 만들어 내는 일을 한다. 그러면서 자신은 죽지도 않는 특징을 가지고 있다.

이처럼 암세포가 계속 사멸되지 않고 증식하기 위해서는 그에 필요한 에너지원은 물론 새로운 암세포를 만드는데 필요한 빌딩 재료를 얻어야만 한다. 그래서 에너지원으로는 주로 포도당을 필요로 하고 빌딩 재료로는 단백질, 지방산, 인, 아세테이트 등을 필요로 한다. 암세포는 이런 재료들을 혈액으로부터 직접 공급받지 못하는 경우가 많기 때문에 그런 경우에는 이들을 주변 세포들로부터 빼앗기 시작한다. 그래서 암세포들이 주변 조직 속으로 침투해 들어가 필요한 재원을 확보하는 과정을 **역와버그 효과**(Reverse Warburg Effect)라고 부른다.

역와버그 효과는 산소유래 자유기(ROS)와 물 사이에 일어나는 상호 작용으로 인해 과산화수소가 발생되고 이것이 기본적으로 작용하면서 일으키는 과정이라고 이해되고 있다.

따라서 암세포가 주변 조직으로 침투하고 다른 곳으로 전이되는 과정은 와버그 효과와 역와버그 효과가 함께 일으키는 합작과정의 결과라고 할 수 있다.

암세포 발생 조건에 대한 추정

암세포가 정상 세포와 달리 핵 속의 DNA는 물론 미토콘드리아에도 손상을 가지고 있다는 특징을 알게 되었다. 그럼 왜 암세포가 정상세포와 다른 대사 기전을 채택하게 되었을까? 이런 의문에 대한 답을 찾기 위해서는 세포가 분열하며 성장할 때와 더 이상 성장하지 않고 현 상태를 유지하기 위해 손상된 세포를 수리하고 재생시킬 때의 차이를 살펴보아야 한다. 암세포가 택한 무산소 발효 대사 기전이 진화적 관점에서 보았을 때 매우 비효율적인 기전인데도 불구하고 암세포가 이 기전을 주된 대사 기전으로 선택하고 있는 것은 아마도 그 이전에 국소적으로 심한 산소 부족 상황이 장기간 존재하여 세포로 하여금 이런 대사적 그리고 분열 방식에 있어서의 선택을 하게 되지 않았나 생각된다. 다시 말해 암세포가 심한 저산소증 환경에서 살아남기 위해 에너지 발산이란 정상적 목표를 포기하고 열악한 환경에서 강하게 생존하기 위한 방식의 일환으로 이처럼 무한정 분열하고 성장하는 생존 방식을 택한 것이 아닌가 생각된다. 실제로 개체가 성장하는 시기에는 몸이 산성으로 기울면서 세포분열이 활발하게 일어난다.(예: 태생기 때 수정란의 분열과 증식) 그래서 산성 식품들의 섭취가 주종을 이루게 된다. 그러나 이는 어디까지나 정상 세포들에 의한 성장이라서 암세포에 의한 파괴적 성장과는 내용면에서 확연한 차이를 가진다. 반면 정상적인 성장이 끝난 뒤에 세포가 무작정 성장하는 암세포로 변하게 되는 것은 정상 세포로서 생존할 수가 없는 조건이 가해짐에 따라 이런 상황에서 몸 속 환경이 산성으로 변하면서 그에 대한 적응 반응으로 나타난 결과이지 반응의 사전 필요 조건이 아니기 때문에 성장기 환경에서 정상 세포가 보이는 반응과는 다르다는 점을 이해해 둘 필요가 있다.

그러므로 **암은 변화된 세포 안과 밖의 환경에 적응하여 생긴 것이다**. 그리고 이런 적응은 전적으로 유전자가 세포 내의 환경과 소통하는 과정에서 그렇게 변한 것이다.

그럼 이중에서 어느 쪽이 더 중요한 역할을 하는가?

이를 보여주는 강력한 실험 증거가 있다. 정상 세포와 암세포 사이에 세포핵을 이식하는 실험을 한 것이다. 암세포 속의 핵을 제거하고 그 속에 정상 세포의 핵을 이식하였더니 그 세포가 여전히 암세포와 같은 행동을 한다는 사실이 밝혀졌다. 반대로 정상 세포의 핵을 제거하고 그 속에 암세포의 핵을 이식하였을 때에는 그 세포가 비록 암세포의 핵을 가지고 있을지언정 행동은 정상 세포처럼 행동한다는 사실을 발견하였다. 이 실험을 통해 우리는 **암세포의 발생 조건에서 세포질의 환경이 세포핵 즉 유전자의 변이보다 더 중요한 역할을 한다는 사실을 확실하게 알 수 있게 되었다**.

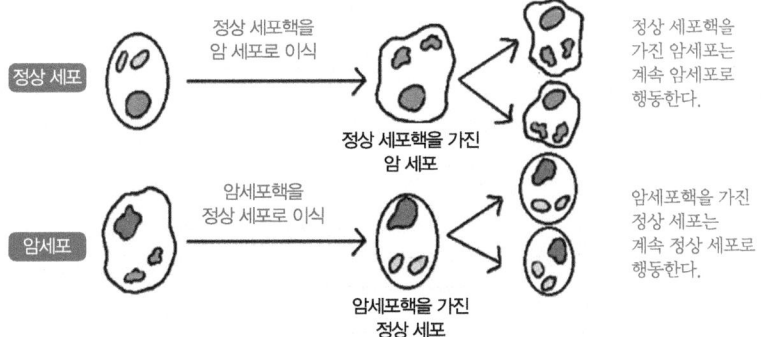

그림. **세포핵/세포질 교환실험.** 암을 일으키는 것은 세포핵이 아니라 세포질 환경과 그 속의 미토콘드리아라는 사실을 보여주는 실험이다.

암세포 기원 종류에 대한 이견

 지금까지 나는 "**몸 속 환경**"이 국소적으로 또는 전신적으로 열악해져서 저산소증 상태가 발생함으로 인해 정상 세포가 암세포로 전환된다는 주장을 강조해 왔다. 그런데 이 과정에 있어 다시 두 가지 이론이 존재한다. 그 중 한가지는 "**몸 속 환경**"이 나빠지면 모든 세포들이 다 암세포로 변할 수 있다는 주장이고 다른 주장은 모든 정상 세포들이 전부 암세포로 변하는 것이 아니라 몸 속에 존재하는 특정 미분화세포들이 암세포로 변하게 된다는 주장이다. 다시 말해 몸 속에 미리 미분화 상태의 세포들이 존재하고 있다가 "**몸 속 환경**"이 열악해지면 이들이 정상 세포로 분화하는 대신에 암세포로 전환되어 암 종양 발생을 주도하게 된다는 주장이다. 이런 주장의 가장 대표적인 예가 바로 태아 때 영양막

(trophoblastic membrane) 속의 세포가 태아 몸 속으로 들어가 성체 줄기세포처럼 존재하고 있다가 이것이 나중에 환경 조건에 따라 암세포로 변하게 된다는 주장이다. 이렇게 되면 암세포에도 암 줄기세포가 있고 여기에서 복제되어 나온 클론들이 암 종양을 형성하게 된다는 이야기가 되므로 '단일세포 암 발생설'이 되는 셈이다. 반면, 앞서 말한 첫 번째 주장은 일반 세포들이 주변 환경으로부터 발암성 자극을 받아서 암세포로 변하게 된다는 주장이다. 이것은 우리 몸의 어느 세포든 주변 환경이 나쁘게 변하면 그에 맞춰 암세포로 변할 수 있음을 강조하는 주장이라 할 수 있다.

어느 경우가 됐든 이들은 모두 **"몸 속 환경"**과 세포 속 대사 환경이 열악해지는 조건이란 공통점을 지니고 있다. 따라서 나와 같은 양생 암 치료 전략을 채택하는 한 어느 것이 맞느냐 여부는 그렇게 중요하지 않다. 그 이유는 내가 생각하는 암 치료법은 독성이 강한 약물을 사용하는 치료가 아니기 때문이다. 대신에 몸 속 환경을 바로 잡아 세포 내에서 암성 변화가 일어나지 않게 작용하는 힘을 더 키우자는 전략이다. 그러므로 이런 관점에서 보면 어느 이론이든 상관없이 내 전략이 모든 경우에서 효과를 발휘할 수 있다고 믿는다. 우선 첫 번째 주장이 맞는다고 하면 몸 속에 존재하던 성체 줄기세포가 나중에 암세포로 변하지 않고 건강한 줄기세포로 변하도록 **"몸 속 환경"**을 만들어 주면 되는 것이고 만약 두 번째 주장이 맞는다고 하면 발암성 스트레스가 직접 핵 속 DNA 유전자에 손상을 주는 그런 상황은 불가항력적인 경우라서 어쩔 수 없다고 하더라도 나머지 경우에서는 역시 세포 안팎의 환경을 깨끗하게 정화시켜 주기만 하면 정상 세포가 암세포로 변화되는 일련의 변화 과정을 차단시킬 수 있고 어쩔 수 없이 암세포로 변한 비정상 세포들도 면역세포들에 의해 효율적으로 제거될 수 있다고 생각한다. 따라서 어느 주장이 옳든 간에 암을 예방하고 치료하는 방법에 있어서는 차이가 있을 수 없기 때문에 이 논쟁은 그리 중요하지 않다고 생각한다. 만약 이 두 가지 학설에 따라 치료 방법에 있어서 큰 차이가 난다고 하면 어느 주장의 옳고 그름을 따지는 것이 필요할 지 모르겠지만 내가 추구하는 암 치료 전략의 측면에서 보면 이 두 가지를 구분하는 것은 의미가 없고 그런 문제는 나중에 학문적 관심사로 돌리는 것이 더 현실적인 선택이라고 생각한다.

암 종양의 발달 과정

앞서 몸 속의 모든 정상 세포는 조건만 갖춰지면 암세포로 변할 수 있다고 주장하는 학설도 있다는 점을 말했다. 그 조건은 다름이 아니라 대사적으로 열악한 조건이 형성되어 미토콘드리아와 유전자의 기능에 손상이 가해지는 환경이 조성되는 것이라 할 수 있다. 그렇게 되면 이런 나쁜 환경에 처한 세포들은 다른 세포들과 협업하면서 일하는 것을 멈추고 자기 혼자서라도 살아남기 위해 애쓰다 암세포로 변하게 된다. 그래서 자가소멸 또는 세포자살(apoptosis) 과정이 사라진 불멸의 세포로 변하게 되어 자신이 죽지도 않으면서 계속 자신과 닮은 불멸의 자식세포들을 만들어 내기 때문에 이들이 군집을 이뤄 종양으로 발전하게 되는 것이다.

종양이 커지기 위해서는 초기에 주변 세포들로부터 영양분을 뺏어오는 역와버그 현상이 일어나야 한다. 그러다가 일정 크기 이상으로 자라게 되면 암세포들이 직접 각종 성장인자들을 생산, 분비하기 시작한다.

그래서 신생혈관을 만들어 직접 영양 공급을 받는 일을 할뿐 아니라 다른 세포들로 하여금 자신의 성장 모드를 지원할 수 있도록 여러 다른 성장인자들을 생산하도록 자극하기도 한다. 이런 이유 때문에 종양이 조직이나 장기 속에 자리잡고 그 세를 확장할 수 있는 것이다.

만약 초기에 암세포가 면역시스템의 감시망에 걸렸을 경우에는 면역세포들에 의해 파괴되고 사라지지만 면역시스템이 다른 염증이나 독소를 처리하느라고 정신이 없고 바쁜 상황에서는 암세포가 이들의 감시망을 쉽게 벗어나 자기만의 터전을 만들 수 있게 된다. 이를 위해 암세포는 자기들끼리 들러붙으면서 섬유질을 분비하여 보호 격막을 만들어 자기들만의 군락을 면역시스템의 감시망으로부터 차단시키는 조치를 취하게 된다. 이런 이유로 일단 암 종양이 일정 크기 이상으로 자라게 되면 면역세포들의 작용에 구애 받지 않고 계속 성장하게 되는 것이다.

암 촉진 유전자의 의미

"**몸 속 환경**"이 열악한 상태로 되었을 때 특정 또는 보통 정상 세포가 암세포로 변하게 된다고 말했다. 이 때 과연 암 촉진 유전자의 존재 유무가 암 발생에 기여한다는 말이 의미가 있는 것인지 살펴보자. 이 점은 특히 일부 의사들이 매우 강조하고 있는 점이라서 나의 의견을 언급하지 않을 수 없다.

세포에 독성 발암물질이 스트레스를 주었거나 "**몸 속 환경**"이 열악해져 있을 때 세포 속에 암 촉진 유전자가 존재하면 돌연변이가 빨리 그리고 불가피하게 일어나는 것으로 생각들 하고 있다. 그렇지만 이 경우 곰곰이 생각해 보면 암 촉진 유전자가 있어서 돌연변이가 일어난 것이 아니라 발암성 독소가 세포 속으로 유입되었거나 세포 속 대사 환경이 매우 열악해져 있는 상황이 먼저 존재하고 있었기에 돌연변이가 생긴 것이란 점을 확실히 알아야 한다. 물론 암 촉진 유전자가 있었기에 암 돌연변이가 보다 더 빨리 일어났다고 볼 수도 있다. 그렇지만 그것 때문에 암이 절대적으로 어쩔 수 없이 필연적으로 발생하게 되었다고 말할 수는 없다. 왜냐하면 이 상황에서 암 촉진 유전자가 암 발생의 충분 조건이 아니라 세포 속으로 유입된 발암 인자나 열악해진 세포의 대사 환경이 암 발생의 충분 조건이 되기 때문이다. 암 촉진 유전자는 앞서 말한 후성유전학적 관점에서 보면 암 발생의 충분 조건이 아니라 기여 인자에 불과하다. 따라서 **암 촉진 유전자가 있다고 무조건 암이 발생하는 것이 아니란 점을 확실하게 알고 있어야 한다.**

예를 들어 BRCA1 & 2 유전자가 있으면 유방암 발생율이 높다고 전문의사들은 말한다. 그래서 암이 생기기도 전에 멀쩡한 유방을 절제하는 것이 정당하다고 주장한다. 그러나 이는 생기지도 않은 병을 예방하기 위해 몸을 파괴시키는 행위와도 같아서 아무리 이해하려 해도 이해할 수 없는 지나친 궤변이라 하지 않을 수 없다. 이것은 전형적인 암에 대한 유전자 패러다임에 갇혀 있는 생각인 것이다. 이런 경우 암을 예방하기 위한 방법으로 위험한 발암 물질을 피하고 **"몸 속 환경"**을 깨끗하게 만드는 것이 가장 좋은 방법인데도 불구하고 이런 조치들은 뒷전으로 하고 몸을 손상시키는 방법을 먼저 사용하여 암을 예방하겠다고 하니 황당할 따름이다. 차라리 암이 무서워 무덤 속으로 먼저 들어가겠다는 생각은 왜 안 하는지 모르겠다. 이런 식으로 환자들에게 불안 마케팅을 하는 의사들은 자신의 몸 속에 얼마나 많은 암 촉진 유전자를 가지고 있는지 알고나 있을까? 과연 의사들이 말하는 암 촉진 유전자의 정확한 정의가 무엇인지 궁금해진다.

앞서 설명한 후성유전학적 관점에서 보면 암 촉진 유전자는 **"몸 속 환경"**을 형성하는 다른 요소들에 의해 얼마든지 조절될 수 있다. 따라서 암 촉진 유전자가 있다고 해서 암이 발생한 것이라는 주장은 나중의 결과를 설명하는 참고 자료일 뿐이지 절대적인 조건은 아니라는 사실을 헷갈리면 안된다. 암 촉진 유전자가 있는 것처럼 이 세상에는 암 억제 유전자도 있다. 따라서 암 촉진 유전자에만 초점을 맞춰 논쟁을 하지 말고 암 억제 유전자도 함께 언급할 수 있어야 그보다 더 넓고 높은 수준의 관점에서 암 유전자의 의미를 파악하는 능력을 갖출 수 있다고 생각한다.

현재 전체 암의 5-10%에서 부모로부터 물려받은 암 촉진 유전자가 관여하고 있는 것으로 알려져 있다. 그리고 이런 사실 때문에 암이 유전 질환인 것처럼 인식되어 일부 사람들 사이에서 논란을 일으키고 있지만 이는 후천적인 식생활스타일의 개선을 통해 충분히 해당 유전자의 발현을 억제시킬 수 있는 것으로도 밝혀져 있다. 특히 나와 같이 후성유전학적 관점에서 '비독성 환경 치료'를 강조하는 의사의 입장에서는 암 촉진 유전자의 사전 존재 유무를 따지는 것과 이를 사전에 수술이나 독성 약물로 대처하는 방식이 전혀 의미가 없는 행위란 점을 다시 한 번 여기서 강조해 두고 싶다.

암 발생에 기여하는 요인들

여기서는 **"몸 속 환경"** 전체에 기여하는 외부 및 내적 요인들에 대해 알아보기로 한다. 이들은 **"몸 속 환경"**에 기여하는 것은 물론 이를 통해 세포 속 환경과 미토콘드리아 기능에 영향을 미치고 다시 직간접적으로 핵 속의 유전자 환경에도 영향을 미쳐서 암세포 발생에 기여할 수 있는 요인들이 되고 있다.

우리가 사전에 암을 일으키는 요인들을 알 수 있다면 그것을 차단하고 조절함으로써 암을 예방하고 치유하는데도 많은 도움을 받을 수 있을 것이다. 문제는 이것들이 간단하지 않고 그 종류가 매우 많다는 점에 있다.(참고: 그래서 이들을 다 막을 수 없기 때문에 차라리 정기적으로 "**몸속 대청소**"를 하는 것이 필요하다고 주장하는 이유가 여기에 있다.)

그래도 이해의 편의를 위해 암을 일으키는 요인들을 다음과 같이 크게 3 부류로 나눠 살펴보기로 한다.

- 환경 독소(외부 요인)
- 감염(외부 요인)
- 생물학적 요인들(엄밀히 말해 외부요인은 아니고 개체의 특성에 해당됨)

이들은 모두 생체 내의 항상성 기전을 교란시켜 암세포가 발생하는데 기여하는 요인들이다. 이들이 **"몸 속 환경"** 변화를 일으키는 기전으로는 염증 발생 기전과 자유기에 의한 산화 스트레스 기전이 가장 대표적인 것으로 알려져 있다. 염증과 산화 스트레스는 세포 속의 각종 분자 구조에 변형을 일으켜 에너지를 생산하는 미토콘드리아의 기능을 저하시키고 이는 세포 속에 저산소증과 핵 속에 환경 변화를 일으켜 유전 물질인 DNA, RNA에까지 손상을 주게 만든다. 그 결과 대사 환경과 유전자 주변 환경이 변화되어 암세포가 발생하게 되는 것이다.

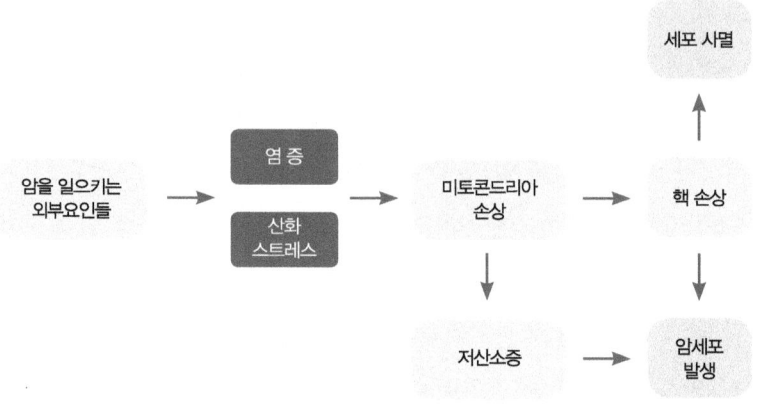

그림 암 발생 기전

그럼 암을 일으키는 외부 요인들에 대해 알아보자.

환경 독소들

세포의 DNA에까지 직접 손상을 일으킬 수 있는 가장 큰 요인이다. 오늘날 암이 많이 증가하고 있는 것도 바로 이런 환경 독소들이 우리 생활 속에서 크게 늘어나고 있기 때문이다. 이중에는 여러분이 익히 들어서 잘 알고 있는 것도 있을 것이고 여러분이 잘 들어본 적이 없는 것도 있을 것이다. 그 만큼 종류가 많고 다양하기 때문에 그런 것이라는 점을 잘 알고 자신의 생활 속에서 이런 위험 요인들을 무시하거나 간과하지 말길 당부하는 바이다.

담배와 흡연

가장 흔한 발암성 독소다. 무조건 이를 중단해야 한다. 전자 담배도 마찬가지다.

수은 및 중금속
환경 오염으로 각종 식품과 화장품, 생활용품 등을 통해 몸 속으로 유입되고 있다.

오염된 물
먹는 물 속에 염소, 불소, 처방 약물들의 잔존물, 미생물 등이 남아 있어 암 발생에 기여할 수 있다.

농약
각종 채소, 과일, 곡물 재배에 사용 중이다. 비료, 살충제, 제초제 등

방사선 조사 식품들
육류, 과일, 양념들과 같은 식품들. 식품 회사들은 식품을 통한 세균 전파 및 감염을 줄이고 식품의 유통기한을 늘리기 위해 방사선 조사를 실시하고 있다.

식품 첨가제
가공 식품 속에 들어가는 각종 색소, 감미료, 증감제, 방부제 등

산업 독소들
공장에서 나오는 각종 독소들이 우리들이 마시는 공기, 먹는 물, 각종 농작물, 가축 등을 통해 우리 몸 속으로 들어오고 있다.

핵 방사선
핵 발전소를 통해 나오는 방사선에 노출될 수 있다.

건물내 오염 물질(병든 집 증후군)
집안에서 곰팡이 서식으로 그 포자를 흡입하는 경우 또는 새로운 건축재나 가구재로부터 각종 독소가 방출되어 이를 흡입하거나 피부에 접촉하는 경우 등

이 문제가 될 수 있다.

제노에스트로젠

플라스틱이나 화학물질 중에 인간의 에스트로젠과 유사한 작용을 하는 것들

면역억제제와 같은 약물들

면역 기능을 억제시켜 암 발생에 기여한다.

숨은 감염증, 특히 치아 감염

몸 속에 세균들이 숨어 있는 염증 장소가 있으면 이들이 몰래 방출하는 독소로 인해 몸이 이유 없이 아프고 장기적으로 암이 발생하는데 기여할 수 있다. 특히 이빨 속에 치근 터널이 있거나 턱 뼈에 공동화 병소가 있을 때 또는 장내세균이상증(dysbiosis) 등이 있을 때 그럴 수 있다.

이온화 방사선

진단용 X-선 촬영, CT 스캔, PET 스캔 등

전자기장

강한 전자기장에 노출되면 세포 유전 물질에 손상을 입히게 된다. 송전선 주변, 전자레인지, 핸드폰, 와이파이 등

햇빛

강한 자외선은 피부에 손상 및 독성 효과를 나타낼 수 있다.

지질학적 병적 요인

지하 깊은 곳에서 일하거나 수맥이 흐르는 곳에서 생활하는 것 등은 지구로부터 나쁜 에너지를 받게 만든다.

감염증: 바이러스, 세균, 곰팡이, 기생충 들

바이러스, 세균, 각종 진균 곰팡이들이 몸 속에 염증을 일으키면서 나중에 암 발생 위험을 증가시키는데 기여하게 된다.

특히 바이러스 중에는 암 발생과 분명한 관련이 있는 것들이 몇 가지 알려져 있는 상태다. 예를 들어 인간유두종 바이러스(HPV; human papilloma virus)는 두경부암, EB 바이러스(EBV)는 백혈병, C형 간염 바이러스는 간암 발생과 많은 관련이 있는 것으로 밝혀져 있고 제2형 헤르페스 바이러스는 전반적으로 암 발생 위험을 증가시키는 것으로 알려져 있다.

대부분의 사람들은 미생물 감염이 자신의 **"몸 속 환경"**을 악화시켜 나중에 암 발생을 일으키는데 기여할 수 있다는 점을 인식하지 못하고 있다. 나는 이런 점 때문에 평소 사람들에게 **몸 속 바이러스 섬멸을 위한 "몸속 대청소"**를 정기적으로 하라고 권하고 있다. 이 방법은 몸 속의 숨은 감염증도 함께 찾아내서 없앨 수 있는 좋은 기회를 제공해 주기 때문에 암을 예방하고 이를 치유하는데도 많은 도움을 준다.

생물학적 요인들

이것은 엄밀히 말해 외부 요인은 아니고 개체의 내적 특성에 따른 요인이라 할 수 있다. 그렇지만 이것도 역시 개체의 **"몸 속 환경"**에 상당한 영향을 줄 수 있는 요인들이라서 여기서 암 발생에 기여하는 다른 요인들과 함께 다루기로 한다.

불량한 식사 및 영양 결핍 또는 불균형

불량하고 영양분이 결핍된 가공 식품을 많이 섭취한 경우. 몸에 필요한 영양소

들을 제대로 공급해 주지 못하는 경우 등

장내 독성 상태

장내 환경이 불량하여 섭취한 음식이 완전 소화되지 못하고 부패하여 각종 독소를 발생시키는 경우. 또한 장내세균들 중에 유해한 세균들이 증가되어 독소를 방출하고 있는 경우에 암 발생률이 증가하게 된다.

해독 기능 저하

몸에 들어온 독소들을 분해시켜 해독하는 능력이 저하된 경우. 간 기능 저하, 순환 장애, 염증 및 상처 발생 등이 이에 기여한다.

세포 내 산소 부족

세포 속의 산성 물질 축적으로 인해 혈액 공급이 안되어서 발생한다. 이 밖에 운동 부족, 혈류 장애, 각종 오염 물질의 범람, 염증성 환경 등으로도 생길 수 있다.

몸 속 환경의 산성화

산성 노폐물의 증가로 인해 혈액 및 체액 속의 산도(pH)가 산성으로 기울어지는 경우.

갑상선 기능 저하

갑상선 기능 저하는 몸 속 환경을 취약하게 만드는 큰 요인이다. 이로 인해 부신 및 다른 내분비 기능들과 간 및 장내 환경들도 같이 열악하게 변할 수 있다. 한편, 갑상선 기능저하는 글루텐 민감성, 방사선 조사, 중금속 중독, 바이러스 감염 등 다른 여러 요인들에 의해 일어난다. 그러므로 '닭이 먼저냐 달걀이 먼저냐' 하는 논쟁처럼 이들이 서로 얽혀져 있는 상황이라 할 수 있다.

만성 스트레스 및 감정적 갈등

스트레스와 감정적 응어리는 세포 기능을 악화시키는 독소적 요인으로 작용하여 암을 발생시키는데 기여하게 된다.

호르몬제 약물 사용

합성 호르몬제 약물, 피임약, 합성 성장 호르몬제 등의 사용으로 몸 속 대사 균형을 교란시키게 되면 잘못된 세포의 성장을 유도하여 암 발생에 기여하게 된다.

여기서 우리가 주목할 점은 외부 환경 독소들과 감염 요소들은 개인이 혼자서 어찌할 수 없는 요소를 많이 가지고 있다는 사실이다. 그러나 자신의 생물학적 요인들 만큼은 자신의 의지로 조절할 수 있는 여지를 가장 많이 가지고 있다. 따라서 다른 요소들도 신경 써서 관리해야 하지만 자신의 **"몸 속 환경"**에 기여하는 생물학적 요인들만큼은 기필코 철저하게 관리해야 한다. 그래야만 암의 발생과 진행을 완벽하게 막을 수 있다. 이 점에 대해서는 다음에 좀 더 자세히 이야기 하기로 한다. 내 개인적인 생각으로는 개인의 이런 생물학적 요인들을 제외하고 보았을 때 환경 독소가 기여하는 정도가 70% 정도, 바이러스 감염이 25%, 전자기장의 영향과 유전적 영향 등이 나머지 5% 정도 기여하는 것 같다.

그러나 암 발생의 원인을 이처럼 발생에 기여하는 요소들만 보지 말고 몸에서 이를 방어하는 측면도 있다는 점을 함께 기억해 둘 필요가 있다. 나는 이런 방어적 측면을 한 마디로 **"몸 속 환경"**이라고 표현해 온 것이다. 따라서 **"몸 속 환경"**이 깨끗한 경우에는 환경 독소, 감염을 일으키는 미생물들의 영향, 개인의 생물학적 요인들과 같은 암 발생 요인들이 모두 존재한다고 해도 그것을 무력화시킬 수 있기 때문에 암 발생을 막는데 있어 가장 중요한 요소라고 생각한다. 이런 방어력에 대해서는 나중에 언급하는 **"몸 속 환경"**과 **"몸속 대청소"**의 중요성 부분에서 다시 말하기로 한다.

이 밖에 암 발생에 기여하는 요인들 중에 이상의 분류에 포함 시키지 못한 몇 가지 중요한 항목들이 더 있다. 내 개인적인 생각으로는 암 발생의 중요 요인으로 생각되지만 아직 공식적인 발암 요인으로 분류되고 있지 않은 것들이다. 그것들을 정리하면 다음과 같다.

- 설탕, 액상과당과 같은 첨가당의 과다 섭취는 암 발생 및 증식에 기여하는 아주 강력한 요인이라고 생각한다. 그래서 나는 암 환자들에게 단 것을 절대로 먹지 못하도록 권하고 있다.
- 비만과 인슐린 저항성은 몸 속에 산소 부족을 초래하고 체액을 산성화 시키는 요인이라서 암 발생에 기여하는 요인으로 분류해야 한다. (참고: 나는 암 환자들에게 먼저 **"몸속 대청소"**를 통해 미리 불필요한 체중을 다 덜어버리도록 권유하고 있다.)
- 정신적 심리적 스트레스는 **"몸 속 환경"**을 악화시키는 요인이다. 따라서 마음의 짐이나 욕심을 다 버리고 오로지 건강하게 살 궁리만 하라고 충고하고 있다.
- 앉아서만 일하는 생활 태도 역시 혈액 순환의 저하로 산소가 부족한 환경을 만드는데 일조한다. 따라서 부지런히 움직이는 생활습관을 가지라고 권하고 있다.
- 글루텐, 매운 음식, 자극적인 음식, 유해한 세균 등과 같이 장내 환경을 악

화시키는 요인들도 면역시스템을 약화시켜 간접적으로 암을 발생시키는데 기여하게 된다. 따라서 장내환경을 항상 최적의 상태로 유지하도록 만드는 것이 필요하다. 이를 위해 항상 식사를 골라서 챙겨 먹는 습관을 들이라고 권하고 있다.

○ 면역력 약화: 이것은 영양 불균형, 장내 환경의 악화, 호르몬 불균형 등과 같은 여러 요인으로 발생할 수 있다. 따라서 이들이 암 발생에 기여하지 않도록 사전에 이를 강화시키는 일을 적극적으로 해야 한다.

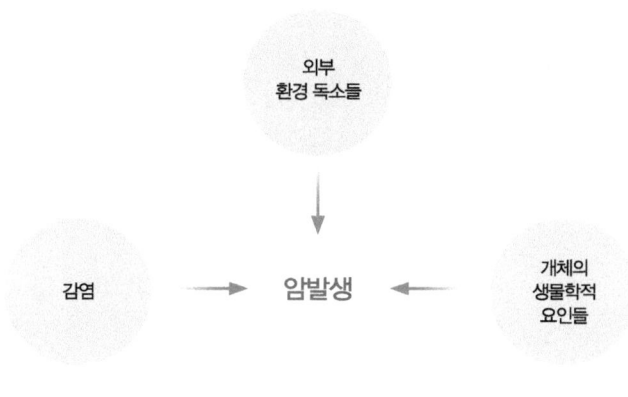

그림 암 발생에 기여하는 요인들

몸 속 환경의 중요성

암을 일으키는 여러 요인들을 살펴보았다. 문제는 이런 요인들을 차단하기가 쉽지 않다는 현실적인 한계에 있다. 그래서 차선책으로 암 발생을 차단하는 효과적인 방법에 해당되는 것이 각 개체가 이런 요인들에 대해 보이는 반응을 조절하는 것이라고 할 수 있다. 여기에는 두 가지 요소가 있다. 하나는 선천적으로 각 개인이 갖고 있는 유전적 프레임이고 다른 하나는 후천적인 개체의 '**몸 속 환경**'이다. 이 중에서 더 큰 비중을 차지하는 것이 그 개체의 '**몸 속 환경**'이라 할 수 있다.

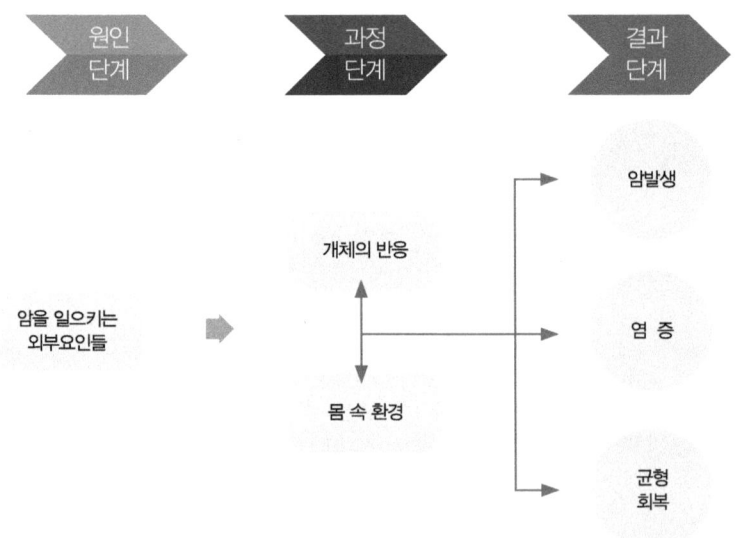

그림 암 발생 과정. 결과에 영향을 미칠 수 있는 요소 중에 '암을 일으키는 요인들'과 '개체의 반응'보다 "몸 속 환경" 요인이 결과를 바꿀 수 있는 가장 확실한 요소에 해당된다.

그 동안의 주류의학의 암 치료는 이런 '**몸 속 환경**'을 무시하고 암세포와의 대결만을 최우선 과제로 생각해 왔다. 그래서 암세포를 줄이는 일이 최선이라고만 생각해 이에 온갖 노력을 집중해 왔던 것이다.

그러나 그 결과를 보라. 우리는 '암과의 전쟁'에서 연전연패를 계속 해 오고 있지 않은가? 그 이유가 무엇일까? 나는 그 주된 이유가 암 발생 과정에서 간과하고 빠뜨린 부분이 있다고 생각했고 그 부분이 바로 '**몸 속 환경**'이란 방어적 요소라는 점을 깨달았다.

우리가 암세포만 없애려 하다 보니 실제로 암세포는 죽일 수 있었을 지 몰라도 그것으로 인해 개체의 방어력인 '**몸 속 환경**'을 황폐화 시켜버리는 결과를 초래하였다. 마치 빈대 잡으려다 초가삼간을 태워 버리는 셈이 된 것이다.

따라서 우리에게 중요한 것은 '**몸 속 환경**'을 살리는 방법이고 암 치료에서 있어서도 가장 중요한 점이 바로 역시 '**몸 속 환경**'을 보존하고 이를 회복시키는 일이라 할 수 있다. 그렇게 하면 역설적이게도 암을 억제시키고 물리칠 수 있는 길이 열리게 된다. 그래서 나는 암세포만 죽이면 된다고 생각하는 파괴적인 치료법보다는 정상 세포가 살 수 있고 암세포가 발생되지 않게 "**몸 속 환경**"을 복원시키는 온화한 치료법을 선호하고 이것을 모든 암환자들에게 우선적으로 적용해야 한다고 주장한다. 이 방법을 사용해도 암세포 파괴 효과가 얼마든지 나타날 수 있다. 다만 그 속도가 처음에 느릴 뿐이다. 그러나 나중에는 파괴적인 방법보다 더 완벽하게 암세포를 제거할 수 있다. 그러므로 암 환자들은 무엇보다 먼저 자신의 '**몸 속 환경**'을 먼저 복원시킬 생각을 해야 한다. 조급하게 암세포의 숫자만 줄이려고 하는 생각에 집착하는 것은 결국에 암과의 싸움에서 지는 첩경이 된다는 점을 잊지 말길 바란다.

"몸속 대청소"의 중요성

지금까지 나는 현대 주류의학이 정상 세포를 암세포로 변화시키는 요인들을 통제하지 않고 암세포만 파괴하고 제거시키는 방법만을 사용하다 보니 암과의 싸움에서 항상 밀릴 수 밖에 없음을 지적하였다. 그리고 그 대안으로 우리가 잊고 있던 세포가 사는 환경에 주목해야 함을 줄기차게 강조해왔다. 그래서 **"몸 속 환경"**을 최적의 상태로 유지시켜 놓게 되면 아무리 정상세포를 암세포로 탈바꿈시키는 요인들이 많이 존재한다고 해도 암 종양이 발생되는 것을 막을 수가 있다고 말해 왔던 것이다.

이제부터는 이처럼 **"몸 속 환경"**을 암세포가 발생하지 않도록 최적의 깨끗한 상태로 만들어 놓는 작업의 중요성에 대해 이야기 하고자 한다.

나는 이런 목적의 작업을 **"몸속 대청소"**라는 단어로 표현하였다. **"몸속 대청소"**는 말 그대로 몸 속에 존재하는 독소와 염증 물질 그리고 대사 과정에서 발생된 각종 노폐물과 쓰레기들을 분해시켜 몸 밖으로 배출시키는 작업을 말한다. 이 작업을 통해 우리는 **"몸 속 환경"**을 최적의 상태로 만들 수 있으며 그 결과로 면역시스템의 기능을 가장 최적의 안정된 상태로 유지시킬 수 있게 된다. 그러면 아무리 암세포가 발생한다고 해도 면역 세포들에 의해 발견되어 분해되어 버리기 때문에 암 종양으로 진전될 가능성이 사라지게 되는 것이다. 또한 **"몸속 대청소"**는 그 자체가 몸 안으로 유입된 암 발생을 자극하는 각종 요인들을 제거하는 역할도 하기 때문에 정상 세포가 암세포로 변이될 가능성 자체를 원천적으로 차단시키는 역할도 한다. 따라서 **나는 암을 예방하기 위한 가장 좋은 방법이 정기적인 "몸속 대청소"를 실시하는 것이라고 주장하는 것이다.**

또한 이미 암에 걸린 사람들의 경우에도 암에서 자유로워지고 싶으면 일단 **"몸속 대청소"**를 통해 암 발생이 가능하도록 만든 **"몸 속 환경"**을 다시 암 발생이 될 수 없는 정상적인 최적의 환경으로 바꿔놓아야만 한다. 암세포의 숫자나 크기를 줄이는 것은 그리고 나서 나중에 해야 할 일이라고 생각한다. 실제로 **"몸속 대청소"**를 열심히 하면 더 이상 암세포가 발생하는 것을 막을 수 있을 뿐 아니라 기존에 존재하던 암세포들의 분열과 증식 모멘텀이 사라지게 된다. 그래서 주위 조직으로 침범하던 암 종양의 기세가 꺾이고(역와버그 현상의 중단) 암 종양의 크기가 줄어들게 된다. 이는 **"몸속 대청소"**가 면역 세포의 기능을 증가시키는 작용을 하기 때문에 그렇다고 볼 수 있다. 여기에 암세포에 불리한 선택적 영양공급(예:저탄수화물 고지방 알칼리성 식단)과 고압산소 치료법 등을 추가로 하게 되면 독한 항암제나 방사선 치료 또는 수술적 제거와 같은 방법을 사용하지 않더라도 암을 없애고 관리할 수 있다. 그래서 **"몸속 대청소"**는 실제적으로 암의 병기를 낮춰주고 치유의 기회를 확대시켜 주는 아주 훌륭한 치료 전략이라 할 수 있다. (참고: 이에 관해서는 본인의 다른 저서인 **"몸속 대청소"**란 책에 좀 더 자세히 나와 있다.)

면역시스템의 중요성

면역시스템이 정상적으로 작동할 때에는 2-3가지 면역 세포들만으로도 몸 속에서 새롭게 생겨나는 암세포들을 섬멸할 수 있다. 이 때 주로 작용하는 면역 세포들은 대식세포(macrophage), 자연살상세포(NK cell), 세포살상 T림프구(cytotoxic T cell) 등이다. 대식세포는 암세포 등을 잡아 삼켜 이를 자신의 몸 속에서 분해시키는 역할을 한다. 자연살상세포(NK cell)는 암세포를 잡아 먹지는 않고 이를 파괴시키는 작용만 한다. 세포

살상 T림프구는 대식 세포가 잡아 먹어서 분해시킨 이물질이나 암세포의 일부분을 넘겨 받아 이들을 인식한 뒤에 그런 부분을 가지고 있는 이물질이나 비정상 세포들을 찾아내서 이를 파괴시키는 작용을 한다. 그러므로 **평소 면역시스템을 최적의 상태를 유지하는 것이 가장 효과적인 암 발생 억제력이 된다는 점을 분명하게 알고 있어야 한다. 그리고 이를 위해 정기적으로 "몸속 대청소"를 실시하는 것이 반드시 필요하다.**

그 이유는 **"몸속 대청소"**를 하지 않을 경우에는 암세포들이 숨어서 군집을 이루며 성장하는 것을 찾아내는 능력이 떨어지기 때문이다. 암세포들은 새로운 환경에 적응하여 나름대로 생존하기 위해 변신한 것들이다. 그래서 이들은 면역 세포들의 공격을 피하는 방법을 스스로 개발해 가지고 있는 상태다. 그 결과 암세포들은 면역시스템의 감시레이다 망으로부터 숨는 방법을 가지고 있다. 보통 암세포는 정상 세포들이 가지고 있어야 할 세포막 표면의 표식 인자들이 없기 때문에 면역 세포들의 눈에 포착되어 암세포로 인지된다. 그런데 암세포가 면역 세포들의 눈에 띄지 않고 숨기 위해서는 다음과 같은 방법 중 하나를 택해야 한다. 하나는 암세포들이 자신을 감싸주는 섬유질을 분비하여 이들로 둘러싸여 면역세포들의 감시망을 피하는 방법이고 또 다른 하나는 면역세포들이 자신을 암세포로 인지하지 못하도록 방해하는 특별한 형태의 항체를 만들어 분비하는 방법이다.

일단 암세포가 발생하면 그 안에서 돌연변이가 계속 일어나 새로운 암세포들이 꾸준히 발생되기 때문에 오래된 암세포는 위와 같은 방법으로 숨을 수 있다. 그러나 상대적으로 새롭게 생겨난 암세포들은 면역 세포들에 의해 그래도 어느 정도 빨리 인지될 수 있다. 이렇게 하기 위해서는 역시 그 전제 조건으로 몸 속의 면역시스템이 정상으로 작동되고 있어야 한다는 사실이다. 그래서 암을 치유하기 위해서는 면역시스템을 정상으로 만들어야 하고 그러기 위해서는 **"몸속 대청소"**를 무엇보다 먼저 그리고 철저히 시행해야 한다. 그래야만 이후 그 어떤 암 치료도 성공할 확률이 증가하게 된다.

만약 **"몸속 대청소"**를 하지 않은 상태에서 파괴적인 암 치료법을 사용하게 되면 면역시스템이 더욱 약화되어 암세포의 변화와 증식 속도를 따라가지 못하게 된다. 암 종양 속에서 암세포의 돌연변이는 계속 진행되기 때문에 건강하지 못한 면역시스템의 입장에서는 이들을 쫓아가 제거하는데 한계가 있을 수 밖에 없다. 그래서 항상 면역시스템의 감시망을 벗어나는 암세포들이 존재하게 되는 것이고 이것이 마침내 암과의 전쟁에서 연전연패를 하게 만드는 가장 큰 요인이라고 할 수 있다. 이런 이유로 나는 반드시 **"몸속 대청소"**를 먼저 실시하여 면역시스템의 기능을 최적화시켜 주는 일부터 시작해야만 암과의 싸움에서 주도권을 잡을 수 있게 된다고 강조하고 있는 것이다.

"몸속 대청소"는 우리 몸 속에서 염증을 없애주는 역할은 물론 면역시스템을 최적의 상태로 안정화 시켜주는 작용을 하는 강력하면서도 온건한 치료법에 해당된다.

물론 의사들이 이런 목적으로 암환자들의 면역력을 증진시켜 주기 위해 사용하는 면역강화요법(immune augmentation therapy)이란 것도 있다. 그러나 이 치료법도 그 효과를 높이기 위해서는 반드시 먼저 **"몸속 대청소"** 작업이 선행되어야 한다는 점을 분명하게 인지하고 있어야 한다.

✓ 암이 재발하는 이유

1. 암의 근본적인 발생과정을 해결하지 못하고 있기 때문이다.

현대 주류의학은 암세포만 죽이려 하고 암이 왜 발생하는지 그 원인은 방치하고 있다. 암은 암이 발생할 수 있는 **"몸 속 환경"**이 조성됐기 때문에 생기게 된 것이다. 이런 **"몸 속 환경"**을 바로잡을 생각을 하지 않고 겉으로 드러나는 암만 제거하려고 하니까 계속 암이 발생하게 되는 것이다.

2. 원래 암 종양으로부터 떨어져 나와 혈액을 타고 몸 전체를 돌아다니는 암세포를 순환중인 암세포(CTCs)라고 부른다. 그리고 이중에는 암줄기세포(CSCs)로 작용하는 것도 있다. 이들이 몸 속을 돌아다니면 항시 다른 곳에 둥지를 틀려고 한다. 이들은(CTCs와 CSCs) 암 전이의 95% 이상에서 그 원인이 되고 있다. 그러나 현행 주류의학이 사용하는 수술, 항암제, 방사선 치료는 이런 세포들을 제대로 처리하지 못하고 있다. 이런 이유 때문에 암이 재발하는 것이다.

3. 현행 주류의학은 몸 속 방어력을 결정하는 면역시스템을 약하게 만들기 때문에 암 재발 위험이 더 커진다. 뿐만 아니라 다른 질병의 발생, 영양 실조, 수술 합병증 등으로 환자를 고생하게 만든다.

이런 문제점을 깨닫고 나는 새로운 패러다임 하에 **"양생 암 치유 및 예방 프로그램"**을 개발하였다.

암을 찾아내는 방법
제3장

이 장에서는
- ▶ 암 검사만 강조하는 의료계의 문제점
- ▶ 암이 있음을 나타내주는 초기 증상들
- ▶ 표준 암 진단법의 문제점
- ▶ 기타 암을 조기에 발견하는 스크리닝 검사법

등을 알아보기로 한다.

암 진단스크리닝 검사의 숨은 의미:

암 검사에만 의존하면 언젠가 암에 걸린다.

　우리 몸에서 암이 생기고 안 생기고 여부는 거의 대부분이 그 사람의 식생활스타일에 의해 결정된다. 이 말은 암 발생이 누구의 탓도 아니고 자신이 스스로 초래한 결과라는 점을 분명하게 강조해 주는 말이라 할 수 있다. 사람은 누구나 건강할 때에는 무엇이 올바른 식생활스타일인지 잘 모른다. 아예 이런 것에 관심조차 두지 않는다. 건강하기 때문에 몸에서 웬만한 독소들을 거의 처리할 수 있어서 그런 것이다. 그러나 이런 상태가 무한정 계속되지 않는다. 따라서 얼마나 일찍 자신의 식생활스타일에 있어서의 문제점을 깨닫고 이를 바로잡느냐에 따라 건강에 있어서 희비가 엇갈리게 된다. **만약 여러분이 자신이 쓰는 건강 시나리오의 결말을 비극이 되지 않도록 만들기위해서는 이 책에 적힌 대로 암 환자가 치유하기 위해 먹고 생활하는 대로 식생활스타일을 바꾸면 암에 걸리지 않고 이를 예방할 수 있다.** 그러나 반대로 이를 깨닫지 못하고 그대로 살게 되면 나중에 암에 걸려 암 환자가 되는 운명의 덫에 걸릴 수 밖에 없다. 따라서 암 환자가 되고 안되고의 문제는 자신의 평소 일상에서의 작은 선택의 차이가 누적되어 나타나는 결과라는 생각을 분명히 갖고 있어야 한다.

이런 내용을 모르는 사람들은 암 조기검사를 위해 정기적으로 일정 위험을 감수하면서 검사를 받고 있다. 그들이 왜 자기 몸에서 암을 찾아내려고 이렇게 기를 쓰는 것일까? 그것은 자신의 몸이 예전같지 않고 식생활스타일이 완벽하지 못하다는 것을 스스로 알고 있기 때문이다. 그러나 이것을 고치려고 하지 않고 암 조기검사를 통해 어떻게든 살아볼까 하는 마음을 가지고 있기 때문이다.

그런데 암 스크리닝 검사가 아무런 위험도 없다면 그렇게 암 조기검사를 정기적으로 하는 것이 문제가 되지 않는다고 생각한다. 그렇지만 각종 암스크리닝 검사에는 적지 않은 위험이 수반되고 있다. 그런데도 사람들은 이를 확실하게 자각하지 못하고 있다. 가령 여성들에서 유방암 검사를 위해 시행하는 맘모그램의 경우 상당한 양의 방사선에 노출되는 위험을 안고 있다. 암을 찾아내기 위해 전신 CT 또는 PET 스캔을 하는 경우에도 많은 양의 방사선 피폭을 감내해야 한다. 또한 위장 및 대장내시경의 경우에는 자칫 장 파열의 위험과 감염의 위험성을 안고 있다. 이처럼 분명한 위험을 간직하고 있는 검사인데도 환자들에게 이런 위험성을 제대로 알려주고 검사를 권하는 병원은 하나도 없다. 그래서 너무 잦은 검사로 인해 도리어 암에 걸린 사람들의 수가 늘고 있다. 도대체 이런 아이러니한 상황을 어떻게 설명할 수 있는가? 그런데도 병원과 정부에서는 암스크리닝 검사를 강조하고 이를 받지 않을 경우에는 불이익을 주겠다고 협박까지 하고 있다.

  왜 그들이 이런 주장을 하는 것일까? 그것은 암을 조기에 찾아내는 것만이 암을 예방하거나 치유하는 줄 착각하고 있기 때문에 그렇다. 그래서 일반 사람들에게 암 스크리닝 검사를 받으라고 강조하고 이를 통해 불안감을 조성시키고 있는 것이다. 만약 암을 조기에 발견하는 것이 유일한 예방법이라면 모든 사람은 언젠가 암에 걸린다는 주장과 같은 의미가 된다. 그래서 일찍 발견하는 것이 유리하기 때문에 조기 암 스크리닝 검사를 해야 한다는 억지 논리가 탄생하게 되는 것이다. 언뜻 보기에 이런 논리가 맞는 것처럼 들릴 수 있다. 그렇지만 이것이 맞는다고 생각하면 그만큼 자신이 적어도 건강 분야에 있어서 만큼은 무식하다는 것을 인정하는 셈이 된다. 항상 그렇듯 사기꾼은 어리석은 사람들을 상대로 사기를 친다. 자초지종 내막을 잘 알고 있는 사람 앞에서는 본색이 드러나기 때문에 사기를 칠 수 없다. 마찬가지로 의료 분야에서도 이런 식의 유사 사기 행각들이 많이 벌어지고 있다. 그러므로 이런 사기 행각에 넘어가지 않으려면 여러분 스스로 공부를 해서 똑똑해 지는 수 밖에 없다.

　분명히 말하지만 여러분이 진짜 암에 걸리지 않으려면 암 검사를 받아 볼 것이 아니라 먼저 암을 일으키는 원인인 자신의 식생활스타일부터 바로 잡으려는 노력을 해야 한다. 그것이 진정한 암 예방책이지 암 검사를 통해 암이 있는지 없는지 찾아내는 것이 암 예방책이 아니라는 점을 분명히 깨달아야 한다. 이런 내용을 모르고 암 검사를 받게 되면 여러분은 검사는 검사대로 받고 언젠가는 암 진단을 받을 수밖에 없다. 그 이유는 암 검사가 암을 예방하는 방법이 아니고 그것을 치유하는 방법도 아니기 때문이다. 앞서 말했듯이 몸 안에서 암 종양이 발견되려면 그 전에 평균 10-12년 정도 시간이 걸린다. 그럼 이 기간 동안에 여러분이 받은 그 많은 암 검사는 무슨 의미가 있는가? 그 많은 검사가 여러분의 몸에서 암이 발생하는 것을 막아주었는가? 전혀 아니다. 온갖 검사는 검사대로 다 받았지만 암은 이것과는 무관하게 때가 되어 나타나게 된 것이다. 오히려 그런 검사로 인해 몸에 더 많은 독소가 침투하여 암이 등장하는 시기를 앞당기게 되었다고 볼 수 있다. 실제로 이 책을 읽는 사람들은 대부분 이미 암 진단을 받은 사람들일 것이다. 그럼 여러분이 그 동안 암 검사를 안 받아서 암에 걸렸느냐 하면 그렇지 않다는 것이 내 주장이다. 대부분의 사람들은 그 이전에도 각종 암 검사를 잘 받아온 사람들이다. 그러나 문제는 검사만 받았을 뿐 암을 예방하기 위한 진정한 조치는 취하지 않고 있다가 마침내 암 검사에서 진짜 암을 발견한 케이스에 해당되는 것이다. 따라서 나는 현재와 같은 암 조기 진단 검사가 마치 암을 손꼽아 기다리는 행위와 별 차이가 없다고 생각한다. 그래서 마침내 기다리고 기다리던 암이 나타난 것일 뿐 그것을 막기 위한 일은 하나도 하지 않았다는 점을 지적해 주고 싶다. 진정으로 암을 예방하고 싶으면 암이 있을까 두려워 암 검사를 받지 말고 지금부터라도 당장 암이 진행되지 않도록 자신의 식생활스타일을 바꾸고 **"몸속 대청소"**를 해서 암세포의 씨앗을 없애버리는 것이 맞지 않을까? 어차피 암에 걸렸다고 해도 이를 치유하기 위해서는 먼저 **"몸속 대청소"**를 해야 하는데 그렇다면 차라리 이를 먼저 일찍 하는 것이 암도 예방하고 더 이상 암세포가 증식하는 것을 막는 올바른 방법이 아닐까?

그렇지만 많은 사람들은 나와 같은 생각을 하지 않는 것 같다. 대신에 현행 주류의학과 정부-병원-산업 의료복합체가 만들어낸 잘못된 생각들을 맞는다고 믿고 있다. 그래서 암을 암 조기 검사로 예방하는 방법을 선택하고 있다. 분명히 말하지만 현행 주류의학과 정부-병원-산업 의료 복합체는 여러분이 암에 걸리지 않는 것에는 전혀 관심이 없다. 오히려 그들의 관심은 여러분이 일단 암에 걸리는 순간 이후부터 시작된다고 할 수 있다. 그래서 조기 검사를 통해 여러분을 암 환자 그룹 속으로 끌어들이기 위한 유인책으로 이것을 강조하고 있는 것이지 여러분이 암에 걸리지 않도록 만들어주기 위해 그런 것이 아니란 점을 확실히 알아야 한다. 따라서 여러분이 이들의 말을 믿고 암에 걸렸는지 두려워서 각종 암 조기 검사를 받아보려고 한다면 벌써 이런 의도에 말려든 것과 같다고 볼 수 있다.

그렇다고 내가 암 검사의 무용론을 무조건 강조하는 것은 아니다. 원래 인간 중에는 그 본성이 나태하여 이런 검사를 통해서라도 경각심을 심어주지 않으면 정신을 차리지 못하는 사람들이 있기 때문에 효용성이 절대 없는 것은 아니다. 그렇지만 모든 사람들이 전부 그렇게 나태하고 자기 관리를 못한다고 가정하고 이런 검사만을 강조하며 진짜 암 예방법을 가르쳐 주지 않는 것은 잘못이라고 지적하는 것이다. 이 세상에는 아직 철이 덜 들어서 자기 관리를 못하고 남의 돌봄을 받아야 하는 사람들이 있는 반면 본성이 부지런하고 철두철미하여 자기 관리를 잘 하는 사람들도 많이 있다. 전자에 해당되는 무늬만 어른인 환자에게는 암 조기검사를 통해 경각심을 심어주는 것이 필요할 수 있다. 그러나 후자에 속하는 진짜 어른들에게는 진짜 암 예방법을 가르쳐 주기만 하면 혼자서도 이를 성실하게 잘 실천할 수 있다고 생각한다. 그러므로 모든 사람들에게 일률적으로 암 검사를 강요하는 태도는 잘못된 것이고 모든 사람을 건강 노예로 만드는 나쁜 제도라서 인정하기 싫을 뿐이란 점을 이해해 주기 바란다.

몸에 암이 있음을 알려주는 초기 증상들

몸 속에 암이 있음을 알려주는 신체 증상들과 징후들을 살펴보자. 이들은 암이 분명하게 드러나기 전에 몸에서 나타나는 것으로 대부분의 암환자들과 의사들이 이를 간과하는 경향이 많다. 따라서 이런 신호들을 잘 기억하고 있다가 자신의 몸에서 이런 증상들이 나타나면 적극적으로 암 검사를 시행해 볼 것을 권장하는 바이다. 그러나 나는 무엇보다도 이런 증상들이 있으면 검사에 앞서 먼저 **"몸속 대청소"**부터 시작해 보라고 권하고 있다. 암 검사 이전에 **"몸속 대청소"**를 먼저 실시하여 몸을 깨끗하게 만들고 면역력을 높여 놓은 상태가 되면 다음과 같은 증상들이 대부분 사라지기 때문이다.

- ○ 만성 피로. 이것은 대부분의 암환자에서 흔히 나타나는 증상이다.
- ○ 갑작스런 심한 소화불량 증세(헛배부름, 변비, 위산역류증 등) 이것은 암의 첫 번째 증상일 가능성일 수 있고 췌장 속의 혈관에 혈전이 발생하여 나타나는 증상일 수 있다. 췌장 속 혈관에 혈전이 발생하면 췌장 기능이 저하된다. 그래서 췌장 효소가 10-75% 정도 감소하게 되는데 이렇게 되면 몸 속에서는 암 종양이 자랄 가능성이 커진다. 왜냐하면 췌장 효소가 몸 속에서 암 종양의 성장을 조절하고 있기 때문에 그렇다.
- ○ 근육통, 특히 등과 어깨 부분에서 느껴지는 만성 통증
- ○ 혹이 만져짐 또는 림프절의 종대
- ○ 보통 때와는 다른 출혈이 있을 때
- ○ 정신이 맑지 못하고 생각이 흐려짐. 사고의 집중력이 사라지고 머리 속이 뿌연 느낌
- ○ 시력 저하(노화의 증상으로서가 아니라)
- ○ 탈모, 머리털의 변화(예: 가늘고 약해지고 벗겨지고 흰색으로 변함.)
- ○ 탈장.(여러 암의 증상이 될 수 있음)
- ○ 몸에서 나쁜 체취가 남(쉽게 사라지지 않는 경우)
- ○ 기타 평소 없던 증상들이 나타나고 쉽게 사라지지 않을 때
- ○ 자꾸 단 것이나 과자 같은 가공식품이 먹고 싶어지며 당길 때

기존 주류의학의 표준적인 암 검사법들

표준 암 진단 검사법

현대 주류의학에서는 유방암 검사를 위해 맘모그램, 자궁 경부암 검사를 위해 팝 스미어(Pap Smear), 식도암 및 위암 검사를 위해 식도-위 내시경, 대장암 검사를 위해 대장내시경, 폐암 검사를 위해서는 저선량 CT 스캔 등을 추천하고 있다. 그러나 불행하게도 이들은 대부분 암이 일정 크기 이상 자라야만 발견할 수 있는 검사법들이다.

마찬가지로 현대 주류의학에서 사용하고 있는 혈액 속의 암 표지자 (예: 전립선 암에 PSA, 난소암에 CA-125, 유방암에 15-3과 19-9 등) 검사들도 항상 그 정확성이 높은 것은 아니다. 거짓 양성(false positive) 소견이 나올 가능성이 높다.

CT스캔, PET스캔, MRI 검사, 초음파 검사

이들은 통상적으로 주류의학에서 암 진단을 위해 많이 사용하는 방법들이다.

문제는 이런 검사로 암을 발견하기 위해서는 암 종양이 일정 크기 이상으로 되어야만 진단할 수 있다는 점이다. 그러나 암은 영상학적으로 진단이 되지 않는 아주 초기 단계에서부터 순환중인 종양세포들(CTCs)과 암줄기세포(CSCs)들을 혈액 속으로 떨어뜨려 내보내고 있다. 그래서 우리가 생각하는 것만큼 이른 시기에 영상학적 방법들로 조기 진단을 하지 못한다는 단점을 지니고 있다. 다시 말해 이미 영상학적으로 암이 보일 정도가 되면 그것은 벌써 상당히 오래 전부터 암이 자라온 상태에 해당된다는 말이다. 또한 CT와 PET 스캔은 상당한 양의 방사선을 환자 몸에 쪼이게 만든다는 문제점도 가지고 있다. 따라서 이런 검사들은 꼭 필요한 경우에만 실시하고 자주 받아서는 안 된다.

　MRI는 자기장과 라디오파를 이용하여 영상을 만드는 장비로 방사선 노출 위험은 없지만 모든 종류의 암 진단에 사용할 수 없다는 단점을 가지고 있다. 초음파 진단기도 역시 특정 종류의 암 진단에만 사용할 수 있다. 가령 갑상선샘 암 같은 경우에는 초음파 검사가 너무 세세한 것까지 영상을 보여주어 지나친 과잉 진료 논란을 빚고 있다. 그러므로 이런 경우에는 무조건 조직 검사를 하지 말고 경과를 관찰해 볼 것을 권장하고 있다.

안전하고 효과적인 암 스크리닝 검사법

　암 발생의 원인과 그것을 예방하는 방법을 충분히 알고 있음에도 불구하고 현대 사회가 너무 복잡하고 각종 이해 관계가 얽혀있다 보니 피치 못할 사정으로 자신의 뜻과는 무관하게 나쁜 식생활스타일을 계속할 수밖에 없는 사람들이 있다. 이런 사람들은 혼자서는 자기 관리를 제대로 할 수 없는 사람들이기 때문에 다른 사람의 돌봄이 필요하다. 그래서 이처럼 무늬만 어른인 사람들에게는 암 조기 발견을 위한 검사를 통해 가능한 이를 일찍 발견해 주어 그것을 계기로 자신의 식생활스타일을 대대적으로 개편할 수 있는 획기적인 전기를 마련해 줄 필요가 있다. 그러나 자기 관리를 잘 할 수 있는 진짜 어른들에게는 암 조기 검사보다는 **"몸속 대청소"**를 통해 암 발생을 사전에 예방하는 것이 훨씬 도움이 된다.

　또한 이미 암 진단을 받은 사람의 경우 **"양생 암 치유 및 예방 프로그램"**을 시행하면서 자신의 몸에서 암이 어느 정도의 속도로 개선되고 있는지 또는 다른 암 치료를 받고 있으면서 암이 얼마나 빠르게 진행되고 있는지 등과 같이 암의 진행 경과 및 치료 효과에 대한 판정을 추적하기 위해 때론 검사를 해볼 필요가 있다. 그러나 뚜렷한 목표 없이 자주 검사를 하는 것은 별로 바람직하지 않다. 가능한 꼭 필요할 때에만 검사를 받아보길 권해 본다. 특히 CT나 PET 스캔 검사와 같이 몸에 해를 줄 수 있는 검사는 정말로 필요할 때만 검사를 받아보는 것이 필요하다고 생각한다.

아울러 양생 의학을 이해하는 사람이라면 암 검사만 할 것이 아니라 환자의 전신 상태를 파악하는 검사도 함께 시행해 보아야 한다. 그래서 불필요한 검사를 남발하지 말고 환자의 **"몸속 환경"**을 파악하는데 도움을 주는 가능한 비침습적이면서도 안전한 진단 방법을 더 많이 사용해 볼 것을 권하는 바이다.

지금부터는 암을 조기에 찾아내는 다른 검사법에 대해 소개하기로 한다. (참고: 암 검사에는 여러 가지가 있다. 비록 이 책에 언급하지 않은 검사들 중에서도 암 검사에 유용한 검사들도 많이 있다는 점을 이해하고 읽어주길 바란다.)

암 프로파일 검사

이 검사는 암 종양이 발견되기 이전 암 발생 초기 단계에서 암을 찾아내 그 사람에게 경고 신호를 보내주기 위한 방법이다. 그러나 이 검사는 이미 확진된 암의 경과를 모니터 하기 위한 목적으로도 사용할 수 있다. 그래서 현재의 치료가 제대로 효과를 발휘하고 있는지 여부를 파악하는데 도움을 주기도 한다.

이 검사에서는 여러 가지 비특이적 암 표지자들을 측정한다. 그 중에서 가장 중요한 것 중 하나가 hCG라는 호르몬이다. 이것은 정상에서는 임신 중에 생산되는 것이지만 대부분의 암세포도 이것을 생산하기 때문에 암이 있을 때 hCG 레벨이 증가하게 된다. 그래서 만약 혈액과 소변에서 hCG 레벨이 증가되어 있으면 암세포가 몸에서 성장하고 있음을 강력하게 시사한다.

또 다른 암 표지자는 PHI(phosphohexose isomerase/glucose phosphate isomerase)라고 하는 효소다. PHI는 세포들로 하여금 대사 방향을 해당작용(glycolysis)을 하는 쪽으로 바꾸게 만든다. 그래서 암세포들이 산소가 부족한 상황에서도 에너지를 생산하여 생존할 수 있게 만들어 준다. 따라서 PHI 레벨이 증가되어 있으면 이는 몸 속 환경이 암 발생에 친화적인 환경으로 바뀌어 있음을 나타내 주는 소견이라고 할 수 있다. 그래서 만약 암 제거 수술을 받은 환자가 외과의사로부터 암을 성공적으로 다 절제하였다고 하는 말을 들었는데도 여전히 PHI 레벨이 높으면 이는 아직 그 사람 몸 속에 암이 남아 있다는 뜻이 된다. 다시 말해 큰 덩어리는 절제해 냈지만 또 다른 암이 아직도 남아서 성장을 계속하고 있다는 의미가 되는 것이다.

또한 암 프로파일 검사에서는 갑상선 호르몬 기능을 검사한다. 갑상선은 몸의 밧데리에 해당되고 갑상선 호르몬은 기초대사율을 결정짓는 역할을 한다. 그래서 이것이 조직에서 이용하는 산소의 양과 밀접한 관련을 가지고 있다. 세포가 산소를 많이 이용하면 할수록 몸에 암세포가 존재할 가능성은 낮아진다. 이런 이유 때문에 갑상선 기능이 저하되어 있는지 여부를 보는 것도 중요하다.

이 밖에 GGTP(gamma-glutamyltranspeptidase)라는 간 효소와 CEA와

DHEA sulfate라는 비특이적종양 표지자들을 측정해 본다. 간은 몸의 주요 해독 장기로 GGTP 가 간질환 또는 간 손상 여부를 알려주는 표지자 역할을 한다. 췌장암, 유방암, 대장암과 같은 일부 암과 간으로 전이된 암에서는 GGTP 가 증가되어 나타나게 된다. CEA는 광범위 암 항원으로 여러 암에서도 자주 발견된다. 그리고 DHEA는 부신 호르몬의 한 종류로 몸이 스트레스를 이겨내는 데 주요 역할을 한다. 그래서 정상인에서는 DHEA 레벨이 적절하게 유지되어 있어서 면역기능도 건강하고 장수도 할 수 있다. 그러나 만약 DHEA 레벨이 떨어져 있다면 그것은 면역시스템이 억제되어 있음을 의미하는 것과 같다. 그래서 DHEA 레벨도 같이 측정해 보는 것이 도움을 준다.

양생 의사들은 암 프로파일 검사를 통해 암이 발견되기 이전이라도 환자에게 몸 상태가 암 발생에 취약한 상황인지 아닌지 여부를 판단해서 미리 알려줄 수 있다. 이를 통해 사전에 암을 예방하는 식생활스타일을 실천하도록 동기를 부여하는 수단으로 사용하기도 한다. 또한 현재 암 진단을 받고 치료중인 환자들에서는 이 검사를 통해 현재의 치료가 효과를 발휘하고 있는 것인지 아닌지 여부를 알아볼 수 있게 도와주는 목적으로도 사용하고 있다.

ONCOblot 검사

이 검사는 ONCOblot Lab이 개발한 검사로 종양이 통상적인 스캔 검사에서 발견되기 약 7-8년 전에 26가지 종류의 암들을 조기에 찾아내 주는 검사다. 이 검사는 또한 어느 장기에서 암이 발생하고 있는지도 알려준다.

이 검사는 암세포의 표면에만 존재하는 ENOX2라는 특별한 종류의 단백질을 가지고 있는지 여부를 측정하는 것이다. 만약 이 단백질이 순환중인 혈액에서 발견되면 암이 자라고 있음을 강력하게 시사해 주는 아주 민감한 검사라고 할 수 있다.

ONCOblot 검사는 전체 암세포 양이 겨우 2백만 개 정도 밖에 안 되는 초기 상황에서도 이들을 찾아낼 수 있다. 유방암을 진단하는 맘모그램이 암세포 양이 4.5조 개가 되어야 암을 진단할 수 있는 것과 비교하면 이 검사가 얼마나 예민한 검사인지 알 수 있을 것이다.

RGCC(Research Genetic Cancer Center)

지금까지의 검사들이 몸 안에서 발생되는 암을 조기에 발견하기 위한 검사였다면 이 검사는 이미 몸 속에 암이 있을 때 추가적으로 시행하는 검사에 해당된다. 그래서 이 검사는 순환하는 종양세포들(CTCs)과 암줄기세포들(CSCs)이 존재하는지 여부와 이들이 어느 종류의 항암제나 천연물질에 잘 반응하는지 여부를 알기 위해 하는 검사라고 할 수 있다. 또한 이 검사를 현재 치료중인 암 치료법의 효과를 판정하는데도 이용할 수 있다.

기존의 주류의학에서 사용하는 암 치료(수술, 항암제, 방사선 치료)는 순환중인 종양세포들(CTCs)과 암줄기세포(CSCs)를 모두 제거시키지 못하기 때문에 이들이 다른 곳으로 전이하여 암의 재발을 일으키게 된다. 전체 암 전이의 약 95%가 이런 이유 때문에 발생하는 것으로 알려져 있다. 그러므로 기존의 주류의학에서 사용하는 검사법들로는 이들의 존재 여부를 알아낼 수가 없다. 그러나 RGCC 검사를 하면 혈액을 통해 순환중인 종양세포들(CTCs)과 암줄기세포(CSCs)를 찾아낼 수 있다. 예를 들어 만약 대장암 절제술을 한 사람의 혈액에서 순환중인 종양세포들(CTCs)과 암줄기세포(CSCs)가 발견되지 않았으면 완전 뿌리를 뽑았다고 말할 수 있다. 그러나 보통 종양의 크기가 1-2mm 정도로 아주 작은 상황에서도 암세포들 중 일부가 떨어져 나와 혈액 속에서 순환하는 것으로 알려져 있다. 그래서 이들이 면역 세포에 의해 걸러져야만 하는데 그렇지 못한 경우에는 새로운 종양을 발생시키거나 전이를 일으키는 원인으로 작용하게 된다. 따라서 암 치유 전략에서는 원래의 종양을 제거하는 것에 못지 않게 이렇게 순환중인 종양 세포들을 제거하는 것이 매우 중요한 포인트가 되고 있다. 또한 암 종양 속에는 암줄기세포(CSCs)가 있다. 이들은 통상적인 항암제 치료로 제거할 수 없다. 항암제로 종양 크기가 줄어든다고 해도 나중에 다시 자라는 이유가 바로 이것 때문이라 할 수 있다. 그러므로 이런 암줄기세포를 제거하는 전략도 매우 중요하다. 그럼 어떻게 순환중인 종양세포들(CTCs)과 암줄기세포(CSCs)들을 제거할 수 있는가? 바로 본 **"양생 암 치유 프로그램"**을 하는 방법 밖에 없다고 생각한다. 내가 항상 암 환자들에게 **"몸속 대청소"**를 먼저하라고 강조하는 것도 이 때문이다. 또한 암에 걸리고 싶지 않으면 미리 **"몸속 대청소"**를 하여 이런 암세포들을 사전에 제거하는 작업을 하라고 사람들에게 말해주는 것도 이런 이유에서 그런 것이다.

RGCC 검사의 또 하나의 장점은 그 검사에서 순환중인 종양세포들(CTCs)과 암줄기세포(CSCs)의 존재가 확인될 경우 그 환자의 암세포에 잘 반응하는 항암제나 천연 항암 물질을 골라준다는데 있다. 모두 49가지 항암 물질들 중에서 그 환자의 암세포에 효과적으로 작용하는 물질들을 알려주기 때문에 통상적인 항암제 선택과는 달리 암세포의 유전적 기반에 근거한 약제를 선택하여 개인별 맞춤 치료를 할 수 있게 도와준다는 이점도 가지고 있다. 이 방법을 사용하면 항암제를 적은 용량으로 사용하여도 상당히 좋은 효과를 얻을 수 있게 된다.

바이오에너지 검사

이것은 컴퓨터를 이용하여 몸 속의 바이오에너지를 스캔하는 장비다. 피부를 통해 전기를 흘려 저항값을 측정한 것을 컴퓨터가 분석하여 각 시스템별로 불균형을 찾아내 주는 장비라고 할 수 있다. 그리고 이런 작업을 바이오커뮤니케이션이라 부른다.

이 검사를 통해 몸에 어떤 독소가 들어 있고 어떤 감염증을 가지고 있는지 알아낼 수 있고 각 장기와 내분비 기관들, 그리고 호르몬의 기능 상태 등도 체크해 볼 수 있다. 그래서 피검자의 몸 상태를 전반적으로 파악하는데 도움을 준다 즉, 피검자가 암 발생에 취약한 환경을 가지고 있는지 아닌지 여부를 판단해 볼 수 있게 도와주는 것이다. 또한 그 환자에게 맞는 특정 치료법을 결정하고 특정 영양보충제를 선정하는데도 많은 도움을 준다.

이 장비는 어디까지나 다른 암 치료를 보조하는 장비에 해당된다고 보아야 한다.

체열진단기(Thermography)

체열진단기는 일명 적외선 촬영기라고도 알려져 있는 것으로 신체의 온도를 색깔로 표시하여 알려주는 진단 장비다. 이를 보고 몸 속의 염증 부위 및 혈액 순환 여부를 파악할 수 있다. 그리고 이 진단기를 사용하여 암을 진단할 수도 있다. 특히 유방암과 같은 연부조직의 암을 진단하는데 이용할 수 있다.

유방암 진단에 사용하는 맘모그램은 정확성이 낮고 방사선 노출의 위험성을 안고 있다. 반면 체열진단기는 유방암을 진단하는데 환자에게 위험 부담을 주지 않고 정확한 진단을 보다 먼저 내릴 수 있게 도와주기 때문에 훨씬 유리한 검사라고 생각된다. 이것은 유방의 정맥 혈관의 패턴을 분석하여 암 발생 여부를 일찍 판정할 수 있게 도와준다.

기타 유용한 검사들

· 민감성 C-반응성 단백(CRP) 검사

이 단백질은 염증이 있을 때 증가하는 비특이적 표지자다. 따라서 암, 알츠하이머병, 심장병 등과 같은 만성 염증성 질환이 있을 때에는 CRP 레벨이 상승할 수 있다. 그러므로 이것이 증가되어 있는 사람은 암 검사도 꼭 받아보길 권한다.

· 당화혈색소(HbA1c) 검사

당뇨 환자의 상태를 파악하기 위해 사용되는 검사지만 일부 암에서도 증가되어 있는 경우가 있다. 그 이유는 혈당 증가와 인슐린 저항성 환경이 암을 불러오는 사전 조건 또는 환경을 만들기 때문이다.

· 제노에스트로젠 검사

제노에스트로젠은 몸안에서 에스트로젠 수용체와 결합하여 유방암과 같은 특정 암 발생을 촉진시킬 수 있다. 그러므로 이를 검사해 보는 것도 많은 도움을 준다.

표. 암 스크리닝 검사 목록

암 스크리닝 검사	검사 항목	목적
암 프로파일 검사	HCG, PHI, CEA, DHEA sulfate 같은 비특이적 종양 표지자들	종양이 다른 검사에서 나타나기 10–12년 전부터 초기 단계에서 암을 발견하기 위함. 암 예방 목적의 검사로 매우 적합함.
ONCOblot	암세포의 표면에만 존재하는 ENOX2 라는 단백질을 측정한다.	종양이 다른 검사에서 발견되기 7–8년 전에 암을 발견할 수 있다. 역시 사전에 암을 예방하기 위한 목적으로 사용할 수 있다.
RGCC	순환중인 암세포들(CTCs)과 암줄기세포들(CSCs)	혈액에서 암세포의 표지자들에 대한 유전적 분석과 이들이 각종 항암 물질(인공 및 천연 포함)에 대한 민감도를 측정한다. 암세포의 유전적 분석에 근거하여 정확한 치료 정보를 제공해 줄 수 있다.
바이오에너지 검사	몸에서 에너지 불균형 여부를 찾는다.	몸의 에너지 균형을 회복하기 위한 특정 치료법, 영양보충제 등을 찾는데 도움을 준다.
체열진단기	몸 속의 염증 부위를 찾는다. 유방에서 정맥의 이상 소견을 찾는다.	유방암의 조기 발견 및 예방 목적. 또한 현재 치료의 적정성 평가 목적으로 사용한다.
C-반응성 단백(CRP) 검사	염증의 비특이적 표지자	염증 존재 여부를 밝혀준다. 또한 몸 속 환경이 암 발생에 유리한 환경인지 아닌지 여부를 알려준다.
당화혈색소(HbA1c) 검사	3개월간의 평균 혈당 레벨을 나타내 줌	몸 속 환경이 암 발생에 유리한 환경인지 또는 암의 진행을 촉진시키는지 환경인지 여부를 알려준다.

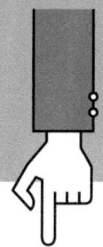

제2부

양생 암 치유 및 예방 프로그램

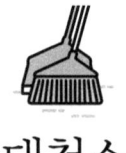

제4장 몸속 대청소

이 장에서는
- ▶ 암 치유 과정에서 "몸속 대청소"의 의미 및 중요성
- ▶ "몸속 대청소"의 대상이 되는 암을 일으키는 독소들
- ▶ "몸속 대청소"의 방법들
- ▶ "몸속 대청소 효과"가 나타나는 양상

등을 알아보기로 한다.

"몸속 대청소"의 중요성

싫든 좋든 현재 우리는 미생물, 화학물질, 중금속 등 각종 독소가 넘쳐나는 시대를 살고 있다. 이런 독소들은 우리 몸 속으로 들어오면 각종 염증 반응을 일으키며 여러 질병들이 발생하는데 기여하게 된다. 감염성 질환은 물론 최근에 증가하고 있는 자가면역질환과 암 역시 이런 요

인들에 의해 발생되고 있다.

그러나 우리는 우리가 살고 있는 삶의 환경을 바꿀 능력이 거의 없다. 따라서 이런 환경 속에서 각종 독소들로 인한 질병의 발생을 막기 위해서는 각자 ⑴ 자신의 몸 속으로 유입되는 독소의 양을 최소한으로 줄이기 위한 노력의 일환으로 독소와의 접촉을 최대한 줄이고 ⑵접촉해도 이들이 몸 속으로 들어 오지 못하도록 몸의 방어력을 최대로 높이며 ⑶더 나아가서 몸 속에 내재된 해독 및 배설 능력을 극대화시키는 방안을 강구하는 수 밖에 없다. 나는 이 3가지 전략을 동시에 강구하는 것을 **"몸속 대청소"**라고 부른다.

양생 "몸속 대청소"의 3대 전략:
먹는 것보다 배설이 먼저다!

1. 독소 노출 최소화
2. 인체 방어력의 극대화
3. 몸 속 독소와 노폐물의 배설 최대화

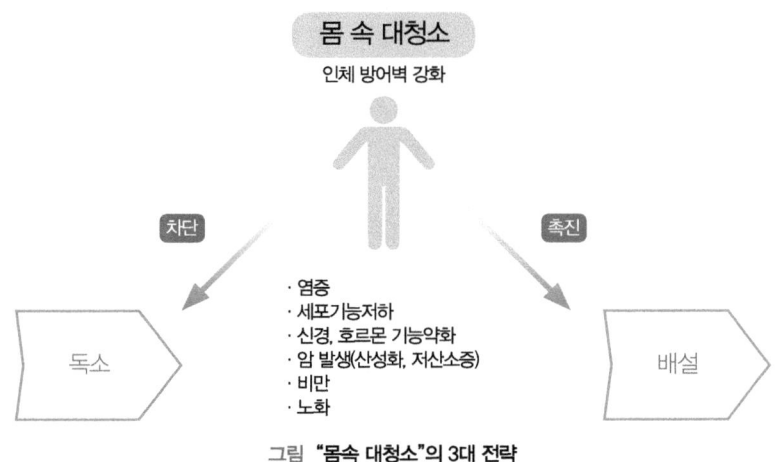

그림 "몸속 대청소"의 3대 전략

"**몸속 대청소**"에 관해서는 본인의 다른 저서인 "**몸속 대청소**"란 책에 자세히 적어 놓았다. 여기서는 암과 관련하여 "**몸속 대청소**"가 왜 절대적으로 중요한지 다시 한번 알아보기로 하자.

우리 몸 속에는 수 많은 세포들이 모여 살고 있다. 이들이 최적의 기능을 발휘하기 위해서는 세포 안팎의 환경이 최적이어야 한다. 이를 위해 각 세포는 세포막을 통해 필요한 물질을 받아들이고 노폐물을 배출하는 기능을 가지고 있는데 이런 본연의 능력이 "**자연치유력**"의 가장 기본을 이루게 된다. 우리 몸은 이런 세포들이 모여서 국소적 몸 속 환경을 이루고 이들이 상호 연결되어 전신 몸 속 환경을 이루게 된다. 그래서 "**몸 속 환경**"이 몸 밖의 외부 환경과 구분되는 것이고 그 개체가 생존하기 위해서는 무엇보다도 이런 "**몸 속 환경**"을 최적의 상태로 유지하는 것이 가장 중요한 일이 된다.

독소는 이런 "**몸 속 환경**"을 교란시키는 물질이나 요인들을 모두 칭하는 용어다. 건강을 유지하기 위해 독소는 몸 속으로 들어와서는 안되고 들어와도 가장 빠른 시간 내에 분해되어 몸 밖으로 배출되어야만 한다. 만약 독소가 유입되어 몸 속에 머물게 되면 우선 그것에 가장 취약한 세포들의 기능이 약해지기 시작한다. 그래서 해당 세포에 염증으로 인한 산화 스트레스가 가중되고 해당 세포 속의 미토콘드리아 기능이 떨어져서 에너지를 충분히 생산하지 못하게 된다. 우리 몸은 이런 상황을 해결하기 위해 자연치유력을 극대화시켜 대응해 보지만 독소가 유입되는 상황이 중단되지 않는 한은 자연치유력과 같은 방어력에는 한계가 있을 수 밖에 없다. 그래서 "**몸 속 환경**"이 최적의 상태와는 점점 거리가 먼 염증성 상태로 변하게 되는 것이다.

만약 "**몸 속 환경**"이 세포가 건강하게 살 수 없는 열악한 상황(예: 저산소증 및 산성 환경)으로 변하게 되면 세포는 생존을 위해 자신의 성격을 변화시켜 암성 변화를 일으킨다. 이것이 암 발생의 원인이라고 앞서 제2장에서 말한 바 있다. 만약 독소가 지용성 물질이라면 우리 몸은 이들을 지방세포나 조직 속에 가둬 고립시키는 일을 하게 된다. 그래서 일단 비만이 발생하는 선에서 어느 정도 타협이 이루어지겠지만 그런데도 계속해서 독소가 유입된다면 그 개체가 지니고 있는 저장 능력에도 한계가 있기 때문에 이들이 다른 세포 속으로 들어가 대사 환경을 바꾸게 되고 그로 인해 암성 변화를 일으키는데 기여하게 될 수 있다.

그러므로 세포의 암성 변화를 막기 위해서는 무엇보다 먼저 "**몸 속 환경**"을 최적의 상태로 회복시키는 것이 필요하다. 물론 여기에는 외부 환경으로부터 유입되는 독소의 양을 줄이기 위한 노력도 포함된다. 그래서 위험한 독소와의 접촉을 줄이는 것뿐 아니라 이들이 몸 속으로 유입되지 못하도록 인체 방어선을 단단하게 구축하는 일도 열심히 해야 한다. 이와 동시에 이미 몸 속에 들어가 자리잡고 있는 세포 속의 독소들을 분해시켜 몸 밖으로 안전하게 에스코트해서 빼내는 작업도 병행해야 한다. 이것이 내가 말하는 "**몸속 대청소**"의 진정한 의미라고 할 수 있다.

우리가 암을 극복하기 위해서는 암세포를 죽이는 일에 앞서 바로 "**몸 속 대청소**"를 통해 기존의 암 발생에 기여한 "**몸 속 환경**"을 바꿔주는 작업을 먼저 시행해야만 그것에 성공할 수 있다. 이렇게 "**몸 속 환경**"을 건강한 상태로 변화시키면 더 이상 암세포가 생겨나지도 않을 뿐만 아니라 이미 생겨난 암세포도 그 기세를 잃고 수그러지게 된다. 바로 이점이 '**양생 암치유 및 예방 프로그램**'이 겨냥하는 이상적인 목표라고 할 수 있다.

그러나 현행 주류의학이 생각하는 암 치료는 암이 발생한 **"몸 속 환경"**은 무시하고 오직 암세포만 죽이는 일에 몰두하고 있다. 이를 위해 각종 수술, 항암제, 방사선 치료, 면역 치료 등을 시행하고 있다. 심지어 암을 조기에 발견하는 것이 가장 최선이라며 이런 일에 전념하고 있다. 이는 모든 것의 근본적 원인이라 할 수 있는 암 발생에 적합한 **"몸 속 환경"**을 방치하고 표면적으로 나타난 암세포라는 증상만을 치료하려는 행위라서 매우 잘못된 발상이라고 생각한다. 만약 여러분도 이런 생각에 동의하고 그 길로 들어서게 되면 절대 이길 수 없는 게임을 하게 된다. 그러므로 **암 환자들은 암세포를 죽이겠다는 생각에만 매달리지 말고 암세포가 생기지 않는 "몸 속환경"을 만들겠다는 생각에 먼저 집중해야 한다.**

암 발생에 기여하는 독소들

제2장에서 암 발생의 원인들을 개괄적으로 살펴보았다. 여기서는 그 중에서 **"몸속 대청소"**의 구체적 대상이 되는 독소들을 좀 더 자세히 알아보기로 한다. 그 이유는 **"몸속 대청소"**에서 가장 중요한 기본 원칙이 더 이상 몸에 암을 유발시키는 독소들이 추가로 들어오지 않게 하는 것이기 때문이다.

흡연

당장 금연을 해야 한다. 담배 속에는 니코틴과 타르를 포함하여 암을 일으키는 각종 독성물질들이 많이 들어 있다. 그래서 당연히 암 치유를 위해서는 공적 1호라고 생각해야 한다. 특히 암환자가 담배를 피우는 것은 자살 행위와 같다. 더 이상 의문을 갖지 말고 당장 담배를 끊도록 해야 한다.

가공 식품

　암 환자는 인간이 만든 각종 가공식품들을 먹지 말아야 한다. 현대 서구식 식사를 하게 되면 각종 가공식품들로 만들어진 식사를 하게 될 수밖에 없다. 이런 식사나 식품 속에는 방부제, 농약, 그리고 각종 식품 첨가물(향미료, 색소, 감미료, 트랜스지방 등)들이 들어있다. 이들은 원래 우리 인간이 먹도록 설계 되어 있지 않은 그런 물질들이다. 그래서 이들이 들어있는 음식을 섭취하게 되면 우리 몸은 손상을 입을 수 밖에 없다. 또한 이런 손상을 방지하기 위해 우리 몸은 이런 음식들을 해독하는데 많은 영양소와 에너지를 쓸데 없이 낭비하게 된다. 실제로도 이런 물질들은 우리 몸에 아무런 영양적 가치를 주지 않고 도리어 각종 세포의 기능에 지장을 주고 돌연변이 같은 부작용만 일으키는 것으로 알려져 있다. 따라서 암 환자들은 당장 가공 식품을 멀리하고 이를 자연적인 천연 식품으로 대체하는 조치를 취해야만 한다. (참고:제5장 양생 암 치유 식단)

　한 연구에서 가공식품을 많이 함유한 현대 표준 식사를 한 그룹에게 유기농 식사로 전환시킨 뒤 몇 주 뒤에 소변 검사를 하였더니 방부제, 살충제, 제초제, 기타 여러 화학물질들이 소변에서 사라졌다고 밝히고 있다. 이만큼 유기농 식사를 하는 것이 사소한 것 같아도 매우 중요하다는 점을 이 연구를 통해 알 수가 있다. 또한 이 연구는 우리가 단지 가공 식품을 먹지 않는다고 해도 일반 농산물을 먹으면 그만큼 몸 속에 농약, 살충제, 항진균제, 제초제, 항생제 등과 같은 여러 화학물질들이 범람할 수 있음을 말해주고 있다. 그러므로 암 환자들은 가공 식품을 피하는 정도가 아니라 일반 농산물도 가능한 피하고 대신에 유기농 농산물을 먹으려고 노력해야 한다.

 만약 유기농 식품을 구할 수 없다면 일반 농산물을 잘 세척해서 먹으면 된다. 그 이유는 가공식품을 먹는 것보다는 그래도 일반 농산물을 먹는 것이 혜택이 더 많고 그 혜택이 단점(위험)보다는 훨씬 크기 때문이다. 그러나 몸 속에 독소 부담을 줄여주어야 한다는 관점에서는 가능한 유기농 식품을 골라서 먹는 것이 바람직하다. 왜냐하면 독소를 해독시켜야 하는 간의 부담을 덜어줄수록 간은 몸 속의 나머지 쓰레기들을 청소할 수 있는 여력을 더 많이 확보할 수 있기 때문이다.

농약

 오늘날 우리가 먹는 음식 속에는 많은 양의 농약 잔류물들이 들어 있다. 농약은 원래 벌레와 잡초들을 없애기 위한 화학물질이다. 이들이 음식을 통해 매일 우리 몸 속으로 들어오면 호르몬 기능을 교란시키고 염증을 유발시켜 세포에 산화 스트레스를 가중시킬 수 있고 심지어는 직접적으로 DNA에 손상까지 입힐 수 있다. 특히 어린 아이들과 태아를 임신한 여성들은 이런 농약에 취약하여 이들에게서 암 발생을 증가시키는 요인으로 지목되고 있다. 한편, 대부분의 농약은 지용성 독소이기 때문에 성인에서는 지방 조직 속에 저장되면서 비만과 호르몬 장애 등을 유발시키는 요인으로 작용하고도 있다.

 이런 이유로 인해 앞서 가공식품을 가능한 유기농 식품으로 대체하여 먹어야 한다고 강조한 것이다. 그런데 오늘날 우리가 살고 있는 현실이 이런 식사를 하지 못하도록 방해하고 있다. 그래서 어쩔 수 없이 가공식품과 농약을 사용한 일반 농산물들을 먹는 일이 자주 벌어지고 있다. 이럴 경우에는 정기적인 **"몸속 대청소"**를 통해 매일 우리 몸 속으로 들어온 농약 성분들을 제거시켜 주어야만 한다. 특히 암 환자의 경우에는 이런 조치가 반드시 필요하다.

경제적으로 넉넉하지 못해 유기농 식품을 사먹지 못하는 경우에는 식재료를 잘 세척하여 먹는 습관을 들이도록 해야 한다. 농약을 제거하기 위한 방법으로는 식재료를 조리하기 전에 식초나 베이킹소다를 섞은 물에 충분히 담가 두었다가 흐르는 물에 씻는 방법과 오존 세척기, 초음파 세척기 등과 같이 농약을 제거하기 위한 식재료 세척기를 사용하는 방법 등이 있다.

중금속

수은, 납, 카드뮴, 알루미늄 같은 중금속들은 원래 몸 속에 존재하면 안 되는 것들이다. 이들은 몸 속에 들어오면 세포에 각종 염증과 암을 일으키는 작용을 하게 된다. 문제는 이런 중금속들이 현대인의 생활환경 곳곳에 침투해 있고 우리가 일상적으로 사용하는 각종 개인용 위생용품, 먹거리, 생활용품 등에까지 은밀히 들어와 있다는 사실이다. 그래서 이들로 인해 우리 몸 속에는 염증과 암 발생의 가능성이 그 어느 때 보다도 높아져 있는 상태라고 할 수 있다.

암을 일으키는 중금속으로 가장 대표적인 것은 수은과 알루미늄이다. 그리고 수은 노출의 가장 큰 원인은 백신이다. 그러므로 암 환자는 불필요한 독감 백신 등을 맞을 필요가 없다. 또한 참치와 같은 큰 생선을 먹는 것도 위험하다. 바다가 너무 오염되어 있어 큰 생선 속에는 수은이 많이 농축되어 들어 있기 때문이다. 알루미늄은 음료 캔을 통해서 들어 간다고 알고 있지만 사실은 가장 큰 공급원이 치즈다. 치즈를 부드럽게 만들어 주기 위해 그 제조 공정에서 sodium aluminum phosphate 라 는 첨가제를 사용하는데 이것이 몸 속에 알루미늄 농도를 높이는 가장 큰 숨은 원인으로 알려져 있다. 이 밖에 다른 육류나 유제품의 가공식품 속에도 알루미늄 염이 첨가제로 들어가는 경우가 많이 있다. 이런 이유 때문에도 암 환자는 앞서 말한 대로 가공식품을 절대 먹어서는 안 된다 고 주장하게 되는 근거 중 하나를 이해할 수 있을 것이다.

중금속을 제거하기 위한 **"몸속 대청소"**는 전문가의 도움을 받는 것이 좋다. 왜냐하면 이것을 제거하는 것이 쉽지가 않고 킬레이팅 제제를 사 용해야 하기 때문에 의사의 처방이 필요하다. 게다가 중금속을 제거하 는 과정에서 자칫 중금속이 몸 밖으로 빠져나가지 못하고 뇌, 간 등과 같이 몸 속의 다른 곳으로 이동하여 다른 문제를 야기시킬 가능성도 있 기 때문에 반드시 전문 의사의 지도를 받아가면서 중금속을 제거하는 것이 안전하다.

플라스틱

플라스틱은 현대 사회에서 환경을 오염시키는 가장 큰 오염원이다. 부엌의 각종 주방용품 및 마시는 물병, 음식을 포장하는 랩 등 플라스 틱 없이는 현대인의 식생활을 편리하게 유지할 수가 없을 정도다. 게다 가 우리의 주거 생활을 살펴보아도 곳곳에 플라스틱이 없는 곳이 없다. 심지어 의류와 침구류에도 플라스틱이 사용되고 있다. 그래서 이런 제 품들로부터 떨어져 나오는 미세 플라스틱 입자들이 입을 통해서는 물론 호흡기를 통해서도 우리 몸 속으로 계속 들어오고 있는 실정이다.

미세 플라스틱은 세포 속으로 들어가면 세포의 노폐물을 처리하는 작은 기관인 페록시좀(peroxisome)의 기능을 저하 또는 손상시킨다. 그 결과 세포 속에 더 많은 독소와 노폐물들이 쌓이게 됨으로써 세포의 기능 자체가 저하되는 악순환의 늪에 빠지게 된다.

또한 플라스틱은 몸 속에서 환경호르몬으로 작용한다. 그래서 천연 에스트로젠을 모방하는 역할을 하여 몸 속 호르몬 레벨을 교란시킨다. 그 결과 유방암, 자궁내막암, 전립선암 등과 같은 암 발생에 큰 영향을 미치고 있다.

다행히 이런 호르몬은 원적외선 사우나를 이용한 **"몸속 대청소"**를 시행하면 많은 부분을 제거해 낼 수 있다.

개인용 청결제품(바디케어 제품들)

피부는 여러분이 바르는 것을 흡수한다. 로션, 보습제, 화장품, 오일 등의 화학물질들이 피부를 통해 흡수된다. 이렇게 흡수된 화학물질들은 혈류를 타고 전신을 순환하며 어디로든 갈 수 있다. 그런데도 이런 제품을 만들어 내는 업체들은 이에 대한 관련 규정이 느슨하다는 이유로 규제를 피해 각종 유해 화학물질들을 사용하여 제품들을 만들어 내고 있다. 또한 이들은 그런 물질들을 제품성분표에 명확하게 표시하지 않고 있다. 대표적인 예로 여성용 마스카라 속에는 수은이 들어 있고 립스틱에는 납이 들어있다. 또한 탈쿰 파우더도 사용하지 말아야 한다. 그 이유는 이것이 난소암 발생과 관련이 있다고 알려져 있기 때문이다. 그래서 여성용 생리대를 가능한 유기농 탬폰이나 패드 또는 생리컵(diva cup)

으로 바꾸어야 한다. 최근 한 연구에서 시중에서 팔리는 탬폰의 85%에서 독성 제초제 성분인 글리포세이트(glyphosate) 성분이 들어 있다는 조사 결과를 발표하였다.

이처럼 피부 청결제 및 화장품 속에는 수많은 잠재적 독성 성분들이 들어있다. 따라서 이들로부터 안전하게 몸을 보호하기 위해서는 천연 유기농 제품을 사용해야 한다. 유명 브랜드 제품은 안전한 비독성 성분들을 사용할 기능성이 낮기 때문에 가능한 이를 멀리하는 것이 좋다.

가정용 세제

집안을 청소할 때 사용하는 각종 세제 속에도 독한 화학물질들이 들어 있다. 화장실 청소 약품, 세탁 비누, 세탁 표백제, 식기 세척제, 손 세정제 등에 모두 이런 물질들이 들어 있다. 그러므로 이런 제품들의 사용을 가급적 중단해야 한다. 얼마 전 가습기 살균제 사건이 일어났지만 그것은 암이 아니라 급성 호흡 부전증을 일으킨 사건이었다. 그러나 이런 것들이 적은 용량으로 만성화 되면 암도 충분히 유발시킬 수 있다. 따라서 이런 독성화학물질들은 가능한 집안에서 제거하는 조치를 취해야 한다. 대신에 이들을 천연 비독성 생분해가 되는 제품, 그리고 유기농 제품으로 바꾸는 노력을 해야 한다.

잘 찾아보면 천연 비독성 집안 청소 및 세정 제품들이 시중에 많이 나와 있다. 집안에 독성 화학물질들을 쌓아놓고 그 공간에서 잠을 자게 되면 누구나 그런 화학물질의 침입으로부터 자유로울 수 없기 때문에 언젠가는 자신도 모르게 건강을 잃게 될 날이 올 수 있다. 그러므로 이런 제품들을 집안에 쌓아두지 말고 모두 제거해 버리는 것이 좋다.

또한 집안에서 양초나 향을 피우는 일도 금지해야 한다. 이들은 대부분 독성 화학물질을 지닌 증기와 연기를 내뿜는다. 그러므로 이런 제품을 사용하는 것보다 차라리 에센스 오일을 사용하는 것이 훨씬 안전하다.

먹는 물의 오염

수돗물을 먹게 되면 비료의 부산물로 생겨나는 플루오로살리시릭산(fliorosalicylic acid)을 먹을 기회가 증가하게 된다. 또한 시에서 수돗물 속의 유해한 세균들을 죽이고 수돗물을 깨끗하게 만들기 위해 염소 표백제인 차아염소산 나트륨(sodium hypochlorite)를 사용하는데 그 잔류물이 수돗물 속에 남아 있게 된다. 그래서 수돗물을 마시게 되면 이 염소 소독약의 일부를 마시게 되는 문제점도 발생하게 된다.

따라서 암 환자는 수돗물이나 지하수 물을 그대로 마시는 것은 매우 위험하다. 반드시 필터를 사용하여 여러 번 정수한 후에 물을 마셔야 한다. 특히 물은 매일 마셔야 하는 음료이기 때문에 물을 통한 독소의 유입을 차단하는 것은 매우 중요한 일에 해당된다.

이 밖에 우리가 마시는 수돗물 속에는 지역에 따라 비소, 카드뮴, 납, 6가 크롬, 우라늄 등과 같이 암을 일으키는 물질들로 오염되어 있을 가능성이 얼마든지 있다. 따라서 우리는 마시는 물을 깨끗하게 정수해서 먹어야 한다. 지하수도 마찬가지다.

물을 정수하는 방법에는 여러 가지가 있다. 하나는 증류수 모음 장치다. 또 하나는 역삼투압 방식의 정수 장치다. 이것은 가격이 비싸고 정기적으로 필터를 교환해 주어야 한다. 세 번째는 수도꼭지에 정수 필터를 달아 사용하는 방식이다. 나는 암 환자들에게 가능한 물을 여러 번 걸러서 먹으라고 권하고 있다. 왜냐하면 한번 거르는 것보다 여러 번 거르는 것이 더 안전하기 때문이다. 그리고 맨 마지막에는 충분한 알칼리성 미네랄을 첨가하여 먹으면 물만으로도 충분히 건강을 챙길 수 있다고 생각한다.

처방 약물

의학적 필요성에 의해 의사의 처방에 따라 처방 약물을 먹는 것은 정당하다고 볼 수 있다. 그러나 이를 불필요하게 많이 섭취하면 그로 인해 몸 속의 생화학적 기전들이 방해를 받을 수 있다. 그래서 위장관의 방어벽이 약해지고 장내세균총의 역할이 변해 면역력이 저하되는 부메랑 효과를 맞는 일도 생기게 된다. 또한 몸의 해독 기능을 주관하는 간과 신장 기능이 약화되어 도리어 몸에 독소가 쌓이는 원인이 되기도 한다. 그러므로 쓸데없는 약은 먹지 말아야 한다. 어차피 만성질환은 약으로 해결되는 상황이 아니다. 그런데도 불구하고 많은 의사들과 환자들이 약에 목을 매고 있다. 그 이유는 약이 빠르게 증상만 없애주기 때문이다. 그래서 마치 약이 병을 치료해 주는 작용을 하는 것으로 착각하고 있는 것이다. 이런 이유로 무조건 약을 찾는 사람들이 많다. 그러나 1달이상 약을 먹어서 낫지 않는 경우에는 과감하게 약을 버려야 한다.

"몸속 대청소"는 우선 환자들로부터 불필요한 약을 끊는 일부터 시작하게 만든다. 그리고 이미 몸 속에 들어가 있는 약물들을 분해하고 이를 배출시키기 위해 간과 신장 기능을 지원하는 일을 적극적으로 권장한다. 그래서 암 환자들로 하여금 쓸데없는 약물에 대한 심리적 기대감을 버리고 **"몸 속 환경"** 개선을 통한 건강 회복에 깊은 신뢰감을 가질 수 있도록 도와주는 역할을 한다.

구강 속 독소 및 치과치료 과정에서 얻게 되는 독소들

치과가 의과 진료와 독립되어 있기 때문에 구강 상태가 몸의 다른 전신 상태와 관련이 없는 것처럼 알고 있는 사람들이 많이 있다. 그러나 이는 아주 잘못된 생각이다. 구강도 전신의 일부이고 전신 건강과 밀접한 관련을 맺고 있기 때문에 이를 따로 떼어 생각하는 것은 큰 오판을 불러올 수 있다.

암 환자들을 보면 대부분 구강 건강 상태가 좋지 않다. 그만큼 구강 건강이 **"몸 속 환경"**의 악화에 크게 기여하고 있는데도 이를 깨닫지 못함으로써 큰 불행을 맞이했다고 생각해 볼 수 있다. 그러므로 암 환자들은 **"몸속 대청소"**를 하면서 구강 환경까지도 깨끗하게 개선시키는 조치를 취해주어야 한다. 특히 구강 속에는 세균들이 숨어 지낼 수 있는 공간들이 많이 있다. 따라서 이런 공간 속에 숨은 염증 원인들을 모두 제거시켜 주는 것이 필요하다. 또한 입안에 치아 기능을 보강하기 위해 사용하는 각종 치과용 재료들이 몸에 도리어 독소를 제공하는 경우도 있을 수 있다는 사실을 염두에 두고 있어야 한다. 대표적인 것이 수은을 함유한 아말감을 사용하여 치아 일부를 충전하는 것이다. 그러므로 이런 치과용 재료들이 몸 속에 추가적으로 독소 유입의 원인으로 작용하지 않도록 예방 조치를 취해 주는 것이 필요하다.

이런 이유로 나는 암환자들에게 **"몸속 대청소"**를 하는 기간 동안에 반드시 치과 치료를 함께 받아서 구강 속의 암 발생 원인을 모두 제거하라고 권하고 있다.

전자기장 공해

　오늘날 우리는 화학물질의 공해와 더불어 전자기장 공해 속에 살고 있다. 이것은 공기 중에 보이지 않는 파동의 형태로 떠돌아 다니면서 우리 몸에 영향을 주고 있기 때문에 마치 공해(미세먼지) 스모그와 같아서 **'전자기장(EMF) 스모그'**라고도 표현한다. 현대 도시가 전기의 힘에 의해 돌아가고 있기 때문에 발전소에서 전기를 생산하여 각 가정과 사무실에 배달되는 과정에서 각종 전자기파가 발생하고 있다. 그래서 현대 도시의 건물 속에서 생활하는 것은 그 자체가 전자기장의 그물 속에 갇혀서 생활하는 것과 같다고 생각하면 된다. 이 밖에 최근에 핸드폰의 보급으로 무선 통신망이 깔리면서 야외에서도 우리를 옥죄는 전자기파의 그물망이 점점 더 촘촘하게 짜여지고 있는 실정이다.

　세포가 전자기파에 노출되면 진동을 하여 더 빨리 분열하고 그 와중에 돌연변이를 일으킬 가능성이 더 높아진다. 그래서 전문가들은 전자기파가 미래 인류의 건강을 위협하는 가장 큰 요인이 될 것이라는 전망을 내놓고 있다. 그렇다고 지금 당장 문명의 이기인 핸드폰과 컴퓨터, 각종 전자기기 등을 사용하지 말라는 뜻은 아니다. 당신이 암 환자라고 하면 적어도 이런 전자기장의 위험성을 알고 이것을 피하는 데에도 많은 노력을 해야 한다는 뜻이다. 가령 핸드폰 같은 경우 사용하지 않을 경우에는 몸에서 멀리 떨어뜨려 놓거나 또는 비행기 모드로 설정하여 통신을 차단하는 등의 간단한 조치를 취하는 습관부터 들이는 것이 좋다. 또한 전화를 할 때 스피커폰 기능을 사용하여 말하는 것도 도움이 된다. 노트북 컴퓨터를 사용할 때에도 무선 와이파이를 사용하는 것보다는 전력선을 사용하여 벽에서 전기를 끌어다 사용하는 것이 좋다. 그리고 밤에 잠을 잘 때에도 가능한 침실의 모든 전기 기구들을 끄고 전기 담요의 전원도 차단하는 것이 좋다.

또한 전자기장의 유해성으로부터 몸을 보호하기 위해서는 짬을 내서 야외로 나가 맨발로 땅을 밟는 일을 해야 한다. 이를 **맨발로 땅 밟기**(grounding)라고 한다. 이 밖에 전기선을 통해 몸에 가해지는 전자기장을 빼주는 그라운딩 매트나 시트를 구입하여 그 위에 발이나 몸을 올려놓고 지내는 방법도 사용해 볼 수 있다. 다른 방법으로는 집안에서 전자기장의 효과를 차단시켜 주는 필터를 구입하여 사용하는 방법도 있다.

이온화및 핵 방사선

이온화 방사선은 신체 검사를 위해 흉부 X선 촬영, CT 스캔, PET 스캔 등을 찍을 때 나온다. 또한 후쿠시마 원전 사고 때처럼 핵발전소의 사고 과정에서도 핵 방사선이 나오게 된다. 이런 방사선이 인체 세포 속으로 들어가면 DNA에 직접적인 손상을 줄 뿐 아니라 세포 분열 시 돌연변이가 일어나게 만드는 효과를 일으킨다. 따라서 불필요한 방사선 촬영 검사를 받지 않도록 주의해야 한다. 그리고 방사선에 노출된 경우에는 지오라이트, 요오드, 스피루리나 같이 독성 방사선 입자와 결합하여 이를 몸 밖으로 배출시킬 수 있는 물질들을 해독보충제로 섭취하는 것이 필요하다.

병든 집 증후군(Sick Building Syndrome)

이것은 집안에 곰팡이가 있거나 바닥에서 라돈 같은 방사선 가스가 나오거나 벽이 납을 함유한 페인트로 칠해져 있거나 카페트나 내장재에서 포름알데하이드 같은 독성 물질들이 나오는 상황을 일컫는 말이다. 특히 수재로 집이 물에 잠긴 적이 있거나 새로운 자재로 리모델링을 한 지 얼마 안 되는 경우에 이와 같은 일이 주로 발생하게 된다. 암 환자가 이런 집에서 살게 되면 매일 많은 독소에 노출되기 때문에 암을 이겨내기 힘들어진다. 그러므로 이사를 가거나 아니면 집을 새롭게 친환경적으로 수리해야 한다.

감염

우리는 세균, 바이러스, 곰팡이, 기생충 등과 같은 미생물과 함께 자연 속에서 공존하며 살고 있다. 그래서 항상 먹는 음식, 마실 물, 들이마시는 공기 등을 통해 이들과 접촉하며 살고 있는 셈이다. 이런 이유로 미생물의 감염은 항상 개체의 건강을 위협하는 가장 큰 요인 역할을 한다. 미생물은 그 자체로 감염증을 일으키기도 하지만 암과 같은 다른 여러 질병을 발생시키는데 있어서 터전을 만들어 주거나 또는 직접적으로 암을 일으키는데 관여하기도 한다.

특히 바이러스 감염은 암을 직접적으로 유발시키는 것과 관련되어 있다. 헤르페스 바이러스의 일종인 E-B 바이러스(Ebstein-Barr virus)는 백혈병 환자들에서 많이 발견되고, 인간 유두종 바이러스(HPV)는 자궁 경부암, 인후두암 등을 일으키며, 간염 바이러스는 간암을 일으키는 것으로 잘 알려져 있다. 세균이나 진균 감염은 면역시스템과 장내세균총의 상태를 변화시켜 간접적으로 암이 발생할 수 있는 조건을 만들어준다. 기생충 감염도 마찬가지다. 그러므로 **"몸속 대청소"**를 실시하여 이런 미생물들의 숨은 온상을 제거하는 것이 암 발생을 사전에 방지하는 가장 현명한 방법에 해당된다.

또한 이미 암에 걸린 사람의 경우 몸 속에 감염원을 제공하는 공급처가 존재한다면 이것이 궁극적으로 암과의 싸움에서 승리를 방해하는 요인으로 작용하기 때문에 이것들을 먼저 제거해야만 한다. 이것도 역시 **"몸속 대청소"**를 통해 말끔하게 제거할 수 있기 때문에 암 환자의 **"몸속 대청소"**는 이래저래 반드시 필요하고 그 무엇보다도 먼저 시행되어야 할 조치임을 분명하게 깨달아야 한다.

기타 환경 독소

이 밖에도 우리가 살고 있는 환경 속에는 암을 일으키는데 기여하는 많은 독소들이 존재한다. 이들을 다 열거하는 것은 이 책의 범위를 벗어난다. 따라서 이 점을 여러분도 충분히 이해하고 항상 정기적인 **"몸속 대청소"**를 통해 각종 독소들을 제거하는 길만이 자신을 보호할 수 있는 유일한 길임을 깨달아야 한다.

"몸속 대청소" 방법들

"몸속 대청소"를 시행하는 방법에는 크게 두 가지 분야가 있다. 하나는 몸 속으로 더 이상의 독소가 들어오지 못하게 차단하고 몸 속에서 노폐물과 독소를 분해하는데 도움이 되는 영양 성분만을 공급해 주는 분야이고 다른 하나는 이런 노폐물과 독소를 분해하고 배출시키는 장기나 조직들을 활성화시키고 이들을 활짝 열어주는 분야다. 전자는 주로 저칼로리 미량 영양소 및 효소, 항산화제 공급에 초점을 두는 식사법을 실천하는 것으로 해결이 가능하다. 따라서 이것은 다음 제5장에 나오는 **"양생 암치유 식단"**의 범위를 좀더 엄격하게 적용하여 실천하면 해결될 수 있는 방법이라고 이해하고 있으면 된다. 그래서 여기서는 더 이상 언급하지 않고 다음 제5장을 참고해 주길 바란다.

따라서 여기서는 두 번째 분야인 배설기능을 담당하는 장기나 조직의 기능을 극대화 시켜주는 방법에 대해 알아보기로 한다. 우리 몸에는 배설 기능을 담당하는 통로가 모두 7개 있다. 대장, 신장, 피부, 림프시스템, 폐, 간 그리고 혈관시스템이 그것이다. **"몸속 대청소"**를 원활하게 하기 위해서는 이상의 7가지 통로를 모두 활짝 열어 놓고 이들의 기능을 최고로 증진시켜 놓아야 한다.

우선 대장의 기능을 도와주어야 한다. 대장은 몸 속 쓰레기의 대부분이 모여서 배출되는 곳이다. 따라서 적어도 하루에 한 차례 이상 변을 보아야 한다. 이를 위해 충분한 수분과 섬유질 그리고 건강한 지방 섭취가 필요하다. 동시에 배변 활동을 지원하기 위한 보다 적극적인 방법들을 사용해야 한다. 나는 암 환자들에게 커피 관장이나 병원에 와서 실시하는 장세척을 적극 권하고 있다. 또한 필요하면 배변 활동을 지원하는 보충제나 허브 섭취도 권하고 있다. 한편 위장관의 초입 부분인 구강 위생을 철저하게 하기 위해 코코넛유나 올리브유를 가지고 오일 풀링을 하는 것도 권하고 있다.

간은 우리 몸 속으로 들어온 각종 화학 독소들과 대사 쓰레기들을 청소하여 이를 내보내는 역할을 하는 주요 해독 장기다. 그것이 먹은 음식을 통해서 들어왔건 들이마시는 공기를 통해서 들어 왔건 또는 피부에 바르거나 접촉을 통해서 들어 왔건 간에 이들이 혈류를 타고 간으로 모이게 되면 간은 이들을 해독하여 몸 밖으로 내보내는 역할을 한다. 지용성 독소들은 간을 통해 담즙으로 배출되고 수용성 독소들은 신장을 통해 소변으로 빠져나가게 된다. 그러므로 간과 신장은 서로 협업 관계에 있는 셈이고 이들의 목적은 궁극적으로 혈액과 체액을 깨끗하게 만드는 데 있다. 마치 자동차에서 필터가 찌꺼기를 걸러내는 것과 같은 이치라고 이해하면 된다. 만약 오일 필터가 망가져서 자동차 오일 속의 불순물을 걸러내 주지 못하면 그것이 엔진 속으로 들어가 자동차 엔진을 손상시킬 것이다. 간과 신장도 이와 같은 일을 한다. 간과 신장은 혈액과 림프액을 계속해서 여과시키면서 그 안의 불순물들을 걸러내는 작업을 한다. 만약 이들이 이런 과정을 통해 몸 속의 노폐물과 독소들을 걸러내지 못한다면 몸 안에는 독소와 쓰레기 노폐물들이 쌓여서 각종 세포들의 기능이 제대로 돌아가지 못하게 될 것이다. 그래서 여기서 우리가 꼭 기억해야 할 점은 국소적 병소나 염증이 발생하기 전에 전신의 환경을 바로 잡는 것이 매우 중요하다는 시각을 갖는 것이다. 국소적 병변은 항상 전신적 환경 악화의 결과라고 보아야 한다. 전신 환경이 나빠지면 그 사람에서 가장 약한 부위에 국소적 병변이 발생하게 된다. 그러므로 처음부터 국소적 환경만 해결하려고 하는 생각은 이제 구시대적이고 매우 근시안적 생각이라는 사실을 깨달을 필요가 있다. 반드시 국소적 문제도 전신 환경과 함께 해결하려는 생각을 가져야만 성공할 수 있다.

   간의 해독과정은 두 단계로 구성된다. 첫째 단계는 쓰레기를 모으는 단계이고, 둘째 단계는 이렇게 일차로 처리한 쓰레기를 좀더 잘 처리하여 배출시키는 단계다. 간은 처리한 독성 쓰레기 노폐물을 담즙을 통해 대장 속으로 배출하고 대장은 이를 모아서 대변을 통해 몸 밖으로 배출시킨다. 그러므로 규칙적인 배변이 중요하다. 변을 많이 볼수록 몸은 청소가 더 잘된다고 볼 수 있다. 일반적으로 하루에 2-3회 변을 보는 것이 좋다. 그러나 이렇게 하기 위해서는 많은 양의 섬유질을 섭취해야 한다. 그래야만 장이 빠르게 움직일 수 있기 때문이다.

나는 간의 청소 능력을 도와주기 위해 커피 관장도 권하고 있지만 3일간의 간세정 방법을 주로 권하고 있다. 또한 간이 위치한 우측 상복부에 캐스터 오일(castor oil)를 바르고 뜨거운 핫팩으로 데워주는 '캐스터 오일 팩'이란 방법도 실시하고 있다.

신장 기능 역시 중요하다. 신장은 수용성 독소들을 배출시키는 역할을 하기 때문에 몸에 충분한 수분과 전해질을 공급해 주는 것이 필요하다. 피부와 폐의 배설 기능을 증진시키기 위해서는 땀이 나올 정도로 적당한 운동을 하라고 권하고 있다. 운동은 림프 순환에도 도움이 되기 때문에 암 환자라고 움츠려 있지 말고 적당량의 운동을 꾸준히 하는 것이 훨씬 유리하다. 만약 이런 운동을 할 수 없을 정도로 쇠약해진 사람은 온열 또는 사우나 치료를 통해 피부와 폐의 배설 기능을 도와 주는 것이 필요하다. 특히 원적외선 사우나는 피부 깊은 곳의 독소들까지 제거해주는 능력을 가지고 있다. 그래서 농약, 플라스틱 물질, PCBs, 중금속, 처방약물들을 제거하고 동시에 체온을 올려 혈액 순환을 증진시키주며 면역 기능을 향상시켜 주는 데도 많은 도움을 준다. 사우나와 더불어 족욕, 반신욕 또는 전신 목욕을 하는 것도 권장하고 있다. 폐는 24시간 숨을 쉬면서 독소 분해를 통해 만들어진 이산화탄소를 배출하는 역할을 맡고 있다.

"몸속 대청소"를 하는데 있어서 또한 중요한 시스템은 우리 몸의 림프 순환계이다. 림프는 세포와 세포 사이의 세포 간질액을 포함한 체액을 청소하는 역할을 한다. 그러므로 **"몸속 대청소"** 작업에 있어서 절대 소홀히 할 수 없는 매우 귀중한 역할을 한다. 즉, 혈액이 닿지 않는 곳의 쓰레기들을 모아서 혈관 속으로 운반시켜 주는 작업을 하는 것이다. 그래서 림프 순환계를 **"몸속 대청소"**를 위한 전용도로라고 생각하고 이를 적극적으로 활성화시켜 주어야 한다.

림프계는 세포와 세포 사이의 각종 독소들과 쓰레기들을 쓸어 담아 이를 분해할 수 있는 간과 신장으로 가져다 주거나 또는 피부나 폐로 운반시켜 몸 밖으로 나가게 도와주는 역할을 담당한다. 림프 속에는 각종 화학 독소 이외에 암이나 세균들도 들어있고 또한 이들을 처리하는 면역세포들이 함께 존재하고 있다. 면역세포들은 특히 전신에 흩어져 있는 600여개가 넘는 림프절 속에 많이 몰려 있다. 그래서 암세포나 세균들은 림프절에서 면역세포들(예: 림프구, 대식세포 등)에 의해 무력화 되는 절차를 거치게 된다.

문제는 림프 순환계에 심장과 같은 펌프 동력이 없기 때문에 림프 순환이 혈액 순환만큼이나 원활하게 일어나지 못하고 정체되는 일이 잦다는 점이다. 그렇게 되면 암이나 세균 감염증을 극복하는데 많은 지장이 생기게 된다. 그래서 몸 속에서 암세포와 세균들이 자라게 되는 불리한 상황이 전개될 수 있다. 따라서 림프 순환이 잘 일어나도록 만드는 것은 건강 관리에 있어 매우 중요한 부분을 차지하게 된다. 특히 40대이후에는 림프 순환을 잘 유지시키는 생활습관을 갖는 것이 꼭 필요하다.

림프 순환에 있어서의 주된 정체 포인트는 대부분 림프절이라 할 수 있다. 그래서 몸 안에서 암세포가 발생하거나 세균 같은 미생물이 침입하면 림프절이 붓게 된다. 평소 정기적인 **"몸속 대청소"**를 통해 림프 순환이 잘 되게 유지하는 경우에는 림프절이 부어 오르는 것을 거의 경험하지 못하게 된다. 반면 이를 게을리하고 무시하는 생활 패턴을 유지해 온 사람은 림프절이 부어 오르는 경험을 자주 하게 되고 심지어 림프절이 붓는 것도 못 느끼고 살다가 나중에 암을 발견하는 안타까운 경우도 흔히 발생하고 있다.

림프 순환을 개선하기 위해서는 다음과 같은 방법들이 권장되고 있다.
- 운동, 제자리 뛰기, 몸 흔들기
- 림프 마사지, 카이로프락틱
- 건조한 솔, 수건 등으로 피부 문지르기
- 심호흡법
- 마이크로 커런트 전류 치료 등

우리 몸의 주요 림프절은 겨드랑이, 목, 사타구니 등에 모여 있다. 물론 위장관 주변에도 많이 있지만 이것은 먹는 음식을 정갈하게 조정하고 그 양을 줄이며 장내세균들을 잘 관리해야만 다스릴 수 있는 부분에 해당된다.

마지막으로 **"몸속 대청소"**를 통해 혈액을 맑게 청소하고 혈액 순환을 증진시키는 방법으로는 킬레이션 요법, 고압산소 혈액정화요법 등이 있다. 킬레이션 요법은 납과 같은 중금속을 제거하는 방법으로 EDTA 같은 물질을 가장 많이 사용하고 있다. 이 밖에 클로렐라, 지오라이트 등의 물질들도 독소를 제거하고 혈액을 맑게 하는 목적으로 사용할 수 있다. 고압산소 혈액정화요법은 고압으로 오존 가스를 사용하여 혈액 속의 각종 노폐물들을 산화시켜 버리는 방법으로 암세포가 산소가 풍부한 환경에 취약하다는 점을 고려하면 매우 효과적인 대안적 암 치료 방법이라 할 수 있다.

이상에서 살펴본 **"몸속 대청소"**는 몸 전체를 하나의 독립된 환경으로 보고 이를 깨끗하게 청소하는 작업을 말하는 전신 치료적 개념의 용어임을 알 수 있다. 몸을 구역별로 나눠서 어느 한 구역만을 집중해서 바라보는 그런 좁은 시야의 증상별 치료 방법이 절대 아닌 것이다. 머리 끝부터 발끝까지 몸 전체를 하나로 보고 치료하는 전인적 개념의 치료 방법이다. 이제 앞으로의 신의학은 몸을 구분하고 쪼개서 나눠보는 구시대적 발상을 접고 전체를 하나로 연결해서 보는 새로운 통합 의학으로 거듭 나야 한다. **"양생 암 치유 및 예방 프로그램"** 역시 이런 관점에서 만들어진 신의학 치료 프로그램이라는 점을 여러분이 분명하게 이해하여 주길 바란다.

"몸속 대청소 효과" 및 반응 그리고
그것을 빨리 보는 방법

"몸속 대청소"를 시행하면 다음과 같은 효과를 기대할 수 있다.
- 몸 속의 염증과 암 발생에 유리한 조건을 없애준다.
- 면역시스템의 기능을 최적화시켜 준다.
- 새로운 줄기세포의 발현을 도와준다.

이런 **"몸속 대청소"**의 효과를 빨리 보고 그것을 극대화 시키기 위해서는 **간헐적 단식**을 하는 것이 좋다. 단식을 하는 방법에는 여러 가지가 있다. 제일 간단한 것이 물만 먹는 물 단식이다. 이것은 몸을 청소하는 데 아주 효과적인 방법이다. 단식을 하면 면역시스템이 크게 힘을 받는다. 몇 년 전에 나온 한 연구에서는 3일간 물 단식을 하면 오래되고 손상된 면역세포들이 죽어서 떨어져 나가고 단식 후에 다시 식사를 하면 몸에서 새로운 면역세포들이 생산되어 새롭게 보충된다는 사실을 입증해 주었다. 그러므로 단식은 기본적으로 몸의 면역시스템을 새롭게 재충전시키고 다시 활력을 가져다 주는 효과를 지니고 있는 방법이란 사실을 알 수 있다. 심지어 암환자가 항암제 치료 전에 하루 동안 물 단식을 하면 암세포들이 약화되기 때문에 항암제 효과가 더 크게 증가한다는 보고들도 많이 나와 있다.

물 단식은 매우 효과적이라서 암환자는 물론 일반인들에게도 권하고 싶다. 대부분의 사람들은 3일 동안 물 단식을 하는 것으로 별 이상 반응을 보이지 않는다. 그러나 혹시 몰라서 여기서 분명하게 언급하고 넘어갈 사항은 다음과 같은 나의 책임면제 조항이다. 만약 여러분이 몸 상태가 좋지 않고 특히 암과 같은 심각한 질병을 앓고 있는 경우에는 이와 같은 단식을 하기 전에 반드시 여러분의 담당 의사에게 알리고 시작하길 바란다. 그것은 여러분의 담당 의사가 여러분이 단식하는 것을 모르고 있으면 안되기 때문이다. 그리고 만약 담당 의사가 단식을 하지 마라고 한다면 여러분은 그 의사의 말을 듣고 따라야 한다. 그래도 만약 물 단식을 하고 싶다면 그 때에는 이를 전문적으로 이해하고 지도할 수 있는 의사를 찾아 그의 도움과 지시를 받으면서 하는 것이 안전하다.

단식은 몸에 소화 부담을 주지 않기 때문에 휴식을 주는 시간이라고 할 수 있다. 그래서 단식을 하는 기간 동안에 몸은 매일 일상의 작동 과정에서 탈피하여 세포를 수리하고 재생하는 모드로 바뀌게 된다. 몸이 계속해서 들어오는 음식을 처리하다 보면 쉴 틈이 없게 되어 그 동안 손상된 세포를 수리할 여유가 없었던 셈인데 이런 단식 기간을 통해 몸이 손상된 세포들을 수리하고 재생시킬 수 있는 시간을 가질 수 있게 된 것이다. 따라서 단식을 하는 동안에 몸이 내부 집안 청소를 하는 모드로 스위치를 바꾸게 되므로 몸은 그만큼 새롭게 다시 태어날 수 있는 기회를 얻게 된다.

단식 동안에는 필요한 에너지를 그 동안 저장해 두었던 지방을 분해시켜 사용하게 된다. 지방은 우리 몸의 또 다른 에너지원으로 주로 저장 목적을 지니고 있다. 우리 몸 속에는 두 가지 에너지원을 보조용으로 가지고 있는데 하나는 글리코겐이고 다른 하나가 지방이다. 글리코겐은 간과 근육에 저장되어 있다가 단식 기간에 추가 에너지가 필요할 때 포도당을 공급해 주는 역할을 한다. 그러나 이것마저 동이 나면 몸은 지방을 분해하여 에너지를 생산하기 시작한다. 보통 간에 저장된 글리코겐을 통해서 에너지를 생산할 수 있는 시간은 하루 24시간을 넘기지 못한다. 그래서 글리코겐을 다 소비하고 나면 그 다음 단계로 지방을 연소하기 시작한다. 만약 단식을 하는 첫날에 여러분이 활발한 신체 활동을 한 경우에는 포도당이 더 빨리 고갈되어 더 일찍 지방을 태우는 모드로 바뀌게 된다.

그런데 지방은 또 한가지 특징을 지니고 있다. 그것은 바로 독소를 저장하는 창고 역할을 하는 것이다. 그래서 단식을 시작할 때 물 단식이건 주스 단식이건 간에 몸에 있던 독성 지방조직이 분해되면서 혈류 속으로 방출되어 몸이 쑤시고 근육통, 관절통, 가려움증 등의 증상이 나타나게 된다. 그래서 목, 어깨, 등과 허리, 골반과 하지에 담이 결린 듯한 느껌이 몇 일간 계속 지속될 수 있다. 이것은 바로 "몸속 대청소"가 일어나기 때문에 나타나는 현상으로 이를 **해독 반응**, **명현 현상**, **치유 반응**, 또는 Herxheimer effect라고 부르기도 한다.

　이런 증상들은 꼭 단식이 아니어도 나타날 수 있다. 현재 먹고 있는 기존의 현대식 식사에서 생채식 또는 식물성 기반의 식사로 패턴을 바꾼 뒤에도 종종 나타난다. 왜 이런 일이 생기는가? 몇 가지 이유가 있다. 그것은 식품 중독과 해독 반응 때문이다. 우리가 단백질, 설탕, 지방, 소금 등이 많이 들어있는 음식을 매일 먹고 그것에 중독되어 있다가 갑자기 그런 가공된 동물성 식품과 지방, 설탕, 소금들이 많은 가공식품들을 식단에서 빼버리게 되면 신체적으로 금단 증상들이 나타나게 되는 것이다. 가령 카페인을 먹다가 끊어도 그렇고 아스파탐과 같은 중독성 첨가제를 먹다가 중단하여도 그런 현상이 나타날 수 있다. 심지어 다이어트 소다나 츄잉껌을 먹다가 중단한 경우에도 이런 금단 증상들을 경험할 수 있다.

　또한 이렇게 식단을 갑자기 바꾸게 되면 기분이 안 좋아 지는 것도 몸에서 해독 반응이 일어나기 때문에 그렇다. 보통은 몸에서 지방이 연소되기 시작하면서 그 속에 저장되어 있던 독소들이 혈류 속으로 들어가 전신을 돌기 때문에 몸이 이런 독소에 반응하고 또한 간이 이들을 걸러서 해독시키느라고 에너지를 많이 소비하기 때문에 그런 증상들이 나타나게 된다. 그래서 나는 이런 반응을 해독 반응이라고 부르는 것보다 **"몸속 대청소 효과"**가 나타나서 일시적으로 그런 것이라고 설명해 준다.

　이 과정을 겪는 동안에는 몸이 늘어지고 쑤시고 쳐지게 된다. 에너지 저하, 두통, 구역, 근육과 관절통, 심한 입냄새, 미열감, 가려움증 등 몇 가지 특징적인 반응들이 나타난다. 일부에서는 설사를 하는 사람도 있고 나오는 것도 없이 구토 구역감이 생기는 경우도 있다. 여러분이 "**몸 속 대청소**"를 시작하고 나서 이런 증상들 중 어느 것이라도 경험하게 되면 그것은 몸에 이상이 있어서가 아니라 몸 속에 있던 독소들이 분해되면서 해독되기 때문에 나타나는 증상이라고 생각해야 한다. 그러므로 암 환자들은 이 과정을 거쳐야 건강해 질 수 있고 기운과 힘이 더 나게 된다. 그러나 이는 분명 항암제 투여 후 겪는 비슷한 증상과는 구분된다. 항암제 투여 후에도 이와 비슷한 증상들이 생길 수 있는데 그 때에는 몸이 더욱 나빠지는 느낌을 받는다. 그러나 "**양생 암 치유 및 예방 프로그램**"을 통해 "**몸속 대청소**"를 하면서 겪게 되는 느낌은 비록 증상이 비슷하다고 해도 몸이 점점 좋아지고 기분도 가벼워지는 느낌을 받게 된다. 이 점은 확실히 매우 큰 차이가 아닐 수 없다. 그러므로 여러분이 이런 증상들을 경험할 때에는 반드시 의사의 진찰을 받아가면서 안전하게 이 과정을 통과할 것을 권장하는 바이다.

만약 여러분이 이런 전후 사정을 모르는 의사에게 가서 무조건 증상만을 이야기 할 경우에는 자칫 그 의사가 여러분의 증상을 듣고 약을 처방해 줄 수 있기 때문에 도리어 여러분의 상태가 더 나빠질 수 있다. 그러므로 이런 사정을 잘 이해하고 있는 의사에게 진료를 받는 것이 무엇보다 중요하다는 점을 강조하고 싶다.

"**몸속 대청소**" 기간 동안에 미열이 나타나는 사람도 있다. 이렇게 열이 날 때에는 면역시스템이 최대로 가동되고 있음을 의미한다. 이 때 발생되는 열로 인해 몸 속의 바이러스, 세균, 기생충들이 효과적으로 사라지게 된다. 이런 미생물들은 몸 속에 이미 들어와 자리를 잡고 살던 것들이다. 이들이 몸 속에 숨어 있거나 또는 가만히 활동을 하지 않는 휴지기 상태에 있다가 **"몸속 대청소"**로 인해 그 동안의 균형이 깨지면서 잠에서 깨어나 면역 레이더 망에 걸리게 되니까 이런 반응을 보이게 되는 것이다. 이로 인해 근육통, 관절통, 두통, 구역, 설사, 구토, 열감, 뾰루지 발생, 피부 발진, 가려움증 등 여러 증상들이 다 나타날 수 있고 이 중에서 몇 가지만 나타나는 경우도 있다.

이런 **"몸속 대청소"** 반응 중에서 가장 최선의 시나리오는 그냥 에너지만 푹 가라앉는 무기력한 상태를 몇 일 경험하다가 끝나는 것이다. 다시 말해 자꾸 피곤하며 졸립기만 한 상태가 몇 일간 지속되는 경우라 할 수 있다. 이 때 두통이 동반되는 경우가 흔히 있다. 반면 가장 나쁜 시나리오는 몇 일간 아주 심한 구토를 하면서 몸이 경직되는 통증을 겪는 경우다. 그러나 이렇게 심한 증상들을 경험할 때에도 놀라지 말고 침착할 필요가 있다. 이런 반응들은 정상적으로 일어나는 **"몸속 대청소"** 반응이며 이런 증상들을 겪지 않고서는 몸에서 독소들을 제거할 수 없다는 사실을 알고 이를 참고 이겨낼 수 있어야 한다. 그러면서 여러분은 이 과정을 거치면서 몸이 더 좋아질 것이란 확신을 가져야 한다. 그 결과 여러분이 이런 **"몸속 대청소"**의 힘든 고개를 넘게 되면 (보통은 몇 일 걸린다. 그러나 심한 경우에는 1주일을 넘길 수도 있다.) 몸이 놀랍게도 가벼워지고 기분이 상쾌해지는 것을 경험할 수 있게 된다. 그리고 예전에 먹던 음식들을 다시 먹고 싶어지지가 않게 된다. 물론 이런 느낌이 계속되지는 않지만 일단은 이런 상태를 그대로 오래 끌고 가는 것이 자신에게 유리하다는 점을 알아야 한다. **"몸속 대청소"**를 하면 바로 이런 기분을 느낄 시점까지 쭉 가야 올바른 효과를 볼 수 있다. 그리고 이런 효과가 나타나지 않을 경우에는 간헐적 단식을 함으로써 그런 길로 접어들 수 있는 계기를 만들어 줄 필요가 있다.

자! 그럼 얼마나 오래 동안 단식을 할 것인가? 그것은 여러분이 결정해야 한다. 만약 여러분이 발만 물에 담그고 싶다면 하루 정도면 충분하다. 그리고 이것은 그리 큰 무리가 되지 않는다. 아주 쉽다. 그러나 좀 더 효과를 보려면 최소 3일 정도 단식을 하는 것이 필요하다. 나는 40일까지 물 단식을 했다는 사람의 이야기를 들은 적이 있다. 이 정도는 매우 심각한 상태라고 할 수 있다. 이렇게 오래도록 단식을 하려면 반드시 의학적인 지원과 감독을 받아야 한다.

보통 나는 사람들에게 3일 단식을 권하고 있다. 그러나 대사가 빠른 사람들 그리고 마른 편에 속하는 사람들은 근육 소실이 일어나기 때문에 이를 아주 오래 끌고 갈 수가 없다. 그러므로 채소 주스를 계속 먹어 가면서 최대 10일까지 연장해 보는 방법을 사용해 보기도 한다.

다음 단계는 물 단식보다는 약하지만 주스 단식을 하는 것이다. 보통은 물 단식을 3일 정도하고 그 다음에 3일, 5일, 10일 정도 주스 단식을 이어가는 패턴으로 진행시킨다. 그리고 이런 단식을 중단하고 빠져 나올 때에는 과도기에 생채소 식단과 과일을 먹는 방법을 통해 서서히 정상 식사로 되돌아 오는 방법을 택해야 한다. 이 회복기 식사에도 역시 많은 채소를 먹는 것이 필요하다.

이 밖에 많은 단식 프로토콜이 있다. 그러나 내가 암 환자들에게 권하는 것은 3일 물 단식하고 5-10일 주스 단식하고 그 다음에 신선한 채소와 과일을 많이 먹는 생채식으로 이어지게 하는 것이다.

몸에 지방이 많은 사람일수록 단식을 더 오래 할 수가 있다. 실제 모든 지방은 먹을 음식이 부족할 것에 대비하여 몸에 비축된 연료에 해당된다. 그러나 체지방이 어느 한계를 넘어서면 도리어 몸에 나쁜 부담을 주게 된다. 그래서 비만은 암을 일으키는 제2의 흡련(원인)으로 지목되고 있다. 이런 의미에서 여러분이 **"몸속 대청소"**를 정기적으로 실시하여 몸 속에서 잉여 지방을 미리 제거시켜 주면 암을 예방하고 치유하며 재발을 방지하는데 많은 도움을 얻을 수 있다. 따라서 **"몸속 대청소"**를 정기적으로 시행하고 그 기간에 단식을 추가하는 프로토콜은 **"몸 속 환경"**을 최적의 상태로 유지하는 가장 확실하고 좋은 전략이라고 생각한다.

몸속 대청소 방법 요약

몸속 대청소 방법	장점
제한된 칼로리의 정갈한 해독 식사	• 독소 유입을 차단시켜 준다. • 독소를 해독하는데 도움을 준다. • 영양학적으로 해독 시스템의 기능을 지원해준다.
간헐적 단식 –물 단식 –주스 단식	• "몸속 대청소 효과"의 극대화 • 독소와 낡은 세포의 제거 • 새로운 세포의 탄생 촉진
커피 관장	• 담즙의 흐름을 원활하게 만들어 준다. • 간과 장에서 독소와 결합하는 효소 작용을 활성화시켜 준다. • 간, 위장관 대장을 깨끗하게 청소시켜 주고 치유를 도와준다. • 음식이 위장관 속에서 잘 움직이게 도와준다. • 만성 암성 통증을 완화시켜 준다. • 해독 과정에서 발생되는 증상들을 완화시켜 준다. • 에너지 레벨을 증진시켜 주고 정신력은 맑게, 감정은 안정되게 만들어 준다. • 간의 해독 능력과 수리 능력을 도와준다.
장세척	• 대장 속의 대변 물질이 쌓이지 않도록 해준다. • 순환을 개선시켜 준다. • 면역기능을 증진시켜 주고 식욕도 북돋아 준다. • 두통을 없애주고 에너지 레벨을 올려준다. • 혈당을 저하시켜 준다.

오일풀링	• 구강 및 혈액 속에 순환하는 세균 독소의 양을 줄여준다.
간세정	• 간, 담낭, 위장관, 대장을 깨끗하게 청소시켜 준다. • 담석을 제거시킨다. • 만성 암성 통증을 완화시켜 준다. • 해독 과정에서 발생되는 증상들을 완화시켜 준다. • 에너지 레벨을 증진시켜 주고 정신력을 맑게, 감정은 안정되게 만들어 준다.
캐스터 오일 팩	• 간의 독소들을 피부를 통해 제거시키는 일을 도와준다.
족욕, 반신욕, 전신 목욕	• 몸 속의 독소들을 피부를 통해 제거시키는 일을 도와준다. • 근육을 이완시켜 준다. • 혈액 순환을 증가시켜 준다.
원적외선 사우나	• 농약, PCBs, 처방약물 잔재, 중금속, 산성 노폐물 등과 같이 제거하기 어려운 독소들을 분해시켜 깨끗하게 제거하는 효과 • 혈액 순환 증진 • 각 조직에 산소를 더 많이 전달한다. • 세포에 영양분을 더 많이 전달한다. • 면역시스템의 기능을 증가시킨다. • 심폐기능을 개선시켜 준다. • 염증과 부종을 완화시켜 준다. • 스트레스를 완화시켜 준다.
림프 순환 증진법 −운동, 제자리 뛰기, 몸 흔들기 −림프 마사지, 카이로프락틱 −건조한 솔, 수건 등으로 피부 문지르기 −심호흡법 −마이크로 커런트 전류 치료 등	• 림프액의 정체를 막아주어 면역 세포들이 암세포와 미생물들을 효과적으로 분해시켜 제거할 수 있게 도와준다.
혈액 정화법 −킬레이션 −고압산소 혈액정화법	• 혈액을 맑게 하고 순환을 증진시켜 준다. • 세포에 더 많은 산소를 공급시켜 준다. • 중금속이나 다른 독소들을 제거시켜 준다.

 (참고: **"몸속 대청소"**를 실시하는 방법 중에는 개인적으로 혼자서 할 수 있는 것들도 있지만 병원에서 전문가의 도움을 받으면서 할 수 있는 것도 있으므로 반드시 담당 의사와 상의하여 실시하는 것이 바람직하다.)

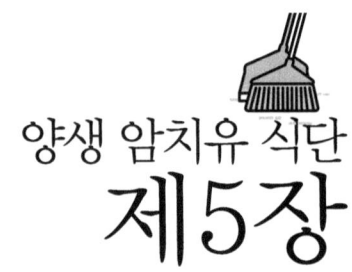

양생 암치유 식단
제5장

이 장에서는
▶ 어느 음식이 약이 되고 어느 음식이 암을 증식시키는 지 여부
▶ 암 환자 식단의 두 가지 종류
▶ 암을 극복하기 위한 식품 목록
등을 알아보기로 한다.

음식은 암 발생에 기여하는 여러 요인 중에 가장 큰 부분을 차지한다. 그러므로 암을 치유하기 위해서는 지금까지와는 다른 음식을 먹어야 한다. 올바른 음식만 먹었더라면 암에 걸리지 않았을 것이다. 그리고 건강도 양호한 상태를 유지하고 있었을 것이다. 그러나 지금은 그렇지 못한 상태이기 때문에 지금까지 먹어오던 대로 그대로 먹어서는 절대로 암을 극복할 수 없다. 지금부터는 암을 치유하고 건강을 회복하기 위한 음식

만을 골라서 먹어야 한다.

"몸 속 환경"을 제대로 만들고 암을 이겨낼 에너지를 얻기 위해서는 자신의 몸에 꼭 필요한 영양분만을 음식을 통해 공급한다는 기본 원칙을 준수해야 한다. 이를 위해 생명력을 가진 살아있는 음식만 골라서 먹어야 하고 칼로리만 가진 죽은 음식들은 절대 먹지 말아야 한다. 그래야만 **"몸 속 환경"**이 개선되고 암을 치유할 수 있는 에너지를 얻을 수 있다.

생명력을 가진 음식만을 먹는 길에는 두 가지가 있다. 하나는 (생)채식만 하는 길이고 다른 하나는 건강한 동물성 식품을 포함하는 고지방 알칼리성 식사(일명 케토제닉 식단)를 하는 길이다. 어느 길이든 중요한 점은 건강한 양질의 식재료를 사용해야 하고 특히 싱싱한 채소를 많이 먹어야 한다는 점은 공통이라 할 수 있다. 그리고 어느 길을 택할 것인지는 본인의 대사체질과 현재의 몸(암) 상태를 보고 판단해야 한다. 또한 어느 한 길을 택했다고 해서 평생 이 선택이 고정된 것이 아니라는 점도 유념해 두고 있어야 한다.

(생)채식의 길	동물성 식품을 포함한 저탄수화물 고지방 알칼리성 식사 (일명 "암 치유 케토제닉 다이어트")
신선한 채소, 과일, 견과, 콩류, 일부 곡물류	신선한 채소, 견과, 건강한 동물성 지방 식품

많은 사람들이 동물성 식품은 암 발생을 촉진시킨다고 하여 암 환자의 경우 이를 섭취하지 말 것을 권하고 있다. 이것은 건강하지 못한 동물성 식품을 먹거나 이를 잘못 조리해서 먹을 경우에 해당된다. 특히 앞서 말한 대로 현재의 **"몸 속 환경"**을 청소하지 않은 채 동물성 식품을 먹

는 경우에는 해가 될 수 있다. 그러나 건강하고 질 좋은 동물성 식품만을 골라서 먹고 더구나 '**몸속 대청소**'를 하면서 이들을 먹는 경우에는 꼭 그렇지 않다. 오히려 건강을 증진시키고 암을 이겨낼 수 있는 더 많은 에너지와 원료를 얻을 수 있다. 그러므로 여러분은 담당 의사와 잘 상의하여 자신에게 맞는 올바른 길을 택하도록 해야 한다.

동물성 식품 그 자체는 중립적이고 아무런 죄가 없다. **도리어 암을 유발하는 식품은 지나친 당분 섭취와 건강하지 못한 지방 섭취라는 생각을 가져야 한다.** 또한 여기에 숙성 및 조리과정에서 변성된 단백질이 관여하고 있다는 점도 분명하게 알고 있어야 한다. 이런 이유로 암을 극복하고 치유하기 위해서는 가공식품의 섭취를 절대 삼가고 가능한 자극적인 외식을 하지 말아야 한다. 오늘날 이렇게 암 환자가 많이 늘고 있는 이유 중에는 편리한 가공식품의 증가와 외식산업의 발달이 큰 몫을 하고 있다. 자연 그대로의 통식품을 깨끗하게 손질하여 신선하게 먹는 것은 항암 식단의 근본임을 항상 기억하여 두길 바란다.

그리고 양생 의사는 그 사람의 상태에 맞는 식단을 골라서 권해줄 수 있는 능력을 갖춰야 한다.

(생)채식 식단

이 식단은 식물성 기반의 (생)채식을 하는 것으로 초기에는 역시 가능한 낮은 탄수화물 섭취를 추구하는 것이 바람직하다. 당지수가 높은 과일이나 전분성 채소의 섭취는 가능한 금하고 해독 기능을 가진 많은 채소와 식물성 단백질, 식물성 지방의 섭취를 추구하는 식단이다.

암 환자 중에 이 식단이 맞는 사람은 이 식단을 계속 유지하면 된다.

초기에는 반드시 '**몸속 대청소**'와 함께 해야 하기 때문에 가능한 칼로리 전체를 줄이는 방향으로 가도록 한다. 필요하면 영양보충제를 함께 섭취한다.(참고: 제6장 보충제)

저탄수화물 고지방 알칼리성 식단(케토제닉 식단)

이 식단은 일명 케토제닉 식단으로 알려진 방법으로 **탄수화물은 아주 적게 먹고 단백질은 적당하게 그리고 건강한 지방은 많이 먹는 식사법이다**. 이렇게 하는 이유는 몸에서 에너지를 사용하는 방식을 바꾸기 위해서다. 우리 몸의 정상 세포는 포도당과 지방산 두 가지를 에너지 연료로 사용할 수 있다. 그러나 이 두 가지를 같이 섭취하면 세포가 포도당을 더 쉽게 이용하기 때문에 지방산은 나중에 포도당이 없을 때에만 연료로 사용된다. 특히 암세포의 경우에는 지방산을 이용하지 못하고 거의 전적으로 포도당에 의존하는 성질을 가지고 있다.(참고: 제2장에서 설명한 와버그 효과) 그래서 포도당을 섭취하는 한 암세포는 먹을 것이 풍부한 상황 속에서 마음껏 분열하고 증식하게 된다. 게다가 암세포는 필요한 포도당을 얻기 위해 새로운 혈관을 만들어 주변 정상 세포들로부터 포도당을 빼앗아 가로채는 일까지 서슴없이 벌인다. 그러므로 암 환자들은 가능한 포도당 섭취를 줄여야만 암의 증식을 억제시킬 수 있다.

반면, 정상 세포의 경우에는 포도당이 없을 경우 지방산을 산화시켜 에너지원으로 사용할 수 있기 때문에 지방산이 공급되는 한 생존에 지장을 받지 않는다. 혈관-뇌 방어벽에 둘러싸여 있는 뇌세포도 지방산을 이용하여 대사 기능을 수행할 수 있다. 특히 지방산 대사의 파생물인 케톤체(ketone bodies)는 혈관-뇌 방어벽을 포도당처럼 쉽사리 통과할 수 있어 뇌세포의 에너지 대사에 이용될 수 있다. 따라서 포도당을 적게 먹고 (저탄수화물) 지방산을 많이 먹는(고지방) 식단을 하여 케톤체가 만들어지는 상황(생리적 케톤증)이 되어도 뇌세포를 포함하여 정상 세포는 생존에 영향을 받지 않는다. 그렇지만 이런 저탄수화물 고지방 식단을 할 경우 암세포는 자신의 주된 연료인 포도당 공급이 사라지기 때문에 굶어 죽을 수 밖에 없다. 그래서 이런 차이를 이용하여 암세포만을 선택적으로 사멸시키는 식단이 바로 이것으로 암 환자의 표적 치유 식단으로 새로운 각광을 받고 있다.

암세포를 굶겨 죽이기 위해서는 아주 극단적으로 탄수화물 섭취를 줄여야 한다. 그렇다고 이 과정이 고통스러운 것은 아니다. 고지방 식단을 하면 건강한 지방과 양질의 단백질을 섭취하기 때문에 배고픔을 크게 느끼지 않는다. 생채식 식단으로 배고픔이 심해서 그것을 감당하기 어려운 사람에게는 오히려 이 식단이 더 적합할 수 있다. 실제로 임상에서 보면 이 식단이 잘 맞는 환자들이 상당히 많이 있음을 알 수 있다. 이 식단을 하게 되면 자연스레 식탐이 줄면서 끼니수도 줄고 간헐적인 단식을 하기도 쉬워진다.

생채식도 그렇지만 이 식단 역시 항염증 작용이 강한 식단이다. 동물성 식품들을 건강하게 조리하여 많은 알칼리성 채소와 함께 먹기 때문에 장내 환경을 건강하게 유지시켜 주는데도 도움을 준다. 또한 세포막의 기능을 개선시키는데도 매우 큰 역할을 한다. 세포막은 영양분이 들어오고 노폐물이 빠지는 관문이기 때문에 그 기능이 매우 중요한데 이를 위해서는 적절한 양의 포화지방 섭취가 도움이 되기 때문이다.

이 식단을 구성하는 식품들을 살펴보자. 우선 기본은 건강한 저당지

수(low glycemic) 비전분성 알칼리성 채소들이다. 주로 녹색 잎채소, 시금치, 십자화과 채소(양배추, 케일, 컬리플라워, 브로컬리 등), 아스파라거스 등을 많이 먹는 것이 필요하다. 여기에 유기농으로 사육한 양질의 동물성 식품(육류, 가금류, 달걀, 해산물)을 함께 먹는다. 또한 건강한 지방을 제공하는 견과류, 올리브와 올리브유, 코코넛유 등도 함께 먹을 수 있다.

이 식단의 효과를 보기 위해서는 몸에서 케톤이 생성될 정도로 탄수화물 섭취를 줄여야 한다. 이는 사람마다 차이가 있기 때문에 정확하게 탄수화물 섭취의 한계점을 일률적으로 정할 수는 없지만 대략 하루 25-50g 이하로 섭취해야 한다. 보통 대사 속도가 빠른 사람들 일명 '빠른 산화형 대사체질'을 가진 사람들은 대사 속도가 느린 사람들 일명 '느린 산화형 대사체질'을 가진 사람들에 비해 이런 저탄수화물 식단에 잘 견디는 편이다. 그래서 '빠른 산화형 대사체질'인 사람에게는 탄수화물 섭취를 하루 10g 이하로 줄여도 된다. 반면 '느린 산화형 대사체질'을 가진 사람에게는 탄수화물을 하루 30-40g 정도 섭취하게 해 주어야 한다. 보통 샐러드 한 접시 속에 대략 9-10g의 탄수화물이 들어있다고 생각하면 그 양을 대충 짐작할 수 있을 것이다.

이런 케토제닉 식단은 모든 사람에게 다 적합한 것이 아니기 때문에 반드시 의사의 도움을 받아서 시행하는 것이 바람직하다. 또한 케토제닉 다이어트를 한다고 평생 이를 지속하란 뜻도 아니다. 원래 케토제닉 다이어트는 몸의 균형을 맞춰주기 위해 일시적으로 시행하는 다이어트라는 것이 나의 기본적인 생각이다. 그러므로 여러분은 이 식단이 자신에게 맞는 것인지 파악하기 위해 반드시 담당 의사와 상의하여 이를 결정할 필요가 있다. 양생 의사 또는 통합의학을 추구하는 의사들의 경우에 이 식단의 원리를 이해하고 있기 때문에 여러분의 선택을 도와줄 수 있을 것이라고 생각한다.

이 식단으로 암의 증식과 전이를 억제하고 건강을 회복한 사람의 경우에는 탄수화물 섭취를 극단적인 양에서 조금 늘려서 섭취할 수 있다. 가령 10-25g 정도 먹던 사람이 40-60g 정도까지 늘릴 수 있다. 이 정도는 여전히 암의 성장을 억제시킬 수 있는 상태를 유지하는 조건이라고 판단되기 때문에 그런 것이다. 이 때에는 약간의 베리류 과일이나 염소 우유로 만든 요거트 또는 치즈 등을 먹을 수 있다.

어느 방법을 택하든 간에 여러분은 자신의 몸 상태를 잘 모니터 해야 한다. 그리고 처음에는 반드시 **"몸속 대청소"**를 돕는 식사를 먼저 해야 한다. 이것은 칼로리(대영양소)를 줄이고 해독 및 항염증 작용을 하는 미량 알칼리성 영양소(채식)를 풍부하게 공급하는 식단을 실천하는 것이다. 나중에 몸 상태가 변하면 그에 맞게 식단도 조금씩 수정되어야 한다.

암세포 발생과 전이를 예방하기 위한 영양전략 요약

- 설탕과 네트 탄수화물(=총탄수화물-섬유질)의 섭취를 줄이거나 제한하는 것이 암세포에 영양 공급을 차단하는 가장 확실한 길이다.
- 암세포는 굶기면서 건강한 정상 세포를 먹이기 위해 양질의 건강한 지방 섭취를 증가시킨다. (참고: 건강한 지방이 무엇인지 알기 위해서는 본인의 또 다른 저서인 **"건강한 지방을 먹자"**에 좀 더 자세히 나와 있다.)
- 트랜스 지방의 섭취를 줄이고 차단하는 것이 해로운 자유기 발생을 막고 입자 크기가 작고 밀도가 높은 LDL(sd LDL)의 입자 발생을 막는 길이다.
- 자유기 손상을 차단하기 위해 항산화제 알칼리성 채소 섭취를 증가시킨다.(통식품과 보충제 사용)
- 단백질 섭취를 하루 자신의 제지방 질량 1kg 당 0.7g 정도로 제한하여 mTOR경로를 자극하지 않는다.

암 치유 식단에 대한 평가

어느 식단을 선택하든 간에 자신에게 맞는 올바른 식품들만 골라서 먹게 되면 몸 상태가 좋아진다. 이를 확인할 수 있는 방법이 여러 가지 있을 수 있지만 가장 중요한 것은 자신의 느낌이다. 몸이 좋아지고 있는지 아니면 더 나빠지고 있는지 누구보다도 자기 자신이 더 잘 알 수가 있다. 자신의 식단 변화로 몸이 좋아지고 있는 사람은 비록 현재 근육이나 국소 부위가 쑤시고 아프며 기운이 없더라도 그것이 곧 개선되고 사라질 것이라는 긍정적인 느낌을 갖게 된다. 그래서 자신의 현재 식단을 고수하려는 강한 집념을 보인다.

이를 객관적으로 확인해 보는 것으로는 **"몸 속 환경"**의 산도(pH)를 측정해 보는 방법이 있다. 혈액의 산도(pH)를 측정하는 방법도 있으나 혈액은 매우 좁은 범위에서 항상성을 유지하기 때문에 별로 큰 변화를 보이지 않는다. 그래서 가장 쉽고 편리하게 할 수 있는 방법이 바로 자신의 타액(침)을 사용하여 그 산도(pH)를 측정해 보는 방법이다. 병원이나 인터넷에서 산도 측정용 용지(pH strip)를 구입하여 언제든지 자신의 몸 속 산도(pH)를 측정해 보면 된다. 실시 방법은 매우 쉬워서 아침에 일어나서 식사 하기 전에 입안을 물로 헹구고 15초 정도 지나서 입 속에 산도 측정용 용지를 넣고 그 색깔이 어떻게 변하는지 보면 된다. 만약 색깔이 노란색으로 변하면 몸이 과도하게 산성화 되고 있다는 의미다. 그런 경우에는 현재 먹고 있는 식단이 암을 치유하는 식단과는 거리가 먼 잘못된 식단임을 나타내 준다. 따라서 빨리 양생 의사 또는 전문가와 상의하여 식단의 문제점을 바로 잡으려고 노력해야 한다.

우리 몸은 국소적으로 차이가 있지만 전체적으로는 pH 7.4를 유지하고 있다. 그래서 이보다 더 낮으면 산성이 되었다고 말하고 이보다 더 높으면 알칼리성이 되었다고 말한다. 암은 이렇게 몸의 pH가 7.4로 균형을 잡고 있는 상황에서는 발생되지 않는다. 암이 발생하려면 **"몸 속 환경"**이 산성으로 기울거나 또는 알칼리성으로 기울어야 한다. 대부분의 암은 주로 **"몸 속 환경"**이 산성으로 기울어진 상태에서 발생한다. 그 이유는 암을 발생시키는 음식들이 대부분 몸을 산성으로 기울게 하는 식품들이기 때문이다. 각종 가공식품이나 설탕, 전분, 밀가루 같은 가루 식품들은 그 속에 알칼리성 미네랄 성분들이 거의 빠져 있고 탄수화물,

단백질, 지방산 같은 산성 성분들만 남아 있다. 게다가 우리가 살고 있는 생활 환경이 우리 몸을 산성 쪽으로 기울게 하고 그 속에서 받는 스트레스 역시 **"몸 속 환경"**을 산성으로 기울게 만든다.

"몸 속 환경"이 산성으로 변하면 각종 생화학적 효소 반응들이 효율적으로 일어나지 못하게 된다. 그래서 세포 기능들이 절반 이하로 떨어지고 심지어는 죽는 세포들도 나타나기 시작한다. 또한 **"몸 속 환경"**이 열악해지면서 세포들간의 소통도 잘 일어나지 못해 전기적, 화학적, 신경학적, 호르몬적 기능들이 모두 떨어지게 된다. 암은 바로 역설적이게도 이런 환경 속에서 세포가 생존하기 위해 변신을 해서 발생한 것이다. 이런 이유로 우리가 항암 식단을 짤 때에는 암세포를 굶어 죽게 만드는 대영양소 전략 이외에도 몸 속 환경의 pH를 산성이 되지 않게 만드는 전략도 함께 구사해야 한다.

대영양소 비율 맞추기	생채식 또는 케토제닉 식단
소영양소 비율 맞추기	몸 속 환경의 산도(pH) 조절, 항염증 및 항산화 작용

우리 몸은 이런 산성 노폐물을 배출하고 **"몸 속 환경"**을 항상 최적의 상태로 유지시키기 위한 경이로운 기전을 가지고 있다. 그것은 바로 칼슘, 마그네슘, 나트륨, 포태슘 같은 알칼리성 미네랄들을 사용하여 해로운 산성 노폐물들을 중화시키는 기전이다. 이를 위해 우리 몸 속에는 곳곳에 알칼리성 미네랄들을 저장하고 있다. 주요 장기 및 뼈 속에 알칼리성 미네랄을 많이 보유하고 있는 것이다.

그러나 나이가 들면 이런 미네랄들이 조금씩 고갈되어 간다. 골다공증이 발생하는 이유도 바로 이런 이유라고 할 수 있다. 만약 이런 상황에서 우리가 꾸준히 알칼리성 미네랄 부족을 보충하여 주지 않는다면 뼈가 약해지는 것은 물론이고 산성 노폐물의 배출이 원활하지 못하게 되면서 **"몸 속 환경"**이 산성화되는 불리한 상황을 맞이하게 된다. 그렇게 되면 각종 산성 노폐물들을 주요 장기에 쌓아둘 수 없어서 관절이나 근육, 건, 뼈 속 등에 쌓아두게 되는데 이로 인해 나이가 들면서 관절과 근육이 쑤시고 아프며 찢어지는 손상이 쉽게 그리고 자주 일어나게 된다.

이처럼 몸 속에 산성 노폐물이 증가하면서 발생되는 염증을 **비감염성 퇴행성 염증**이라고 한다. 염증은 많은 세포들의 기능을 저하시키고 특히 세포막의 기능을 떨어뜨려 암을 포함하여 각종 퇴행성 질환들이 발생할 수 있는 터전을 제공한다. 그것은 **"몸 속 환경"**이 산성화되면서 해당 부위로의 혈액 순환이 위축되기 때문에 그렇게 되는 것이다. 그래서 국소적으로 산소 분압이 저하되는 저산소증 현상이 발생하게 되는데 이 때가 바로 정상 세포가 암세포로 돌연변이를 일으키는 시점이라고 할 수 있다.

이처럼 **"몸 속 환경"**의 산성화는 국소적인 염증은 물론 저산소증을 초래하여 세포 기능을 저하시키기 때문에 각종 미생물에 의한 감염의 취약성도 증대시키고 세포의 암성 변화도 촉진시키는 위험한 요인이라고 할 수 있다. 그러므로 **"몸 속 환경"**의 산성화를 바로 잡는 것이 매우 중요하다.

그럼 이를 어떻게 바로 잡을 수 있을까? **"몸 속 환경"**을 바로 잡는 약이 있는가? 아니다.

그럼 **"몸 속 환경"**을 바로 잡아주는 수술이 있는가? 아니다.

"몸 속의 산성 환경"을 바로 잡아주려면 오직 음식을 통해 바로 잡는 수 밖에 없다. **알칼리성 음식**을 먹으면서 몸 속의 산성 노폐물을 대청소 하는 길 밖에 없는 것이다. 이런 이유로 암 환자의 치료가 바로 올바른 식단의 선택으로부터 시작하게 되는 것이다.

항암 작용을 가진 식품들

자연의 모든 식품들은 나름대로 장단점을 가지고 있다. 사람들 역시 모두가 똑같지가 않고 차이가 있기 때문에 음식으로 건강을 바로 잡는 것이 항상 쉽지만은 않다.

암 환자의 경우에는 자신에게 맞는 항암 식품들을 적극적으로 찾아서 먹는 습관을 들여야 한다. 이런 것들만을 우선적으로 먹음으로써 다른 암 발생을 촉진시키는 음식들이 들어올 공간을 선제적으로 차단시켜 놓아야 한다.

이를 위해 여기서는 식품 중에서 항암 작용을 지니고 있는 먹어야 할 식품들에 대해 큰 원칙을 제시해 보기로 한다.

채소

채소는 항암 식단의 가장 근본을 이룬다. **"몸 속 환경"**을 알칼리화 시켜주며 항암 및 항염증 작용을 하는 각종 성분들을 제공해 준다.

그 중에서도 마늘, 양파, 대파, 달래 같은 파속 식물(allium)과 브로콜리, 컬리플라워, 양배추, 케일 같은 십자화과 채소(cruciferous vegetables)들의 항암성이 가장 강하다. 이 말은 암세포가 스스로 사멸되게 세포자

살(apoptosis)을 유도하는 능력이 강하고 몸의 면역시스템 기능을 항진시켜 준다는 의미라고 생각하면 된다.

파속 식물에는 황(sulfur)성분이 들어 있어 육류를 섭취할 때 먹게 되는 나이트로자민과 N-니트로조 화합물의 발암성을 억제시켜 준다. 연구 결과에서 우리나라 사람이 많이 먹는 마늘이 각종 채소 중에서 제일 항암성이 강한 것으로 밝혀졌다.

십자화과 채소 속에는 설포라판(sulforaphane)과 인돌-3 카비놀(Indole-3 carbinol)이란 항암 성분들이 들어있다. 이 성분들은 채소에 열을 가해 끓이게 되면 사라진다. 그러므로 살짝 데치는 정도로만 조리해서 먹어야 한다.

이 밖에 다른 채소도 암을 치유하는데 도움을 준다. 다음은 항암 작용을 가진 채소들의 목록이다.

아스파라거스	차이브	대파
아티쵸크	콜라드잎	상추
발아시킨 빈콩류	시금치	겨자잎
비트와 비트잎	발아새싹	파슬리
브로컬리	민들레 뿌리	무우
복초이	당근	루타바가
브루셀 스프라우트	오이	해초류(미역, 다시마)
양배추(붉은 것과 초록색)	마늘	호박
배추	녹색 빈콩	스피루리나
컬리플라워	양파	부추
샐러리	케일	버섯류

생채식으로 방향을 잡은 사람은 모든 채소를 다 먹을 수 있다.
그러나 케토제닉 식단으로 방향을 잡은 경우에는 전분을 많이 함유한 채

소(당근, 비트, 호박, 강낭콩, 빈콩류, 옥수수, 호박, 고구마, 타로, 얌, 흰 감자, 파스닙 등)와 가지속의 채소(가지, 토마토, 오이, 감자, 고추 등)는 먹지 말고 피해야 한다.

많은 양의 채소를 먹는 방법으로는
 1. 많은 양의 자이언트 샐러드를 하루 두 번 이상 먹는다.
 2. 채소 퓨레를 만들어 가지고 국, 수프 등을 만들어 먹는다.
 3. (녹색) 주스 또는 스무디를 만들어 먹는다.
 4. 채소와 버섯을 잘라서 후라이 팬에 올리브유 등으로 살짝 볶아서 먹는다.
 (참고: 채소를 생으로 먹는 것보다 익혀서 먹는 것을 좋아하는 사람은 그렇게 하면 된다.)

당분 함량이 낮은 과일

과일은 건강한 식품이지만 그것에 알레르기를 가진 사람들과 혈당이 높은 사람들은 주의해서 섭취해야 한다. 암 환자에 있어서도 지나친 당분 섭취가 위험하기 때문에 과일을 마음껏 먹는 것은 매우 위험하다. 특히 케토제닉 식단으로 가는 사람은 가능한 과일을 피하는 것이 좋다.(자신의 탄수화물 섭취량 기준에 근거하여 섭취량을 결정해야 한다.)

그러나 생채식으로 가는 사람은 약간의 과일을 채소와 함께 섭취하는 것은 문제가 되지 않는다. 이런 경우에도 아래와 같이 가능한 당도가 낮은 과일들을 선택하는 것이 훨씬 안전하다.

아보카도 블루베리 블랙베리 딸기 라스베리	레몬 라임 크랜베리 올리브

견과, 씨앗, 건강한 지방과 오일

생채식을 선택한 경우에는 호두, 아몬드, 캐슈, 마카다미아, 잣 등과 같은 견과와 해바라기씨, 대마씨, 치아씨, 아마씨와 같은 씨앗류를 비교적 넉넉하게 먹을 수 있다. 그러나 케토제닉 식단을 선택한 경우에는 견과와 씨앗 속에도 탄수화물이 들어 있기 때문에 그 양을 제한해서 먹어야 한다. 그러나 코코넛유, 올리브유, 아보카도유, 아마씨유, 들기름, 야자핵유 같은 건강한 기름은 어느 쪽이나 자신이 원하는 만큼 먹어도 된다. 이들 속에 들어있는 필수지방산이 세포막의 기능을 증진시켜주고 염증을 가라앉혀 주는 작용을 한다.

양념

양념으로 사용되는 각종 허브나 이들의 가루는 강력한 항암 작용과 항염증 작용들을 가지고 있다. 따라서 이를 적당량 자신의 식사에 포함시켜 먹을 것을 권장한다. 이는 음식의 맛과 풍미도 좋게 만들어 주기 때문에 떨어진 식욕을 도와줄 수 있다.

마늘, 생강, 고추, 후추, 강황, 고수, 파슬리, 로즈마리, 오레가노, 바질, 정향 등.

이들은 차로 우려내서 먹어도 된다. 허브 차 속에는 EGCG라는 항암 작용을 하는 성분이 들어있다. 강황과 생강 역시 아주 강력한 항염증 및 항암 작용을 한다. 그래서 암세포의 사멸을 유도하고 새로운 혈관의 증식을 억제시켜주는 효과를 가지고 있다. 또한 항암 치료의 부작용인 구토, 구역을 가라앉혀주는 작용도 한다.

커피는 산성 식품이라서 별로 권하고 싶지 않다. 그러나 피치 못해 이를 마셔야 한다면 코코넛유를 첨가하여 마시면 커피가 교감신경을 자극하는 것을 줄일 수 있다.

암 환자는 단맛과 절교하는 것이 좋다. 그러나 만약 초기에 단맛을 단번에 끊지 못할 경우에는 감미료로 스테비아를 사용하라고 권하고 싶다. 스테비아는 혈당과 인슐린 레벨에 나쁜 영향을 미치지 않고 장내 곰팡이와 유해균을 증식시키지도 않기 때문에 주스, 스무디, 차를 마실 때 이것을 소량씩 넣어서 먹으면 된다.

소금은 정제염 대신 양질의 천일염, 죽염, 히말라야 암염 등을 선택한다. 그 이유는 소금 속에 나트륨 이외 포태슘, 마그네슘, 칼슘 등이 많이 들어있어야 몸 속의 전해질 균형을 맞춰주고 몸에 알칼리성 미네랄을 공급해 줄 수 있기 때문이다. 보통 하루 500-2,00mg 정도 섭취한다.

식초는 소화액의 분비를 자극하여 음식의 소화흡수를 도와주기 때문에 가능한 많이 먹도록 한다. 반드시 자연산으로 화학물질이 첨가되지 않은 것을 선택하도록 한다.

깨끗한 동물성 식품

여기서 '깨끗한' 이란 말의 뜻은 유기농 기준에 부합되고 자유롭게 방목하여 풀을 먹게 하고 호르몬이나 항생제 같은 약물을 사용하지 않고 키운 가축의 고기를 먹어야 한다는 의미다. 이런 동물성 식품이어야 몸이 암을 이겨내고 치유하는데 필요한 아미노산과 지방산들을 제공해 줄 수 있다. 해산물의 경우는 수은 함량이 낮은 것이어야 한다.

· 내장 고기

깨끗한 동물의 내장 고기는 항암 성질을 가지고 있다. 암 환자 중에 몸이 약하고 쉽게 피곤하며 빈혈이 심한 사람은 유기농으로 방목하여 풀을 먹고 키운 가축의 간을 먹는 것이 많은 도움을 준다.

정말 그 동물이 깨끗하고 건강하다는 것이 보장만 된다면 생간을 먹는 것도 좋다. 이럴 경우에는 미생물의 감염을 막기 위해 위산(HCl) 캡슐을 생간과 함께 먹는다. 그러면 위장 속에서 혹시나 있을 수 있는 생간 속의 미생물들을 위산(HCl)이 다 사멸시킬 수 있다. 생간은 맛이 별로 없기 때문에 잘게 잘라서 한 입에 넣고 물을 마셔 단번에 꿀꺽 삼키는 방식으로 먹는 것이 가장 좋다. 비위가 약한 사람은 간을 익혀서 먹어도 된다.

· 잘 선별한 붉은 육류

붉은 육류를 먹기 위해서는 우선 그 가축이 유기농으로 자유롭게 방목하여 풀을 먹고 자라도록 키운 것인지 확인하고 먹어야 한다. 당연히 항생제나 호르몬제를 사용하지 않고 키운 것이어야 한다. 이런 육류 속에는 건강한 단백질과 지방(CLA포함), 비타민, 미네랄들이 들어 있기 때문에 암 환자의 치유를 돕는데 큰 힘을 보탤 수 있다.

문제는 붉은 육류를 조리하는데 있다. 육류에 고열을 가해 단백질을 변성시키게 되면 각종 발암 물질이 나오는 만큼 불판 위에 올려 놓고 굽는 것보다는 물에 삶아서 익혀 먹는 방법을 택할 것을 권장한다.

그리고 붉은 육류를 너무 많이 섭취하면 헴철을 많이 섭취하게 되고 몸이 산성으로 변하기 때문에 육류 단백질을 적당량 먹는 것이 암 환자에게는 훨씬 유리하다.

만약 생채식을 선택한 사람이라면 식물성 단백질 외에 추가로 아미노산 보충을 위해 보충제를 사용할 필요도 있다.

· 본브로쓰(뼈 국물)

몸이 많이 허약하고 차가운 사람은 뜨뜻한 음식을 먹는 것이 좋다. 이럴 경우 가장 권장되는 것이 뼈 국물이다. 특히 소의 장골을 오래 삶아서 우려낸 뼈 국물 속에는 염증을 진정시켜주는 아미노산과 장을 치유하는 젤라틴과 같은 단백질이 많이 들어 있다. 또한 마그네슘, 칼슘 등과 같은 미네랄도 풍부하기 때문에 암 치유 식품으로 매우 적합하다고 생각한다.

· 유기농 가금류

자유롭게 방목하여 키운 자연방사 토종닭과 같은 가금류는 항생제나 합성 호르몬을 먹지 않고 자란 것들이다. 그러므로 이런 가금류의 고기는 암 환자의 치료에 도움이 된다. 껍질에 지방이 많이 들어 있기 때문에 껍질을 벗겨내지 말고 먹는 것이 좋다. 튀김 가루를 묻혀서 기름에 튀기는 요리는 절대로 피해야 한다. 삶거나 익혀서 먹는 것이 좋다.

· 유기농 달걀

달걀은 소화되기 쉽고 양질의 단백질을 풍부하게 함유하고 있다. 문제는 그것이 자유롭게 방목하여 키운 자연방사 토종닭이 낳은 달걀이어야 한다는 점이다.

· 자연산 생선

 오늘날 바다가 수은을 포함하여 각종 환경 오염물질로 오염되어 있기 때문에 생선이 점점 더 건강한 식품으로부터 멀어져 가고 있다. 특히 먹이 사슬에서 상층에 위치하는 참치와 같이 큰 생선들은 가능한 먹지 말아야 한다. 또한 연안에서 양식한 생선들은 비자연적인 조건에서 사료를 먹고 자란 것들이라서 역시 건강하지 못하다고 할 수 있다.

 따라서 생선을 먹으려면 자연산으로 꽁치, 고등어, 같이 크기가 작은 것들을 먹어야 한다. 연어도 자연산 연어를 먹도록 해야 한다. 만약 피치 못하게 생선을 먹은 경우에는 수은 같은 중금속의 흡수를 막기 위해 클로렐라, 지오라이트처럼 킬레이션 작용을 하는 보충제를 함께 섭취할 것을 권장한다. 이렇게까지 하는 것이 좀 지나치다고 생각하는 사람도 있을 것이다. 그렇지만 그만큼 우리가 살고 있는 세상이 독소로 가득 차 있기 때문에 각자 스스로 자기 몸을 보호하는 수 밖에 없다고 생각해야 한다. 특히 암을 극복하고 치유를 원한다면 이런 수고쯤은 당연히 필수적인 자신의 의무라고 생각해야 한다.

 수산물을 가공한 어묵 같은 것도 피해야 한다.

육류를 건강하게 먹는 요령

1) 가장 깨끗한 고기는 유기농, 목초를 먹여 키운 코셔 육류의 고기다. 만약 그 가축을 사육한 사람을 여러분이 알고 있고 그 사람이 도축까지 해준 경우라면 더욱 바람직하다.

2) 갈은 고기는 몸에 세균 폭탄을 안겨다 줄 수 있다. 그러므로 이를 피해야 한다. 갈은 고기로 만든 패티도 피해야 한다.

3) 푹 익히지 않은 고기(육류)는 많은 세균을 가지고 있으므로 철저하게 익혀서 먹어야 한다.

4) 육류 속의 죽은 세균들도 몸 속에서 염증을 일으킬 수 있다. 이 점이 매일 또는 매끼마다 고기를 먹는 것이 결코 바람직하지 못한 이유라고 할 수 있다.

5) 너무 익힌 고기 속에는 암을 유발시키는 물질인 heterocyclicamines(HCA)과 polycyclic aromatic hydrocarbons(PAHs)이 생성된다. 그러므로 육류를 너무 바베큐처럼 굽거나 또는 검댕이가 생길 정도로 구워서는 안 된다.

6) 육류를 가장 안전하게 조리하는 두 가지 방법은 하나는 물에 넣고 끓여서 수프나 탕, 또는 스튜를 만드는 것이고 다른 하나는 양념장에 절여서 숙성시킨 뒤에 먹는 방법(일명 마리네이트 법) 이다. 이 두 가지 방법은 모든 세균을 죽이고 발암물질의 형성도 감소시켜 준다.

신선한 녹색채소 주스

많은 양의 채소를 먹기 위해서는 이를 주스나 스무디로 만들어 먹으면 편리하다. 그러면 몸에 흡수도 잘 될 뿐 아니라 채소 속의 효소와 영양 성분들이 그대로 유지되어 세포에 활력을 줄 수 있다. 그 결과 세포 속 미토콘드리아의 기능도 지원해주고 염증을 경감시켜 주며 면역시스템을 강화시켜주는 등 여러 유익한 혜택을 얻을 수 있다.

　주스를 먹을 때에는 열을 가하지 않은 신선한 주스를 먹어야만 상기 효과를 볼 수 있다. 만약 주스에 열을 가해 멸균 처리한 것은 그 안에 면역시스템을 강화시켜 주는 효소 및 영양 성분들이 다 파괴되어 있기 때문에 건강에 도움이 되지 않는다. 그러므로 암 환자는 자신의 주스를 직접 만들어 먹고 절대 상업용 주스는 먹지 않도록 해야 한다.

　암 환자가 먹을 수 있는 주스에는 여러 가지가 있다. 거슨 요법에서 권장하는 당근 주스, 엽록소를 많이 함유하여 항암작용이 뛰어난 밀싹 주스, 각종 채소를 건조시켜 분말로 만든 녹색가루 주스 등 여러 가지가 있다. 각자 자신에게 맞는 주스를 선택하여 먹는 지혜를 발휘해야 한다. (참고: 부록의 일주일 주스 다이어트 프로그램)

단백질 스무디

　우리 몸은 세포가 손상된 조직을 수리 및 재건하여 제 기능을 하고 독소를 해독시켜 내보내기 위해 적당량의 단백질을 필요로 한다. 이 밖에도 근육량을 유지시켜 주면서 장 점막 세포들에 영양을 공급해 주고 적혈구와 백혈구의 숫자를 적절히 유지시켜 주는데도 단백질이 필요하다. 그러나 너무 지나친 양의 단백질은 IGF-1 같은 성장 인자를 자극하고 m-TOR 경로를 활성화시켜 주기 때문에 암 세포의 성장을 자극할 수 있다. 따라서 너무 많이 먹는 것은 별로 도움이 되지 않는다. 특히 동물성 붉은 육류의 과다 섭취는 자제 되어야 한다. 이런 이유로 나는 암 환자들에게 단백질 식품의 섭취는 필요하지만 그 양을 적정하게 제한하여 섭취하는 것이 중요하다고 강조하고 있다.

　암 환자 중에 너무 생채식에만 의존하여 단백질 섭취량이 부족한 경우에는 식물성 단백질 제품으로 스무디를 만들어 마실 것을 권하고 있다. 또한 소화기능이 약하거나 수술이나 항암 및 방사선 치료로 소화기능이 약해져 있는 사람은 뼈 국물을 사용하거나 다른 식물성 단백질 보충제를 사용하여 수프 같은 것을 만들어 먹을 것을 권하고 있다.(참고: 이와 비슷한 것으로 전분성 및 비전분성 채소를 혼합하여 이를 삶은 다음에 이를 믹서로 갈아서 만든 히포크라테스 수프라는 것도 있다.) 상품으로 나온 것 중 가장 좋은 제품들은 강낭콩, 치아씨, 대마씨 등을 가지고 단백질 가루를 만든 것들이다. 반면에 유청 단백질은 암 환자로서는 피하는 것이 좋다. 또한 그 속에 설탕, 대두콩, 대두콩단백질, 말토덱스트린, 인공 첨가물, 색소 등이 들어간 제품도 먹지 말아야 한다.

발효식품

　콩류 식품은 그냥 먹는 것은 권하지 않고 된장, 청국장, 낫또처럼 일단 발효시킨 뒤에 먹는 것을 원칙으로 한다. 그러면 영양가도 높아지고 흡수율도 개선된다. 나는 입맛이 없는 암 환자에게 "들깨 우거지 된장국" 같은 것을 먹으라고 권하고 있다.

　발효식품 속에는 각종 폴리아민 성분들이 들어 있어 항암 효과를 가진다.

　김치와 같은 채소 발효 식품도 건강에 좋다. 다만 너무 자극적으로 많은 양념을 하지 않고 담백하고 시큼하게 발효시킨 것이 좋다. 만약 양념이 너무 많은 경우에는 양념을 제거하기 위해 물에 씻어서 먹으면 된다.

콤부차와 같은 발효 차도 당분은 적고 시큼하기 때문에 암 환자에게 도움이 된다.

순수한 물

수돗물은 집까지 배달되는 동안에 각종 화학물질, 중금속, 미생물들이 오염되어 있을 가능성이 높다. 또한 염소 소독으로 그 잔류물이 남아 있을 수 있고 각종 처방약물과 비료의 대사 산물들이 포함되어 있을 가능성도 높다. 지하수 같은 경우는 우라늄의 분해 산물인 라돈 가스가 들어 있을 수 있고 납, 수은, 비소, 카드뮴 같은 중금속과 기생충, 세균들이 들어 있을 가능성이 많다.

따라서 암 환자는 반드시 물을 정수해서 먹어야 한다. 정수 방식으로는 여러 가지가 있다. 그 중에서 가장 확실한 것은 역삼투압 방식으로 물을 정수한 것이다. 이 밖에 증류수를 만드는 장치를 이용하여 정수한 물을 얻는 경우도 있다. 이런 경우에는 부족한 미네랄을 나중에 다시 보충해 주어야 한다. 요즘 가정마다 정수기가 대부분 설치되어 있기 때문에 물을 정수하는 것은 큰 문제가 없어 보인다. 도리어 그 속에 충분한 알칼리성 미네랄이 함유되어 있느냐 하는 점이 주된 문제라고 할 수 있다.

이렇게 할 수 없는 경우에는 단순 필터(예: Berkey filter, Brita water filter)를 사용해서라도 물을 걸러서 먹어야 한다.

암 환자는 **"몸 속 환경"**이 산성으로 기울어진 경우가 많기 때문에 초기에는 알칼리성 물을 먹는 것이 도움이 될 수 있다. 그러나 몸의 균형이 회복된 다음부터는 알칼리성 물을 계속 먹는 것이 도리어 위장에 해가 될 수 있음을 명심하고 이를 잘 조절해야 한다. 따라서 그 때부터는 알칼리

수가 아니라 알칼리성 미네랄을 함유한 물을 먹는데 신경을 써야 한다.

이런 이유로 나는 암 환자에게 그냥 정수한 물을 먹는 것보다 알칼리 미네랄을 첨가한 물을 먹거나 집에서 레몬 워터 또는 레모네이드를 만들어서 먹으라고 권하고 있다. 물론 각종 허브차, 버섯 달인 물도 함께 먹으라고 권하고 있다.

단식의 필요성

암 환자에게는 간헐적으로 짧은 기간의 단식을 여러 차례 반복하는 것이 도움이 될 수 있다. 이는 앞서 **"몸속 대청소"**의 효과를 빨리 보기 위해서도 필요한 방법이라고 말한 적이 있다. 단식에는 하루 중 식사 간격을 18 시간이상으로 늘려 잡는 간헐적 단식(하루에 한 번 또는 이틀에 한번 식사하기), 3일 동안 물 또는 주스만 먹는 물 단식 또는 주스 단식 등 여러 종류가 있다. 그러나 그 이상의 단식은 암 환자에게는 필요하지 않고 도리어 해가 될 수 있으니 주의해야 한다.

단식이 필요한 이유는 건강한 정상 세포는 적은 양의 포도당이나 지방만으로도 살 수 있지만 암 세포는 많은 양의 포도당과 칼로리를 요구하기 때문에 단식을 통해 암 세포들에게 불리한 환경을 조성하여 그들을 약화시킬 수 있기 때문이다. 또한 많은 연구에서 단식이 면역시스템의 기능을 증진시켜 주는 것으로 입증되어 있다. 심지어 항암제나 방사선 치료를 하기 전에 단식을 한 사람들에게서 더 좋은 결과가 나온다는 발표들도 많이 있다.

그러나 나는 여러분이 단식을 할 때에는 반드시 담당 의사에게 알리고 그의 도움을 받는 것이 안전하다고 말해주고 싶다. 필요하면 수분과 미네랄 보충을 받아 가면서 단식을 하면 매우 안전하게 기대했던 목적을 달성할 수 있기 때문이다.

암환자가 먹지 말아야 할 식품들

지금부터는 암 발생을 유발시키거나 또는 암 세포의 증식을 자극하는 식품들에 대해 알아보기로 한다. 그러므로 암환자들은 당연히 이런 음식이나 식품들은 먹지 않도록 주의해야 한다.

염증 조장 및 알레르기 유발 식품들

어느 식단을 택하든 간에 자신에게 알레르기 또는 식품 민감성 반응을 일으키는 식품은 먹지 안도록 해야 한다. 알레르기 반응은 넓은 의미로 염증 반응의 한 형태이다. 따라서 몸 속에서 알레르기 또는 식품 민감성 반응이 일어나면 몸이 피곤하고 에너지가 떨어지면서 정신도 맑지 못하게 된다. 그 결과 암과 싸워야 할 면역시스템을 불필요하게 자극하여 몸 속 에너지를 낭비하게 만드는 결과를 초래할 수 있기 때문에 이런 식품들은 절대 먹지 말아야 한다.

대부분의 염증 조장 식품들은 알레르기 반응보다는 지연성 식품 민감성 반응으로 나타나기 때문에 본인이 혼자서 그 인과 관계를 따지기 힘든 경우가 많다. 그러므로 필요하면 식품 민감성 반응 검사를 실시하여 자신에게 염증 반응을 일으킬 가능성이 높은 식품이 어떤 것인지 미리 파악해 두는 것도 좋은 방법이 될 수 있다. 그러나 이런 검사를 하지 않을 경우에는 본인이 의심되는 음식이나 식품들을 3주 이상 먹지 않고 있다가 나중에 이를 다시 먹어보면서 몸에 염증 반응이 나타나는지 확인해 보는 방법을 사용하면 된다. 이처럼 자신의 몸에 염증 반응이나 에너지 저하를 유발하는 식품은 가능한 먹지 않도록 하는 습관을 들여야 한다.

우리나라 사람들에게 가장 흔히 알레르기 반응을 일으키는 식품들로는 우유, 달걀, 고등어, 새우, 대두콩, 땅콩, 견과, 밀, 메밀, 게, 돼지고기, 복숭아, 토마토, 겨자, 깨, 황산염(sulphite) 등이 있다.

이 밖에 설탕, 옥수수, 알코올, 카페인, 소다, MSG 같은 식품들은 몸을 자극하고 장내 환경을 열악하게 만들어 각종 염증을 조장시키는 식품들이다. 그러므로 이런 것들이 들어 간 음식도 먹지 않도록 바짝 신경 써야 한다.

튀김 음식과 고열로 구운 음식들

식품, 특히 동물성 단백질 식품을 이와 같은 방식으로 요리하면 DNA를 손상시키는 발암 물질들이 많이 나온다. 그러므로 절대 이런 음식을 먹지 않도록 노력해야 한다. 또한 튀김류는 건강하지 못한 산화된 기름과 트랜스 지방의 섭취를 증가시키는 기회가 되므로 암 환자에게는 전혀 도움이 되지 않는 조리법이라 할 수 있다.

밀

오늘날 우리가 먹는 대부분의 밀은 과거 우리 조상들이 먹던 밀과는 전혀 다른 것이다. 특히 외국에서 들여오는 밀은 교배 및 유전자 조작을 통해 크게 변형된 작물이라 상당히 많은 글루텐을 함유하고 있다. 글루텐은 우리 몸에서 소화되지 않는 곡물의 단백질로 식품 민감성 반응은 물론 장누수 현상을 일으키는 것으로 잘 알려진 물질이다. 장누수 현상이 일어나면 우리 몸 속으로 소화가 안된 이물질과 독소들이 쉽게 들어올 수 있기 때문에 몸 안에 각종 염증 반응들이 많이 일어나게 된다. 또한 글루텐 자체가 몸 속으로 들어와 면역시스템을 자극하여 각종 자가면역질환을 일으키기도 한다. 게다가 밀 속에는 당분이 들어 있기 때문에 인슐린 분비를 자극하게 된다. 따라서 불에 기름을 붓는 것처럼 암 환자가 밀 또는 밀을 함유한 음식을 섭취하게 되면 염증을 유발하고 면역시스템을 약화시켜 암 증식을 촉진시킬 수 있다. 그러므로 암 환자는 밀과 밀가루로 만든 음식을 먹지 않는 습관을 들여야 한다. 심지어 다른 곡물도 이와 비슷하기 때문에 전반적으로 곡물을 먹지 않는 식사 습관을 들이도록 노력해야 한다.

유제품

유제품은 대표적인 알레르기 유발 식품이다. 설사 유제품에 대한 알레르기가 없다고 하더라도 암 환자는 유제품을 피하는 것이 좋다. 그 이유는 유제품 속에 암 성장을 촉진시키는 카제인, 유당 등이 들어 있기 때문이다. 게다가 최근에는 젖소 사육을 하면서 항생제, 소의 성장호르몬(rBGH)을 마구 투여하고 있어 이것이 유제품을 통해 암 환자의 몸 속으로 들어올 수 있다. 뿐만 아니라 해당 젖소가 유기농으로 사육되지 않았을 경우에는 곡물 사료를 먹기 때문에 각종 농약 성분들이 유제품 속에 잔류되어 있을 수 있다. 이런 여러 가지 이유로 인해 암 환자는 유제품을 멀리해야 한다. 각종 연구에서도 유제품을 섭취하면 몸 속에 IGF-1 이란 성장 인자가 증가하여 암 성장을 더욱 촉발시킬 수 있다고 밝히고 있다.

유전자 변형 식품들(GMOs)

일반적으로 유전자 변형 식품들은 알레르기 반응이나 장누수 증후군 같은 부작용을 일으킬 수 있는 것으로 알려져 있다. 그러나 최근 동물실험에서는 이들이 유방 조직의 과다 증식 등을 일으킬 수 있다는 연구 결과들도 나오고 있는 실정이기 때문에 암 환자들은 가능한 이를 피하고 유기농 식품을 선택하는 것이 좋다고 생각한다. 이 밖에 유전자 변형 식품들은 호르몬 장애, 신장 문제, 간 울혈 등의 발생과도 관련이 있을 수 있다는 연구 결과들도 나와 있으므로 피하는 것이 좋다.

종합적인 실천 방안

암 환자는 자연으로부터 경고를 받은 사람이다. 따라서 모든 음식을 먹겠다는 생각 자체를 버려야 한다. 반드시 자신이 먹어야 할 것만 먹고 먹어서는 안될 것을 철저히 피해야만 한다. 특히 암으로 몸이 많이 쇠약해져 있을수록 더욱 더 이 원칙을 지켜야 한다. 이 원칙을 위반하면 그 어느 누구도 암을 극복할 수 없다. 다시 말해 이 원칙은 절대 타협의 대상이 될 수 없는 확고부동한 원칙인 것이다.

이제 남은 것은 여러분의 강한 의지와 실천뿐이다. 오늘날 우리가 살고 있는 환경과 문화가 절대적으로 따라야만 하는 표준이라고 생각하지 마라. 그것이 대자연의 법칙에 순응한 결과로 탄생한 이상적인 것이라고 생각하면 오산이다. 오히려 여러분이 이런 환경과 문화의 희생양이라고 생각해야 한다. 따라서 여러분은 자신의 생존과 건강을 최우선으로 생각하고 이에 도움이 되지 않는 것은 과감히 버릴 줄 알아야 한다. 여러분이 아무리 사회 경제적으로 성공을 한다고 하더라도 그 성공의 영광을 함께 누려줄 수 있는 몸이 사라지고 없다면 모두 헛된 망상이라는 것을 깨달아야 한다.

표. 항암 식품 목록 요약

건강한 항암 식품들	예	
유기농 녹색, 비전분성 채소	· 아스파라거스 · 아티쵸크 · 발아시킨 빈콩류 · 비트와 비트잎 · 브로콜리 · 복초이 · 브루셀 스프라우트 · 양배추(붉은 것과 초록색) · 배추 · 컬리플라워 · 샐러리 · 차이브 · 콜라드잎 · 시금치 · 발아새싹 · 민들레 뿌리	· 오이 · 마늘 · 녹색 빈콩 · 양파 · 케일 · 대파 · 상추 · 겨자잎 · 파슬리 · 무우 · 루타바가 · 해초류(미역, 다시마) · 호박 · 스피루리나 · 부추 · 버섯류
유기농 가지과 속 채소, 전분성 채소, 고당지수 채소들(생채식을 하는 사람들에게만 해당됨)	· 비트 · 파프리카 · 피망 · 가지 · 버섯 · 파스닙	· 호박(모든 종류) · 고구마 · 토마토 · 얌 · 붉은 감자
유기농 저당지수 과일	· 아보카도 · 블루베리 · 블랙베리 · 라스베리	· 딸기 · 레몬 · 라임
유기농 견과와 씨앗	· 아몬드 · 캐슈 · 마카다미아 · 호박씨	· 참깨 · 들깨 · 해바라기씨 · 호두

건강한 지방과 기름	· 카카오 버터 · 코코넛 오일 · 대마씨 오일	· 올리브 오일 · MCT 오일 · 붉은 야자 오일
신선한 허브 양념들	· 고수(실란트로) · 마늘 · 생강 · 오레가노 · 고추 · 정향	· 파슬리 · 후추 · 로즈마리 · 강황 · 바질
허브차	· 생강차 · 강황차(튜메릭차)	· 녹차
깨끗한 유기농 동물성 식품들	· 유기농 육류 · 가금류: 닭고기, 오리고기, 칠면조, 꿩고기 · 달걀: 방목하여 키운 자연산 토종닭의 달걀 · 야생 동물의 살코기 · 뼈 국물(소, 닭 등) · 자연산 생선: 크기가 작은 것(꽁치, 고등어, 조기, 연어 등)	
신선한 주스	· 당근 주스	· 밀싹 주스
감미료	· 스테비아	
소금	· 천일염 · 죽염	· 암염
식초	· 자연산 식초	
단백질 보충제	· 치아씨 · 대마씨	· 강낭콩 · 크랜베리
유제품	· 염소 젖으로 만든 요거트	· 염소 젖으로 만든 치즈
정수한 물		

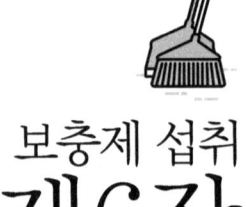

보충제 섭취
제6장

이 장에서는
- ▶ 항암 효과를 지닌 보충제 섭취가 필요한 이유
- ▶ 어떤 보충제가 필요한지 확인하는 방법
- ▶ 암을 극복하는데 도움을 주는 5가지 기본 보충제
- ▶ 순환중인 암세포나 암줄기세포를 제거하는데 도움이 되는 항암 보충제들

등을 알아보기로 한다.

보충제 섭취의 필요성

　암을 극복하고 치유의 길로 들어서기 위해서는 **"몸속 대청소"**와 항암 식사가 제일 중요하지만 암이 원래 다양한 방면에서 자극 받아 발생하는 질환이기 때문에 이를 효과적으로 억제하고 **"몸속 대청소"**와 항암 식단의 효과를 극대화시켜 주기 위해 추가로 영양 및 항암 보충제를 복용할 필요가 있다. 이는 궁극적으로 **"몸 속 환경"**을 알칼리성 항암 환

경으로 만들기 위한 노력의 일환이기에 암 환자들에게는 중요한 지원군 역할을 해준다고 생각한다.

암 환자에서 보충제가 필요한 이유를 정리해 보면 다음과 같다.

첫째, **"몸속 대청소"**를 효과적으로 할 수 있게 도와주기 위해 필요하다.

둘째, 기본 체력을 유지할 수 있게 도와주기 위한 영양소들이 필요하다.

셋째, 면역시스템의 기능을 증가시고 이를 최적의 상태로 유지하기 위해 필요하다.

넷째, 몸 속에 순환중인 암세포나 암줄기세포들을 제거하기 위해 필요하다. (암세포를 살상하는 효과를 지닌 보충제가 필요)

영양상태 및 효과적인 항암 보충제 선택을 위한 검사

대부분의 암 환자들은 영양 상태가 몹시 불량하다. 그렇다고 수많은 영양제를 다 보충해 주는 것은 실질적으로 불가능하다. 그렇게 하다가는 비용도 문제가 될 뿐 아니라 보충제들끼리 상호 반응으로 말미암아 효과는커녕 원치 않는 부작용만 얻을 수도 있기 때문이다. 그래서 먼저 몸을 재건하기 위해 필요한 영양 성분 중에 무엇이 필요한지 알고 이들을 우선적으로 보충해주는 것이 합리적인 접근 방법이라 할 수 있다.

이런 목적으로 병원에서는 자신의 현재 영양 상태를 알아보는 검사를 받아볼 것을 권장하고 있다. 혈액을 통해 비타민, 미네랄, 항산화제, 아미노산 등의 여러 영양소 중에 어느 것이 부족한지 여부를 알아보는 검사를 받아보면 그 사람이 우선적으로 섭취해야 할 영양소를 선택하는데 많은 도움을 얻을 수 있다.

여기서 한 발 더 나아가서 자신의 종양 세포를 효과적으로 억제하고 살상할 수 있는 항암 보충제가 무엇인지 알아보는 그런 검사도 있다(일명 RGCC). 이 검사를 통해 자신의 몸 속에 떠돌아 다니는 암세포 또는 암줄기세포에 가장 효과적인 성질을 갖고 있는 보충제나 항암제를 선택할 수 있다. (참고: 항암제나 방사선 치료를 해도 몸 속의 모든 암세포나 암줄기세포를 다 없앨 수는 없다. 이들이 나중에 암의 재발과 전이를 일으키는 주된 요인으로 작용하고 있다. 이런 이유 때문에 나는 항상 **"몸속 대청소"**를 보충제 섭취보다 먼저 실시해야 한다고 주장하고 있는 것이다.)

5가지 기본 항암 보충제
- 비타민 C
- 비타민 D3
- 췌장 단백분해 효소
- 소화보조 효소
- 모필수지방산(PEOs; parent essential oils)

비타민 C

　비타민 C는 면역력을 증강시켜주는 항암 보충제의 기본이다. 보통 용량으로는 면역기능을 증가시키는 항산화 작용을 하지만 고용량일 경우에는 암세포를 죽이는 친산화 작용을 한다. 그 이유는 고용량일 때 종양 세포 속에서 암세포를 죽이는 과산화수소를 생산하기 때문이다. 그러나 이런 효과를 얻기 위해서는 비타민 C를 고용량 경구로 섭취하는 것보다는 정맥 주사로 투여해야만 원하는 효과를 얻을 수 있다. 따라서 이미 암 종양을 가진 사람은 비타민 C를 정맥 주사로 맞아야만 효과를 볼 수 있다.

그렇지만 아직 암 종양이 없는 상태로 암을 예방하고 싶은 사람의 경우에는 경구 비타민 C 섭취만으로도 충분하다. 그것은 비타민 C가 항산화제로 면역력을 증가시켜주는 효과를 가지고 있기 때문이다. 보통 암 환자들에게는 하루 8,000mg을 복용하도록 권하고 있다. 암 예방 목적으로는 하루 약 4,000mg 정도 섭취하라고 권하고 있다. [참고: 비타민 C의 하루권장량(RDA)은 60mg 이다.]

만약 비타민 C를 섭취하여 설사를 하는 경우에는 용량을 그보다 20% 정도 줄여서 섭취하도록 한다.

시중에 여러 종류의 비타민 C 제품들이 나와 있다. 그 중에서 가장 생체 이용률이 높은 것은 리포조말 비타민 C이다. 이것은 비타민 C를 인지질로 된 캡슐로 포장한 것으로 인지질이 비타민 C의 흡수와 이용을 증대시켜 주는 역할을 한다. 그래서 다른 비타민 C에 비해 가격이 비싼 편이다. 대신 생체이용률이 좋기 때문에 그만큼 복용량을 줄일 수 있다.

반대로 가장 나쁜 것은 유전자 변형 옥수수로 만든 싸구려 비타민 C다. 이런 제품은 생체이용률도 낮을 뿐 아니라 칼슘, 마그네슘 같은 완충제도 들어 있지 않기 때문에 위장관 문제를 야기시키기만 한다. 그래서 먹어도 별 효과를 보지 못하는 경우가 종종 있다. 그러므로 비타민 C를 구할 때도 담당 의사의 조언을 듣는 것이 좋다.

비타민 D3

비타민 D3는 가장 강력한 항암 비타민 중 하나이다. 약 200여개의 유전자 기능에 긍정적인 방향으로 영향을 미치고 염증을 줄여주며 암세포의 성장과 분열을 억제시켜 준다. 또한 종양 주변으로 신생 혈관들이 형성되는 것을 막아주고 암세포의 자가 사멸을 유도하는 작용도 가지고 있다. 반면, 건강한 정상 세포는 더 성장할 수 있도록 도와준다. 따라서 나는 거의 모든 사람이 비타민 D3를 섭취하면 도움을 받을 수 있다고 생각한다.

암환자의 경우 혈중 레벨을 적어도 60ng/ml 이상 되게 올려야 한다. 이를 위해 나는 하루 5,000-15,000 IUs를 섭취하라고 권하고 있다. 비타민 D3는 매우 강력하여 호르몬과 같은 작용을 하기 때문에 가능한 혈중 레벨을 보고 섭취 용량을 결정하는 것이 안전하다.

비타민 D3를 흡수하기 위해서는 비타민 K2를 함께 섭취해야 한다. 그래서 대부분의 비타민D3 보충제 속에 비타민 K2를 함께 가지고 있는 이유가 이것 때문이다. 그러나 최근에 나오는 여러 임상 연구에서는 비타민 D3를 액상, 또는 연질 캡슐 또는 구강내 스프레이로 사용하면 비타민 K2가 필요하지 않다고 말하고 있다. 그렇지만 건조한 캡슐 속의 비타민 D3는 비타민 K2와 같이 먹어야 한다.

췌장 단백분해 효소

췌장 단백분해 효소는 두 가지 목적으로 사용할 수 있다. 하나는 환자의 소화기능을 도와주기 위한 목적이다. 대부분의 성인들은 췌장 기능부전증을 가지고 있다. 다시 말해 췌장에서 충분한 양의 소화효소들을 생산해 내지 못하고 있다는 뜻이다. 이는 각종 스트레스, 독소, 불량 식사, 감염 등으로 인해 많이 발생하고 있다. 자신의 췌장이 기능부전인지 알아보기 위해서는 혈액으로 췌장 아밀라제와 리파아제의 레벨을 측정해 보면 알 수 있다. 또 다른 방법으로는 대변 속에서 일래스타제(elastase) 라는 효소를 측정해 보면 알 수 있다. 그래서 췌장 기능이 저하되어 있으면 식사를 할 때 췌장 단백분해 효소를 보충제로 섭취하면 먹은 음식을 완전 소화시키는데 많은 도움을 얻을 수 있다. 특히 고단백 식사를 했을 경우에 더욱 효과를 볼 수 있다.

다른 목적으로는 암 조직을 둘러싸고 있는 섬유질 막을 벗겨내기 위해 이를 사용하는 것이다. 암조직은 자신들을 면역시스템의 감시로부터 벗어나도록 만들기 위해 섬유질 방어막을 치고 있다. 이런 이유로 암 조직이 은밀하게 성장할 수 있는 것인데 이를 분해시키기 위해서는 트립신, 키모트립신과 같은 췌장 단백분해 효소들이 필요하다. 그리고 이런 목적으로 췌장 단백분해 효소를 섭취할 때에는 공복 시에 상당한 양을 섭취해야 한다. 그래야만 암 조직을 둘러싸고 있는 섬유질 막을 분해시켜 암 조직을 면역시스템의 레이더 망에 걸리게 만들 수 있다. 따라서 전문 의사의 감독하에 이를 복용할 것을 권장하고 있다.

소화보조제

대부분의 암 환자들은 음식을 소화시키는 능력이 떨어져 있는 상태다. 따라서 이들에게 음식의 소화 흡수를 도와주고 장내 환경을 개선시켜 주는 보충제를 먹이는 것이 큰 도움이 될 수 있다. 여기에 들어가는 것으로는 위산제제, 소화효소제, 프로바이오틱스, 발효 식품들이 있다.

위산제제(HCl)는 위장에서 음식을 분해하는 것을 도와준다. 소화효소제는 소장에서 음식을 분해하고 흡수하는 것을 도와준다.(참고: 이것은 췌장의 단백분해 효소와 조금 다르다.) 프로바이오틱스는 소장과 대장에 유익한 장내세균들이 서식할 수 있도록 도와주는 역할을 한다. 위장관의 소화 흡수 능력이 개선되고 장내세균총이 건강하게 형성되면 그 무엇보다도 좋아지는 것이 면역력이다. 왜냐하면 우리 몸의 면역시스템의 70-80%가 위장관 주변에 있기 때문이다. 그러므로 암 환자들은 소화를 보조하고 장내 환경을 유익하게 만들어주기 위해 이런 보충제들을 꾸준히 섭취하는 것이 유리하다.

모필수지방산(PEOs; parent essential oils)

모필수지방산(PEOs)이란 리놀레산과 알파리놀렌산으로부터 오메가 6와 오메가 3 지방산을 섭취해야 한다는 점을 강조하기 위해 만들어진 용어다. 그래서 이 용어를 처음 들어보는 사람이 있을 지 모르지만 사실은 리놀레산과 알파리놀렌산 두 가지를 통칭하는 용어라고 할 수 있다. 리놀레산과 알파리놀렌산은 우리 몸이 필요로 하는 근본적인 두 가지 기본 필수 지방산이며 유일하게 통식품으로부터 순수하게 다른 것이 섞이지 않은 채 얻을 수 있는 지방산에 해당된다. 이는 오늘날 식물성 기름이 정제 식용유로 대변되고 EPA와 DHA 같은 생선 지방산이 오메가 3 지방산의 대명사로 인식되고 있는 것의 문제점을 지적하기 위해 만들어진 개념이다.

모필수지방산(PEOs)은 세포 속으로 산소 공급이 이루어지는 것을 돕고 세포막의 상태를 건강하게 유지시키는데 영향을 미친다. 이처럼 세포막이 건강하고 그 기능을 잘 유지하고 있을 때 영양분과 산소의 흡수와 노폐물의 배출이 원활하게 이루어져 정상 세포가 암세포로 전환되는 일이 생기지 않게 된다. 그러므로 식사를 통해 이런 모필수지방산을 충분하게 섭취하는 것이 매우 중요하다.

　보통 오메가 3 지방산인 알파리놀렌산은 보충제 형태로 섭취를 권하고 오메가 6 지방산인 리놀레산은 호두, 참깨 같은 식품의 섭취를 통해 얻으라고 권하고 있다. 그렇지만 일부 환자들에서는 그냥 식물성 기반의 필수지방산 보충제를 섭취하라고 권하는 경우도 있다.

항암 영양소들

　항암 작용을 하는 영양소에는 여러 가지가 있다. 가능한 식품 기반으로 된 것을 먹는 것이 합성된 것을 먹는 것보다는 효과적이지만 항상 그럴 수만은 없다. 그리고 너무 많은 것을 혼합해서 먹게 되면 그들간의 상호 작용으로 효과가 떨어질 가능성도 있다. 그러므로 가능한 사전에 검사를 통해 자신에게 필요한 영양소가 무엇인지 확인하고 이것을 위주로 섭취하는 것이 바람직하다.

코엔자임 큐텐(CoQ10)

　세포에 산화 스트레스가 가해질 때 암이 발생한다. 이런 산화 스트레스를 유발시키는 것은 불안정한 자유기(free radical)들이다. 오늘날 불량 식사, 각종 유해한 독소들, 몸 속의 염증 반응 들로 인해 몸 안에서 자유기 발생이 늘어나고 있는 실정이다. 코엔자임 큐텐은 세포내의 강력한 항산화제로 이런 자유기가 일으키는 염증불을 억제시켜주는 작용을 한다. 또한 중요한 면역 세포 중 하나인 대식세포의 활동력을 증가시켜주는 역할도 한다. 그래서 암세포나 침입한 미생물들을 잡아먹는 식균작용(phagocytosis)의 활동을 증대시켜 준다. 이뿐 아니라 또 다른 면역 세포인 과립구의 증식도 증가시켜 주는 작용을 한다.

일부 연구에서 항암제를 사용할 때 코엔자임 큐텐을 같이 섭취하면 항암제 효과가 저하될 수 있다고 주장한다. 그러므로 담당 의사와 잘 상의하여 복용 여부를 결정하는 것이 좋다.

하루 300-400mg 복용한다.

퀘세틴(Quercetine)

퀘세틴 역시 강력한 항산화제로 면역시스템의 기능을 조절하여 주는 작용을 가지고 있다. 여러 연구에서 암세포의 자가사멸을 촉진시키고 종양의 증식을 억제하며 항암제 내성을 줄여주는 효과를 가지고 있다는 사실이 확인되었다. 또한 조직 속에 깊숙이 자리 잡고 있지 않은 중금속의 킬레이션 또는 위치 변경, 제거 등의 작업을 도와주는 효과도 가지고 있다.

하루 2캡슐씩 두 번 복용한다.

멜라토닌(Melatonin)

멜라토닌도 역시 강력한 항산화제로 잠을 자는 동안에 뇌의 송과샘에서 분비되는 호르몬이다. 암과 염증으로부터 치유 반응이 일어나기 위해서는 밤에 이 호르몬이 잘 분비되어야 면역 기능이 증대되어 암세포들을 제거할 수 있다. 그러나 오늘날 우리는 인공 불빛과 유해한 전자기장이 넘치는 사회에 살고 있기 때문에 잠을 자는 동안에도 멜라토닌이 충분히 분비되지 못하는 경우를 많이 경험하게 된다. 그러므로 밤에 충분한 잠을 자기 위해서도 멜라토닌을 보충제 형태로 섭취하는 것이 도움이 된다.

 게다가 멜라토닌은 강력한 항암제 효과도 지니고 있다. 그래서 여러 종류의 암세포들을 죽이는 효과를 가지고 있다. 또한 암 발생 위험을 줄여주는 효과도 가지고 있다.(최대 34% 정도)

 보통 잠을 잘 자기 위해서는 1-3mg 정도가 필요하지만 암을 치료하는 목적으로 사용하려면 10-20mg 고용량을 사용해야 한다. 반면 암 예방 목적으로 사용할 때에는 1-3mg 정도로 낮은 용량으로 사용하면 된다. 자신의 암세포를 제압하는데 멜라토닌이 효과적인지 아닌지 여부는 병원에서 검사를 통해 확인해 볼 수 있다.

아르테미시닌(Artemisinin)

 이것은 웜우드(wormwood) 또는 아르테미시아(Artemisia)라고 불리는 허브에서 추출한 물질이다. 이것은 암세포내의 철분과 결합하고 자유기 생산을 유발시켜 암세포를 무력화시키는 효과를 발휘하는 것으로 알려져 있다. 그 결과 암세포의 세포막을 파괴시키는 작용을 한다. 그리고 다른 정상 세포에는 산소를 공급해주는 작용을 한다. 백혈병을 비롯하여 폐암, 대장암, 유방암, 섬유육종과 같은 암에도 효과적이다. 또한 항암제에 강한 저항력을 가진 암세포들도 죽일 수 있는 것으로 알려져 있다.

 보통 하루에 2캡슐씩 두 번 복용한다.

마늘

 마늘은 식품 중에서 가장 강력한 항암 작용을 가지고 있는 식품이다. 또한 마늘을 꾸준히 복용하는 사람은 위암, 대장암, 식도암, 췌장암 유방암 등의 발생 위험이 줄어든다고 한다.

이 밖에 마늘은 면역시스템을 강화시켜주는 효과를 지니고 있다. 그래서 암세포나 바이러스 등을 죽이는 자연살상세포(NK cell)의 수를 증가시켜 준다. 그리고 간의 해독 작용을 도와주어 암을 유발시키는데 기여하는 각종 독성 물질들을 분해시키는 일도 도와주고 글루타치온과 같은 항산화제의 생산을 자극하기도 한다.

마늘은 음식과 더불어 섭취하는 것이 보통이지만 따로 보충제 형태로도 먹을 수도 있다. 하루 2캡슐씩 두 번 복용한다.

너무 많이 먹으면 혈압이 떨어질 수 있으므로 저혈압 환자는 주의해야 한다.

녹차추출물

녹차 속에는 EGCG라고 하는 항암 효과를 지닌 폴리페놀 성분이 들어 있다. EGCG는 자유기를 섬멸시키는 효과와 강력한 항염증 효과를 지니고 있다. 그래서 세포 속의 DNA 손상을 막아주는 작용을 한다. 또한 직접적으로 암세포의 자가사멸을 일으키기도 하고 신생혈관 합성을 억제시키는 작용도 한다. EGCG의 항산화 효과는 비타민 C 또는 비타민 E보다도 더 강력하다.

음료로 마실 수도 있고 보충제 형태로 먹기도 한다.

보통 하루 2캡슐씩 두 번 복용한다.

인돌-3-카비놀(Indole-3-Carbinol)

인돌-3-카비놀(I3C)은 브로컬리, 양배추, 컬리플라워, 브루셀 스프라우트, 케일 같은 십자화과 채소 속에 들어 있는 성분이다. 이것은 제노 에스트로젠 효과를 지닌 화학물질들이 인체에 작용하는 것을 차단시키고 유방암, 자궁암, 전립선암과 같은 생식기 계통의 암 발생 위험을 줄여주는 효과를 지니고 있다. 따라서 에스트로젠 과다로 인해 암 발생 위험이 높은 경우에 매우 효과적이다.

식품으로 섭취할 수도 있지만 보충제 형태로 구입하여 먹을 수도 있다. 보통 하루 1캡슐씩 2번 복용한다.

알로에 베라(aloe vera)

알로에 베라는 수백 년 동안 기적의 식물로 불려왔다. 그 속에 적어도 약 75 가지가 넘는 활성물질들이 들어 있는데 비타민, 미네랄, 효소, 리그닌, 아미노산, 만노스 같은 특별한 당분 등이 들어 있다. 알로에는 몸에 치유를 빠르게 가져온다 그래서 상처와 장 점막의 손상 등을 회복시키는 작용을 한다. 그리고 몸에서 염증을 줄여주는 역할도 한다. 특히 피부에서 그 역할이 뚜렷한데 피부가 조기 노화되는 것을 막아주고 피부가 자외선으로부터 손상 받아 화상을 입는 것으로부터 보호해 주는 역할도 한다. 또한 알로에는 몸 속 내부적으로는 세균, 곰팡이, 바이러스 등의 감염으로부터 몸이 손상 당하는 것을 막아주는 역할을 한다. 그리고 알로에는 몸이 암으로부터 치유되는 것을 도와주는 작용도 가지고 있다.

알로에 속의 성분 중에서 가장 두드러진 것은 에이스만난(acemannan)이다. 에이스만난은 아주 강력한 면역 증강제로 항바이러스 및 항암 효과를 지니고 있다. 에이스만난은 면역시스템을 좋은 방향으로 자극한다. 그래서 자가면역질환을 일으키는 방향으로 과도하게 자극하지 않는다. 에이스만난은 면역세포인 대식세포를 자극하여 그것으로부터 인터페론, 인터루킨, tumor necrosis factor α(TNFα) 같은 항암작용을 하는 사이토카인들을 분비하게 만든다. 그리고 다른 많은 면역세포들로 하여금 역시 항암 작용을 하는 사이토카인 물질들을 분비하게 자극하는 역할도 한다.

건강한 사람은 하루 30-250g를 먹는데 암환자의 경우는 보통 200-250g 정도 먹어야 한다. 치료 용량으로 최대 하루 750g까지 증량시킬 수 있다.

강황과 커큐민

보충제의 입장에서 보면 커큐민은 비타민 D3와 함께 가장 중요한 보충제 중 하나에 속한다. 커큐민은 여러 경로로 암세포를 공략한다. 먼저 항염 작용을 한다. 그리고 암세포가 분열하는 것을 중지시켜 주고 암세포가 다른 곳으로 퍼지는 것을 막아준다. 또한 암 조직이 새로운 혈관을 형성하는 것을 막아주는 효과도 가지고 있으며 암세포가 자살하는 것을 촉진시키는 작용도 한다. 한 대학의 연구에서 항암제 복용 환자에서 커큐민 복용이 항암제의 효과를 증대시켜 주고 그 부작용을 줄여주는 것으로 조사되었다.

병원에서는 이를 정맥 주사로 주입하기도 하지만 일반적으로 경구용 보충제로 섭취한다.

보통 하루 500mg 캡슐을 3회 복용한다.

2008년 미시간 대학의 임상 연구에서는 사람에서 표준 커큐민을 하루 최대 20g까지 사용할 수 있다고 밝히고 있다. 연구진들은 피험자들에게 기본적으로 매일 커큐민을 주어 어느 레벨쯤에서 독성 효과가 나타나는지 여부를 살펴 보았으나 그런 독성 반응은 나타나지 않았다고 밝히고 있다. 그래서 용량을 많이 줄수록 유리하다는 점을 알 수 있다. 그러나 너무 많은 양의 커큐민을 사용하면 그만큼 위험성이 나타날 가능성도 여전히 남아있기 때문에 항상 주의하면서 사용하는 것이 안전하다.

보스웰라(Boswelia)

커큐민과 보스웰라는 모두 강력한 항염증 작용을 가지고 있다. 그래서 서로 다른 방식으로 시너지 항암 효과를 발휘하게 된다. 그래서 이 두 가지를 함께 혼합한 보충제가 시중에 나와 있다.

이 두 가지 모두 염증 레벨을 낮춰주고 암의 증식을 지연시키거나 멈추게 하고 암세포들을 사멸시키는데 있어 그 효과를 발휘하고 있다.

살구씨(Apricot Kernel)

살구씨처럼 자연적으로 쓴 식품들 속에는 비타민 B17 일명 아미그달린(amygdalin)이라고 불리는 특별한 물질이 들어 있다. 이 성분은 오랫동안 레이어트릴(laetrile)이란 상품명으로 널리 팔리고 있던 것이다. 이 물질은 파키스탄의 훈자(Hunza) 지방 사람들을 연구하던 연구자들이 발견한 물질로 실제로 그 지방 사람들이 살구와 살구씨를 많이 먹고 있었는데 암도 거의 없는 상태임을 확인하였다. 그래서 그들이 먹는 살구의 중앙부 단단한 핵심(pit)을 망치로 두들겨 보니 그 속에서 납작한 아몬드처럼 생긴 살구씨(kernel)가 들어 있는 것을 발견하였다. 이것이 바로 살구의 씨앗에 해당되며 항암 효과를 가지고 있다고 알려지게 되었다.

일반적으로 항암 효과를 위해서는 하루에 체중 5Kg 당 1-2개의 살구씨를 먹어야 한다. 만약 75Kg의 성인이라면 약 15-30개의 살구씨를 먹어야 하는 것이다. 그렇지만 이보다 더 많이 먹는 사람들도 있다.

이 때 분명 명심할 점은 이것이 살구의 씨앗이라는 점이다. 그래서 특별히 두려워할 이유는 없다. 인터넷에는 살구씨를 많이 먹으면 청산가리(cyanide) 독성으로 목숨을 잃을 수 있다는 글이 떠돌아 다닌다. 그러나 나는 실제로 살구씨를 많이 먹고 그런 독성 효과로 목숨을 잃었다는 이야기를 들어본 적이 없다. 도리어 병원에서 내린 독한 처방 약물을 먹고 각종 부작용으로 사망한 사람들의 이야기는 매일 많이 듣고 있다. 만약 이런 글 때문에 걱정이 된다면 담당 의사와 상의하여 복용 여부를 결정하길 바란다.

살구씨를 항암 치료 목적으로 사용하기 위해서는 이보다 더 많은 용량인 하루에 체중 5Kg 당 3-4개의 살구씨를 먹어야 한다. 즉 75Kg의 성인이라면 약 45-60개의 살구씨를 매일 먹어야 하는 것이다. 일단 여러분은 처음 시작할 때에는 5-10개 정도의 살구씨를 먹도록 한다. 그러면서 조금씩 그 용량을 늘려가도록 한다. 식사 때 먹어도 되고 식간에 먹어도 된다. 상관없다. 다만 알아두어야 할 점은 살구씨가 매우 쓰다는 사실이다. 그래서 절대 뱉어내지 말고 끝까지 씹어서 삼키라고 말해주고 싶다. 어떤 사람들은 이를 주스와 같이 먹거나 또는 식사를 하기 전에 먼저 먹고 바로 식사를 하기도 한다. 또는 이것을 함께 섞어서 스무디를 만들어 먹기도 한다. 여러분도 이것을 먹는 방법에 익숙해지면 하루 10개정도는 연속해서 먹을 수 있게 될 것이다. 한꺼번에 너무 많이 먹으면 복부 통증이나 메스꺼움을 느낄 수 있다. 그런 경우에는 그보다 약간 적게 먹어야 한다. 또는 빈 속에 이를 먹고 나중에 식사를 하는 방식을 택하면 된다.

쓴 맛 때문에 이것을 못 먹는 사람들을 위해 살구씨를 갈아서 캡슐 속에 넣어서 만든 제품도 있다. 또한 비타민 B17(amygdala)를 넣은 캡슐도 시중에 나와 있다.

모링가(Moringa) 또는 녹색가루 제품들

모링가는 녹색 잎을 가진 식물로 지구상에서 가장 영양가 높은 식물에 해당된다. 모링가의 영양적 측면을 보면 우선 단위 그램 당 비타민 A가 당근의 10배, 칼슘이 우유의 17배, 포태슘이 바나나의 15배, 철분이 시금치의 25배, 단백질이 요거트의 9배 정도 들어 있다. 이 속에는 거의 모든 필수 아미노산이 들어 있다. 그래서 매우 뛰어난 슈퍼푸드라고 할 수 있다. 유기농 제품으로 구입해서 먹어야 한다.

방법은 모링가 잎 가루 1/2 또는 1 차숟갈을 물, 주스 또는 스무디에 타서 마시거나 또는 수프에 넣어서 먹으면 된다. 보통 아침에 모링가 가루 1차숟갈과 암라(amla) 가루 1/4 차숟갈를 같이 넣어서 마시는 방법이 좋다.

일반적으로 녹색 가루 분말 제품들은 여러 녹색잎이나 곡물의 씨앗에서 싹이 튼 것을 건조시켜 갈아서 만든 것들이다. 이들을 직접 재배해서 갈아서 주스로 만들어 먹기도 하지만 보통 분말 제품들을 구입해서 먹는 경우가 더 많다. 밀싹, 보리싹, 클로렐라, 스피루리나, 브루셀 스프라우트 등으로 만든 여러 제품들도 시중에 나와 있다.

나는 암 환자들에게 여러 채소들을 하루에 5-10번 주스로 만들어 먹는 번거로운 방법보다는 이런 녹색 분말 가루를 당근 주스에 타서 마시는 방법이 훨씬 빠르고 쉽기 때문에 이를 권하고 있다.

민들레 뿌리차(Dandelion Root Tea)

민들레 뿌리는 강력한 항암 효과를 지니고 있다. 캐나다의 윈저 대학에서는 민들레 뿌리 프로젝트(Dandelion Root Project)라고 하는 연구를 진행하였다. 그 결과 민들레 뿌리가 실험실과 동물 실험에서 대장암, 백혈병, 흑색종, 심지어 췌장암까지 여러 종류의 암을 죽이는데 효과적인 것으로 입증되었다. 그래서 현재 말기 혈액암 환자들을 대상으로 하는 임상 승인 작업까지 마친 상태에 있다.

민들레 뿌리 차는 만들기 아주 쉽다. 마당에서 민들레 뿌리를 캐서 그것을 잘 씻고 잘게 다져서 갈은 다음에 1/2차숟갈 분량을 주전자에 넣고 약 20분 정도 우려낸 뒤에 이를 마시면 된다.

또한 이를 제품으로 파는 곳도 여럿 있다. 하루에 민들레 뿌리 차를 2컵 이상 마시면 된다. 사람에서 얼마까지가 최대 용량인지 여부는 아직 알려져 있지 않고 상기 임상 실험 결과가 나와 봐야 알 수가 있다.

에시악 차(Essiac Tea)

캐나다 온타리오 주의 간호사인 르네 케이스(Rene Caisse)가 인디언들이 사용하던 약초 차를 마시고 유방암에서 완치된 환자에게서 이를 배워 위암을 앓고 있던 자신의 친척에게 적용해 본 후 암이 치유되는 것을 보고 이를 본격적으로 다른 사람들에게 널리 보급하기 시작하면서 알려진 항암 차라고 할 수 있다. 본래 우엉 뿌리, 슬리퍼리 엘름(느릅나무의 일종), 애기수영(sheep sorrel), 인디안 루바브 뿌리 4가지 허브를 배합하여 만든 차로 암세포를 죽이는 성질을 갖고 있다. 또한 면역 기능도 증강시켜 주고 통증과 염증도 완화시켜 주며 해독 기능을 도와주는 효과도 가지고 있다.

장 폐색이 있거나 설사를 하는 환자, 신장 기능이 나쁜 환자에서는 상대적인 금기증에 해당되므로 항상 의사와 상의하여 복용 여부를 결정짓는 것이 좋다.

차로 마실 수 있도록 된 것도 있고 캡슐로 복용할 수 있게 나온 것도 있다.

제이슨 윈터스 차(Jason Winters Tea)

제이슨 윈터스 경은 놀라운 자신의 치유 경험을 가지고 있다. 그의 목에 큰 종양이 발생하였고 이를 해결하기 위해 전세계를 돌아다녔다. 유명한 자연치유사들이 그에게 몇 가지 허브 차를 권했으나 그 어떤 것도 효험이 없었다. 그래서 그는 그들을 모두 모아서 하나의 차를 만들어 매일 마시기로 했다. 그랬더니 그의 목 종양이 줄어들고 사라졌다고 한다. 그래서 그는 이 경험을 토대로 "암을 죽이다(Killing Cancer)"란 책을 쓰고 그 차를 팔기 시작했다. 이것이 1970년대 이야기며 그 공로로 훈장까지 받았다.

그의 포뮬라에는 두 가지가 있다. 원래의 포뮬라는 레드클로버(red clover), 작은 관목풀(chaparral), 우롱차잎(oolongleaf), 허발린 스파이스 블렌드(herbaline spice blend)를 가지고 만든 것이다. 나중에 새로 나온 개정

포뮬라에는 작은 관목풀(chaparral) 대신에 인디언 세이지잎(Indian sage leaf)을 넣는 것으로 바뀌었다.

제이슨 윈터스는 하루에 이 차를 3.5리터 정도 마셨다고 한다. 여러분이 암 식단으로 주스 또는 다른 차를 마시고 있다면 이렇게 많은 양의 차를 마시는 것이 쉽지 않을 것이다. 이 차는 에시악 차와 달리 쓰지 않고 맛이 있는 편이다. 온 가족이 먹을 수 있게 큰 그릇에 만들어 담아두고 천천히 나눠서 마시면 된다. 또한 스무디를 만들 때 물 대신에 이 액상 차를 사용할 수도 있다.

약용 버섯

약용 버섯은 면역 기능을 증진시키고 암을 치료하는 목적으로 전세계적으로 널리 사용되고 있다. 여기에 속하는 것으로 표고 버섯, 잎새 버섯, 영지 버섯, 상황 버섯, 차가 버섯, 동충하초 등이 있다.

이들을 식품으로 먹을 수도 있고 보충제 형태로 먹을 수도 있다. 또는 이들을 우려내서 차로 마실 수도 있다.

베타글루칸은 버섯 속에 들어 있는 유효 성분으로 면역 증강을 가져오는 핵심 물질이다. 그래서 베타글루칸이 따로 보충제 형태로도 판매되고 있다.

기타 세포 살상력을 지닌 영양소들

이 밖에 암세포들을 죽이거나 억제시키는 능력을 가진 영양 성분들로는 다음과 같은 것이 있다.

- 캣츠 클로(cat's claw)

- 저용량의 날록손

- 라이코펜

- 미슬토

- 변형 시트러스 펙틴(감귤 껍질 속의 펙틴)

- 폴리 MVA

- 레스베라트롤

- 살리시니움(salicinium)

- 살베스테롤(salvesterol)

- 전갈독(blue scorpion venom)

- Thymex

- 토코트리에놀과 비타민 E

- Vascu-Statin

(주의 사항: 항상 자신의 담당 의사와 상의하여 복용 여부 및 복용량을 결정하는 것을 원칙으로 삼길 권장하고 있다.)

기본 5가지 보충제

보충제 명칭	장점	권장 용량
비타민 C	- 저용량: 면역 기능 보강, 염증 완화 - 고용량: 정맥 주사로 사용할 때 암세포 살상 효과	의사 처방에 따름.
비타민 D3	- 2000여개의 유전자에 긍정적인 영향 - 염증 완화 - 암세포 성장과 세포 분열을 억제 - 신생혈관 형성을 억제 - 암세포 자가사멸을 유도	의사 처방에 따름

췌장 단백분해 효소	・종양을 덮고 있는 섬유질 보호막을 분해시켜 면역세포들과 치료제가 접근할 수 있게 만들어준다.	의사 처방에 따름
소화보조제 —위산 —소화효소들 —프로바이오틱스와 발효식품들	・음식 분해 및 소화 흡수를 도와줌. ・유익한 장내세균들의 증식을 도와 면역기능을 증진시켜 줌.	의사 처방에 따름
모필수지방산 (PEOs)	・세포에 산소 공급을 늘려준다. ・세포막을 건강하게 만들어 준다.	의사 처방에 따름

항암 작용을 가진 보충제들

보충제 명칭	장점	권장 용량
코엔자임 큐텐	・자유기 활동 진압 ・대식세포의 활동을 증가시켜줌. ・과립구의 증식을 도와줌.	하루 300–400mg
쿼세틴	・자유기 활동 진압 ・염증 완화 ・암세포 자가사멸 증진 ・종양 성장을 억제 ・항암제 내성을 줄여준다.	의사 처방에 따름
멜라토닌	・여러 종류의 암발생 위험을 줄여준다.(최대 34%까지) ・강력한 항암 성질을 가지고 있다.	수면 보조를 위해서는 자기 전에 1–3mg 암치료를 위해서는 자기 전에 10–20mg, 또는 의사 처방에 따름
아르테미시닌	・암세포 속의 철분과 반응하고 암세포를 파괴시키는 자유기를 생산하여 이들을 무력화시킴 ・몸에 산소 공급을 늘려줌 ・55가지 암종류에 효과적임 ・항암제에 내성을 지닌 암세포를 살상시킴.	하루 2캡슐씩 두 번 복용 또는 의사 처방에 따름

마늘	· 자연살상세포(NK cell)의 기능을 증가시켜줌. · 간 해독 기능을 증대시켜 주고 발암 물질의 제거를 도와줌 · 글루타치온의 생산을 자극 · 모든 종류의 암을 예방하는데 도움	
녹차 추출물	· 자유기 활동을 제압(강력한 항산화제 효과) · DNA 손상으로부터 세포를 보호 · 암세포를 죽이고 신생혈관형성을 막아줌	하루 2캡슐씩 두 번 복용 또는 의사 처방에 따름
인돌-3-카비놀 (I3C)	· 생식기 계통의 암 성장을 촉진시키는 화학물질의 작용을 차단시킴. · 항에스트로젠 효과	하루 1캡슐씩 두번 복용 또는 의사 처방에 따름
알로에 베라	· 항염증 및 항암 작용 · 대식세포 자극하여 항암 사이토카인 분비 촉진	하루 200-300g 섭취
커큐민	· 암발생의 초기 단계를 억제시키고 종양이 성장하는 것도 막아준다. · 암 줄기세포의 발생을 막아준다. · 일부 항암제의 효과를 증대시켜 준다. · 암 발생을 유도하는 일부 염증성 화학물질의 생산을 방해한다. · 암 치료에서 일부 항암제와 동등한 효과(특히 유방암, 전립선암, 대장암, 간암, 식도암, 구강암 등에서)	500mg캡슐을 하루 3번 복용
보스웰라	· 항염증 및 항암 효과	제품 라벨에 표시된 대로 복용
살구씨	· 항암 효과 · 비타민 B17 함유	복용 여부는 의사와 상의하여 결정
모링가 같은 녹색 가루 제품들	· 면역 증강 · 염증 감소 · 에너지 회복	제품 라벨에 표시된 대로 복용
민들레 뿌리 차	· 항암 작용 · 해독 작용 · 염증 감소	제품 라벨에 표시된 대로 복용

에시악 차	· 암세포를 죽임 · 면역기능을 개선시켜 준다. · 통증 완화 · 에너지 회복 · 몸을 해독시켜준다. · 식욕 증진 효과 · 염증 감소 · 장기에서 과도한 점액질을 제거시켜 준다.	제품 라벨에 표시된 대로 복용
제이슨 윈터스 차	· 항염증 작용	수시 복용
약용 버섯들	· 면역 조절 작용 및 항염증 작용 · 암세포를 죽인다. · 간을 보호해 준다.	제품 라벨에 표시된 대로 복용
기타 암세포를 죽이는 영양 보충제들(본문 참조)	· 암세포를 죽이는 효과	제품 라벨에 표시된 대로 복용

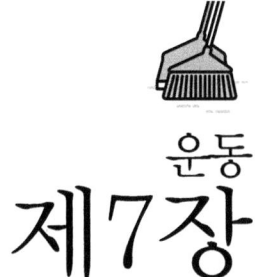

제7장 운동

이 장에서는
- ▶ 운동이 암 발생 위험을 줄여주고 암과의 싸움에서 도움을 주는 이유
- ▶ 운동의 11가지 항암 효과들
- ▶ 암 치유 운동 프로그램

등을 알아보기로 한다.

운동의 중요성

암 환자가 잊지 말아야 할 사항 중 한가지는 운동이다. 운동이 건강에 필수적인 요소라는 것은 삼척동자도 다 알고 있다. 그러나 암 환자들은 몸이 무겁다는 이유로 또는 기분이 안 좋다는 이유로 심지어 운동할 기력이 없다는 이유로 운동을 하지 않으려고 한다. 이는 매우 잘못된 생각

이다. 운동을 하지 않으면 도리어 암 치료에 나쁜 영향을 주고 몸이 회복되는데 있어서도 지연 효과가 발생된다.

또한 운동은 암을 예방하는데도 매우 효과적이다. 대부분의 현대인들이 앉아서만 생활하는 생활스타일을 가지고 있다. 이에 반해 활동적으로 생활하는 사람들은 유방암, 대장암 등의 발생 위험이 30-40% 정도 줄어드는 것으로 각종 연구 결과들이 밝히고 있다. 이를 위해 보통 하루에 30분에서 1시간 정도 중등도 이상 강도의 운동을 실천할 것을 권하고 있다. 만약 헬스장에 가서 운동을 할 수 없는 사람은 적어도 1시간 이상 걷는 노력이라도 해야 한다. 또한 운동을 하면 항암 치료의 각종 부작용을 극복하는데도 도움이 된다. 그러므로 **우리는 운동을 약이라고 생각해야 한다.**

그러나 불행하게도 암 진단을 받은 사람들은 도리어 몸을 더 움직이지 않으려고 한다. 물론 암 진단이라는 큰 스트레스를 받아서 한 동안 그럴 수 있을 것이다. 그러나 가능한 빨리 이런 모든 스트레스를 이겨내고 몸을 적극적으로 움직여야 한다. 실제 각종 연구에서도 암 환자들이 적극적인 신체 활동을 많이 할수록 수명이 늘어나고 암 재발 비율도 줄어드는 것으로 밝혀졌다. 그러므로 일단 암 치료를 통해 암의 활동을 억제시켰으면 반드시 운동을 통해 신체 및 정신의 생리적 기능들을 최적의 상태로 끌고 가는 전략을 세워야 한다.

운동의 이점: 11가지 항암 효과

운동은 다음과 같은 장점을 지니고 있다. 여러분도 이 글을 읽고 당장 운동을 하겠다는 결심을 가져보길 바란다.

1. 운동은 강력하게 면역 기능을 항진시켜 준다.

운동의 장점 중 제일 먼저 강조되는 것이 바로 면역력을 증대시켜 주는 부분이다. 운동은 전신에 걸쳐 면역 세포들의 순환을 개선시켜주는 작용을 한다. 그래서 면역 세포들이 그들을 필요로 하는 곳으로 쉽게 갈 수 있도록 만들어 준다. 즉, 암세포가 있는 곳까지로 면역 세포들이 순찰을 나갈 수 있게 도와주는 역할을 하는 것이다. 면역 세포들의 순환이 몸 속에서 잘 일어날수록 그들이 암세포들을 효과적으로 공격하여 무력화시킬 수 있다. 물론 세균이나 바이러스 문제도 같은 이치로 생각하면 된다.

운동을 하면 암세포를 죽이는 능력을 지닌 자연살상세포(NK cell), 단핵구, 과립구 같은 면역 세포들의 활동이 왕성해진다. 특히 자연살상세포는 암세포들을 찾아내서 그들을 없애버리기 때문에 '암과의 전쟁'에서 최일선에서 일하는 첨병이라 말할 수 있다. 또한 단핵구와 과립구 역시 암세포들을 파괴시키는데 참여하게 된다. 예를 들어 단핵구가 조직 속에서 대식세포로 변하여 암세포를 잡아먹는 역할을 하고 과립구는 염증을 일으켜서 암세포를 약화시키는 역할을 맡는다.

2. 운동은 미토콘드리아 생산을 자극한다.

암 환자를 비롯하여 많은 만성질환자들이 기력이 떨어진 상태에 있는 이유가 세포 속의 미토콘드리아 기능이 저하되어 있기 때문에 그렇다. 특히 암세포는 미토콘드리아 기능이 거의 망가져 있는 상태라고 보아야 한다. 이런 상태에서 운동은 약물이 아닌 자연스런 방법으로 정상 세포의 미토콘드리아에 활력을 심어주는 생체 신호를 전달해 준다.

최근 연구에서 운동은 미토콘드리아의 복제를 증가시켜주는 신호 물질인 PGC 1-alpha의 농도를 높여주는 것으로 밝혀졌다. 다시 말해 운동을 하면 세포의 에너지 발전소인 미토콘드리아의 수가 늘어나고 그 기능도 개선되기 때문에 세포 활성화에 많은 도움을 준다는 의미다. 이는 운동을 통해 산소를 함유한 혈액의 순환이 전체적으로 개선되면서 나타나는 효과로 추정되고 있다. 따라서 암 환자의 경우 운동이 항암 치료의 부작용도 줄여주고 암의 재발을 방지하는 데도 매우 효과적인 역할을 한다고 볼 수 있다.

그래서 나는 운동이 미토콘드리아를 살리고 그 수를 늘려주는 약물에 해당된다고 생각한다.

3. 운동은 림프시스템을 자극한다.

운동을 하면 림프 순환이 활발해져서 필요한 영양분을 세포에까지 전달해 주는 일이 잘 일어나고 또한 그 안의 면역세포들이 목표 대상인 암세포가 있는 곳까지 이동하기 쉬워진다. 다른 한편으로는 암을 일으키는 각종 발암성 독소들을 제거하는데도 도움을 준다.

제자리 뛰기, 점프하기, 트램블링 같은 동작은 몸 속의 림프를 순환시키는데 많은 도움을 주는 간단한 동작들이다. 이는 스스로 자신의 몸을 마사지 하는 것과 같은 효과를 불러온다. 기력이 약해서 이런 운동 동작을 할 수 없는 사람은 태극권, 기공 체조, 요가, 스트레칭과 같은 부드러운 동작만 해도 림프 순환에 도움을 준다.

4. 운동은 뇌를 포함하여 전신 세포에 산소와 영양 공급을 늘려준다.

앞서 말했듯이 암은 산소가 풍부한 환경 하에서는 자라지 못한다. 따라서 운동을 하면 혈액 순환과 림프 순환이 증가하여 전신 세포들에 많은 산소와 영양분을 공급해 주기 때문에 암이 발생되지 못하고 기존의 암세포도 죽게 되는 현상이 일어나게 된다. 여러분이 고압산소 탱크나 고압산소 혈액정화요법 같은 치료를 받을 수 없다면 운동이라도 열심히 해서 전신 세포에 많은 산소를 공급해 주는 일을 부지런히 해야 한다.

5. 운동은 인슐린 레벨을 낮춰주는 작용을 발휘한다.

인슐린은 몸의 에너지 대사를 조절하는 총사령관 역할을 하는 호르몬이다. 그러나 이것은 또한 암세포들로 하여금 분열하여 증식하라는 신호를 전달해 주는 일종의 성장촉진 인자 역할도 한다. 그리고 다른 성장인자들의 분비도 촉진시키는 작용도 한다. 그 결과 몸 속에서 전반적으로 암 발생이 진행되는 방향으로 몰고가는 동력원 역할을 하게 되는 것이다. 오늘날 많은 사람들이 혈중에 높은 인슐린 레벨을 가지고 있다. 이는 현대인들의 식사가 고탄수화물과 오메가 6 지방산, 트랜스 지방과 같은 불량 지방을 많이 먹기 때문에 그런 것으로 세포막 레벨에서 인슐린 저항성 기전이 형성되어 가고 있는 경우가 대부분이다. 다행스럽게도 고인슐린혈증과 인슐린 저항성은 저탄수화물 건강한 고지방 식단을 통해 쉽게 바로잡을 수 있기 때문에 암 환자들에게도 많은 도움을 줄 수 있다. 운동은 이런 식단과 더불어 인슐린 저항성을 개선하고 혈중 인슐린 레벨을 낮춰주는 작용을 하기 때문에 암 치료는 물론 비만, 당뇨 등을 해결하는데 있어서도 빠져서는 안될 중요한 치료 수단이다.

6. 운동은 땀을 내게 하여 몸 속의 독소 배출을 도와준다.

중등도 이상의 운동이나 신체 활동을 하면 몸 속 체온이 증가하면서 피부에서 땀이 흐르게 된다. 이 때 몸 속에 있던 암을 유발시키는 각종 독소들이 땀과 더불어 몸 밖으로 배출되게 된다. 원적외선 사우나와 같은 방법으로도 이런 효과를 낼 수 있지만 스스로 근육을 움직이며 운동을 하는 것이 더 자연적이고 효과도 뛰어나다.

2011년에 나온 한 연구에서는 많은 양의 독소들이 땀을 통해 빠져 나온다는 사실을 밝히고 있다. 2012년 나온 연구에서는 플라스틱 속의 BPA와 프탈레이트 같은 내분비 교란 물질들이 땀을 통해 배출되는 것을 입증해 보여 주었다.

7. 운동은 에스트로젠을 분비하는 체지방량을 줄여준다.

몸 속에 에스트로젠 레벨이 너무 높으면 유방암, 난소암, 자궁경부암, 전립선암 등과 같은 생식기 계통의 암 발생율이 증가한다. 또한 오늘날 우리가 사는 환경 속에는 에스트로젠과 유사한 작용을 하는 환경 독소들이 많이 증가된 상태에 있다. 이들을 제노에스트로젠이라고 하는데 이들이 현대인들의 몸 속으로 많이 침투해 들어오고 있는 실정이다.

1980년대 하버드 공중보건 대학에서 운동을 많이 하는 여성과 운동을 하지 않는 여성들을 대상으로 생식기 계통의 암 발생률을 비교하였더니 운동을 한 여성 그룹에서 암 발생률이 훨씬 적게 나왔다. 해당 연구 책임자는 그 이유로 운동 선수들이 체지방 비율이 적기 때문이라고 결론 내렸다. 여성에서 지방은 에스트로젠을 생산하고 저장하는 작용을 하는데 운동을 통해서 이 비율이 적어지니까 그만큼 해로운 에스트로젠의 잠재적 위험이 사라진 것으로 해석하였다. 체지방은 또한 테스토스테론이나 DHEA 같은 호르몬을 에스트로겐으로 전환시켜 주는 작용도 한다.

8. 운동은 혈액을 맑게 하고 적혈구들끼리 엉기는 현상도 방지시켜 준다.

혈액이 끈적거리고 그 속의 적혈구들이 서로 들러붙는 현상이 일어나면 혈액이 산소와 영양분을 세포에 제대로 전달해 줄 수 없고 면역세포들이 암 세포와 싸우기 위해 자유롭게 이동할 수 없게 된다. 운동은 혈액의 끈적거림을 없애주고 적혈구들의 엉김 현상도 방지하여 주는 천연 항혈액응고제라고 할 수 있다.

9. 운동은 스트레스와 그로 인해 발생되는 부작용을 줄여준다.

사람들은 스트레스를 받으면 아무 움직임도 하지 않으려고 한다. 그래서 몸을 움츠리고 신체 활동을 거부하는 경향을 가지고 있다. 특히 정신적인 스트레스를 받은 경우에 더욱 그러하다. 물론 시간이 가면 어느 정도 풀리지만 이것을 오래 끌면 도리어 몸에 부담을 주게 된다. 이럴 때일수록 몸을 움직여 적절한 신체 동작을 해 줌으로써 스트레스가 주는 각종 부작용을 최소화시켜 주어야 한다.

스트레스 호르몬인 코티졸은 면역 기능을 저하시키는 성질을 가지고 있기 때문에 이것이 몸에 오래 머무르게 해서는 안 된다. 적절한 운동을 하면 몸 안에서 스트레스 호르몬을 분해시키는 일이 일어나고 다른 한편으로 엔도르핀이 분비될 수 있기 때문에 면역 기능의 저하를 예방할 수 있다.

10. 운동은 우울증과 불면증을 완화시켜 준다.

우울증과 불면증은 면역시스템을 억제시키는 작용을 하기 때문에 암 환자에서 흔히 볼 수 있는 증상이다. 이런 환자들에게는 무조건 나가서 몸을 움직여 보라고 권하고 있다.

운동을 하면 뇌 속에서 기분을 좋게 만들어주는 엔도르핀과 세로토닌의 분비가 증가하게 된다. 또한 노어에피네프린과 도파민의 작용도 증가한다. 그래서 전반적으로 감정과 기분을 주관하는 뇌 활동이 개선되고 수면 활동도 호전된다. 비록 땀이 날 정도로 격렬한 운동을 하지 못한다고 하더라도 신체 활동을 하게 되면 기분과 감정을 조절하는 긍정적인 신경전달물질들과 호르몬들이 분비되어 기분이 좋아지고 밤에 잠도 잘 자게 된다.

11. 운동은 장 운동을 촉진시켜 대장암 발생의 위험을 낮춰준다.

신체 활동을 하면 장의 움직임도 활발해진다. 그래서 먹은 음식의 부패가 줄어들고 대사 쓰레기들의 배출이 빨라진다. 이런 독성 물질들과 노폐물들이 장 속에 오래 머무르게 되면 대장암 발생률이 증가할 수 있다. 따라서 운동을 통해 장의 움직임을 빠르게 하는 것이 여러 면에서 도움을 준다.

암 치유를 위한 운동 프로그램

암 환자들 중에 운동을 하라는 말만 들으면 고개를 저으면서 못한다고 거부하는 사람들이 많이 있다. 물론 처음에 몸 상태가 안 좋아서 그런 반응을 보일 수 있다고 생각한다. 그렇지만 본 **"양생 암 치유 및 예방 프로그램"**을 시작하면 나중에 생각이 달라지게 된다. 몸이 점점 더 가벼워지고 기분도 좋아져서 생명력이 살아나는 느낌을 받게 되기 때문이다. 그러면 운동을 거부하던 분들도 점차 운동을 하고 싶은 생각이 저절로 들기 시작한다.

그래서 가장 먼저 평소 자신이 하던 집안일을 하기 시작하게 된다. 그리고 나면 조금 더 나아가서 야외에서 걷고 달리고 자전거 타고 하는 등의 활동을 하게 되고 요가, 필라테스, 태극권, 기공, 심지어는 헬스장에 등록하는 사람들도 생기게 된다.

본 프로그램에서 중요하게 생각하는 것은 무조건 하루 30분에서 1시간을 자리에서 일어나 운동 하라는 것이다. 만약 한꺼번에 이런 시간을 내기 힘들다면 하루를 쪼개서라도 이 만큼의 시간을 내도록 해야 한다. 가령 한 시간 마다 5-10분간 자리에서 일어나 운동을 하는 식으로 말이다. 아침부터 저녁까지 중간에 운동을 할 수 있는 시간을 만들고 이를 실천하는 것이 중요하다는 점을 강조해서 말해주고 싶다. 그리고 운동을 못한 날에도 하루 운동을 못했다고 실망하여 자신이 실패자라고 생각하지 말고 항상 내일 다시 새롭게 시작하겠다는 마음으로 본 프로그램에 매진해 주길 바란다.

또한 매일 같은 운동을 하는 것이 지겹다고 생각하면 그것을 바꿔 보는 것도 고려해 봄직하다. 가령 매일 헬스장에 가는 것이 지겹다고 생각하면 야외로 나가 달리기나 자전거 타기를 하는 것으로 바꿔 볼 수도 있다. 또는 헬스장 말고 다른 신체 활동 프로그램으로 바꿔서 열심히 해 보는 것도 좋다.

만약 도저히 일어나 운동할 기력이 없는 사람이라면 운동의 이점을 얻기 위해 본인이 직접 또는 다른 간병인의 도움을 받아서 정기적으로 림프 마사지를 하도록 한다.

표. 신체 상태에 따른 운동 프로그램

침상에 누워 있거나 휠체어를 타야 되는 상태인 경우
- 일주일에 3-5회 마사지 치료를 받는다.
- 침대나 휠체어에서 팔이나 다리 등 움직일 수 있는 부분만이라도 움직인다.
- 몸의 림프 순환을 도와주는 자동 마사지 기계를 이용한다.

기력과 에너지가 부족하여 경미한 운동밖에 할 수 없는 경우
- 5-10분 정도 스트레칭을 한다.
- 일주일에 3회이상 20-30분 정도 가벼운 요가 운동을 한다.(필요하면 요가 수업을 받거나 비디오를 통해 연습한다.)
- 일주일에 3-5회 10-30분간 걷기 운동을 한다.
- 빨래 접기를 한다.(30분 동안)
- 집안을 청소 한다.(30-60분)
- 일주일에 1-2회 요가, 태극권, 기공 수업을 듣는다.
- 미니 트렘블링 운동을 한다.(5-20분)

중등도 이상의 운동을 할 수 있는 경우
- 5-10분 정도 스트레칭을 한다.
- 일주일에 3-5회 이상 30-60분 정도 요가 수업을 받는다.
- 일주일에 4-6회 30-60분 정도 걷기 운동을 한다.
- 30-60분 정도 가벼운 웨이트 트레이닝
- 일주일에 3회 30-60분 정도 자전거 타기 또는 수영
- 일주일에 3회 태극권, 기공 수업을 듣는다.
- 미니 트렘블링 운동을 한다.(20-30분)

운동은 강력한 항암 치료 효과를 가지고 있다. 그러므로 **"몸속 대청소"**와 항암 식단 및 보충제 섭취와 더불어 운동 프로그램도 본 **"양생 암 치유 및 예방 프로그램"**의 주요 항목이라는 점을 잊지 말고 이를 여러분의 새로운 생활 습관의 일부로 만들어야 한다. 그러면 틀림없이 여러분은 약과 방사선 또는 수술과 같은 극단적인 방법을 사용하지 않고도 몸에서 새로운 생명력이 되살아나는 것을 경험하게 될 것이다.

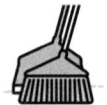

충분한 수면
제8장

이 장에서는
- ▶ 충분한 수면이 암을 극복하는데 도움을 주는 이유
- ▶ 불면증 또는 수면 장애의 원인들
- ▶ 완벽한 수면을 위한 해결 방법(수면 위생 및 수면 보충제 사용)

등을 알아보기로 한다.

수면의 중요성

　오늘날 많은 사람들이 밤에 충분한 잠을 못 자고 있다. 특히 암 환자들 중에 이런 사람들이 많이 있다. 그래서 현대인들은 자신도 모르게 불면증 또는 수면 장애의 늪에 걸려 고통을 받고 있다. 이제 밤에 달콤한 잠을 자겠다는 바램은 더 이상 사치스러운 욕심이 아니라 면역 기능을 강화시켜 암에 안 걸리고 대사 균형을 바로잡아 비만이나 당뇨, 심장병

에 걸리지 않고 건강을 지키기 위한 절실한 당면 과제라고 할 수 있다.

우리 몸은 원상으로 리셋되기 위해서는 충분하고 완전한 휴식 시간을 갖지 않으면 안 된다. 만약 이 조건이 충족되지 않는다면 아무리 건강한 음식을 먹고 운동을 열심히 한다고 해도 건강한 몸 상태를 달성할 수 없다. 잠을 제대로 자지 못하게 되면 멜라토닌 호르몬이 적게 분비되고 자연살상세포(NK cell)들이 조금 밖에 만들어 지지 못하게 된다. 멜라토닌과 자연살상세포는 직접적으로 암세포들을 죽이는 항암 효과를 가지고 있으며 면역 기능을 증대시켜 주는 작용을 하기 때문에 이들이 부족하게 되면 당연히 암 발생의 위험성이 증가하게 된다. 또한 수면 부족은 염증 레벨을 증가시키고 스트레스 호르몬인 코티졸 레벨도 올려준다. 그리고 인슐린 저항성과 복부를 중심으로 체중 증가가 일어나게 만든다. 또한 수면 중에는 각종 해독 과정과 손상된 세포들의 수리 작업이 일어나야 하는데 이 과정들도 지장을 받아 몸 속에 독소가 쌓이고 손상된 세포들이 늘어나게 되는 암울한 상황을 맞이하게 만든다. 이들은 모두 암 발생에 직간접적으로 기여하는 요인이 되기 때문에 수면 부족이 암 발생에 미치는 영향이 어느 정도인지 대략 가늠해 볼 수 있다.

실제 많은 연구에서도 수면 부족과 암 발생 사이의 관련성을 분명하게 보여주고 있다. 수면이 부족한 사람들이 유방암 또는 전립선암에 잘 걸린다는 연구 결과들이 여럿 나와 있는 것이 그 대표적인 예라 할 수 있다. 그러므로 암 환자들은 낮부터 밤에 잠을 잘 자기 위한 준비를 열심히 해야 한다. 왜냐하면 잠을 잘 자야 몸의 해독 기능이 원활해지고 손상된 세포들도 재생되고 암세포들이 면역세포들에 의해 사멸될 수 있는 기회가 늘어나기 때문이다. 그리고 잠을 충분히 자야 식욕과 대사 기능도 정상적으로 조절되고 뇌신경계 기능도 원상으로 회복될 수 있어 건강한 생리적 상태를 유지할 수 있게 된다.

불면증의 원인

스트레스

스트레스는 그것이 짧은 것이든 장기간 지속되는 것이든 간에 수면을 방해한다. 스트레스를 받고 잠자리에 들면 그 생각으로 불안, 초조, 근심, 걱정이 계속되어 잠을 이룰 수 없다. 이것이 습관화되면 나중에는 스트레스 원인이 사라진 뒤에도 온갖 상념들이 꼬리에 꼬리를 물고 일어난다. 그래서 도저히 잠을 이루지 못하고 뜬 눈으로 밤을 지새거나 토끼잠을 자게 된다.

이런 스트레스를 줄이기 위해서는 머리 속에서 각종 생각들을 지워버리는 훈련을 해야 한다. 이를 위해 음악을 듣거나 또는 명상을 하는 등의 훈련을 할 필요가 있다. 그래서 뇌파가 느려지게 만드는 연습을 해야 한다.

수면무호흡 증후군

두 가지 유형이 있다. 잠을 자는 동안에 숨을 쉬는 길목이 잠시 폐쇄되어 호흡이 정지된 채로 있는 상태가 반복되는 것을 폐쇄성 무호흡증이라고 하고 뇌신경계가 손상되어 호흡 근육들을 활성화시키지 못하는 경우를 중추성 무호흡증이라고 한다.

수면 무호흡증이 있으면 몸 속으로 산소 공급이 충분하게 일어나지 못하기 때문에 암 발생률이 높아지고 조기 사망할 가능성도 증가한다.

자신이 이런 수면무호흡 증후군을 가지고 있는지 정확하게 알아보려면 같은 집안 식구에게 자신의 잠자는 모습이 어떠한지 물어 보면 된다. 그렇지 않을 경우에는 시간상으로 충분히 잠을 잤는데도 자고 일어나서 몸이 무겁고 피곤하며 낮에도 졸린 상태가 지속되는 경우에는 이를 의심해 볼 필요가 있다. 그러나 가장 정확한 것은 병원에서 가서 검사를 해보는 것이다.

미약한 경우에는 잠자는 자세를 바꾸거나 체중을 줄이거나 또는 술을 먹고 자는 습관을 고치는 것만으로 해결이 될 수 있다. 그러나 아주 심한 경우에는 턱과 구강의 위치를 교정해 주는 구강내 장치를 사용하거나 지속적 양압호흡기(CPAP)를 착용하는 방법을 고려해 보아야 한다.

운동 부족

운동 부족도 밤에 깊은 수면을 취하지 못하게 만드는 원인이 된다. 그 이유는 낮에 활동하면서 분비되어야 할 스트레스 호르몬들이 밤에 분비되기 때문이다. 그래서 하루 종일 앉아서 생활하고 자동차만 타고 다니는 사람은 낮에 스트레스 호르몬이 축적되어 있다가 밤에 분비되는 생체 리듬의 교란 현상을 맞이하게 된다.

이런 생체 리듬의 교란을 바로잡기 위해서는 낮에 운동을 해야 한다. 꼭 격렬한 운동이 아니어도 좋다. 낮에 햇빛을 쬐며 신체 활동을 하면 코티졸의 생체 리듬이 회복되어 밤에 잠을 잘 잘 수 있게 된다.

불량한 식사

밤에 당분이 많은 정크 식품이나 알레르기 반응을 일으키는 음식을 먹고 자먼 자는 도중에 혈당이 떨어지거나 알레르기 염증 반응이 일어나서 잠을 깨게 만든다. 또한 마그네슘과 같은 중요 미네랄이 부족한 경우에도 잠에 빠지는 것을 방해하거나 잠을 자다가 하지 근육들이 떨리거나 경련이 일어나는 현상을 경험하게 만든다. 이 외에 다른 비타민과 미네랄의 부족은 불안, 초조, 근육 경직 등을 일으키는 원인이 될 수 있다.

그러므로 자기 전에는 지나치게 당분이 많은 정크 식품이나 알레르기 반응을 일으키는 음식들은 먹지 말아야 한다. 그리고 평소 양질의 건강한 식사를 통해 충분한 비타민과 미네랄을 섭취해 놓고 있어야 한다.

약물 복용

처방 약을 복용 중이면서 충분한 수면을 취하지 못하는 사람은 우선 현재 먹고 있는 약물이 수면을 방해하고 있지 않은지 의심해 보아야 한다. 그래서 자신의 담당 의사와 이 문제를 상의해 보라고 권하고 싶다. 모든 사람은 같은 약물에도 다른 반응을 보일 수 있기 때문이다.

수면제나 진정제 또는 항우울제를 복용하고 있는 사람은 처음에는 잠을 잘 잘 수 있을 지 모르지만 장기적으로는 불면증에 빠질 수 있다는 점을 명심하고 있어야 한다. 그것은 이 약물들이 몸에서 세로토닌과 같이 기분과 수면을 긍정적인 방향으로 바꿔주는 신경전달물질의 공급을 고갈시켜 버리기 때문이다. 이런 약물들은 장기적으로 사용하면 기억력 상실, 빈맥, 현기증, 입마름, 우울증, 기분저하, 변비, 안절부절함 등과 같은 증상들을 경험하게 만든다. 특히 수면제의 장기간 사용은 면역시스템의 주된 사령관 격인 GcMAF 라는 단백질의 생산을 감소시킨다. 그래서 현저하게 면역력이 저하되는 상황에 빠지게 된다.

호르몬과 신경전달물질의 불균형

현대인들은 스트레스, 플라스틱과 전자기장 같은 환경 독소들, 각종 질병, 영양이 부족한 불량 식사, 노화 등 여러 원인으로 호르몬 불균형 상태를 맞이하게 된다. 또한 이런 불균형으로 말미암아 궁극적으로 월경전긴장증후군(PMS), 갑상선 기능 장애, 부신기능저하, 대사증후군, 당뇨 같은 여러 질병에 걸리게 된다. 그리고 이로 인해 피곤에서부터 두통, 비만, 우울, 불면증에 이르기까지 다양한 증상들도 경험하게 된다.

호르몬은 자체 피드백 시스템을 가지고 있고 서로 간에 연결되어 있어 다른 호르몬이나 신경전달물질의 기능에도 영향을 주는 복잡한 양상을 띠고 있다. 예를 들어 갑상선 기능저하증은 에스트로젠 우세 현상과 맞물려 있고 이는 다시 부신 기능부전과도 연계되는 양상을 이룬다. 따라서 호르몬들의 불균형이 엉켜 있고 그 증상의 일환으로 불면증과 피로 등이 나타나는 경우에는 문제 해결을 위한 실마리를 찾기가 매우 어렵다. 이는 중추신경계의 신경전달물질들 간의 불균형에서도 마찬가지다. 세로토닌, GABA 같은 진정성 물질들은 부족해지고 에피네프린, 글루타메이트 같은 흥분성 물질들은 과다하게 증가해서 깊은 잠을 잘 수 없게 되는 것이다.

이런 호르몬과 신경전달물질의 불균형을 바로잡기 위해서는 각종 검사도 필요하지만 내 생각으로는 **"몸속 대청소"와 항암 식단을 기본으로 하는 "양생 암 치유 및 예방 프로그램"의 실천으로 모든 불균형을 총체적으로 바로잡는 것이 가장 확실하고 빠른 방법이라고 생각한다.** 물론 이 때 약간의 보충제 섭취로 이를 도와주면 더욱 빨리 균형을 회복시킬 수 있다.

기타 불면증과 수면 장애의 원인들

다른 원인으로는 카페인, 알코올, 전자기장의 영향 등을 들 수 있다.

낮에 무심코 먹은 카페인 섭취가 밤에 잠을 방해하는 요인이 되는 경우를 흔히 목격할 수 있다. 카페인의 효과는 8시간 정도 지속되기 때문에 점심 이후에 먹은 카페인은 밤에 잠이 드는 것을 얼마든지 방해할 수 있다. 그러므로 카페인이 든 음료를 오후에 먹지 말도록 해야 하고 꼭 먹으려면 오전 중에 먹도록 해야 한다.

알코올은 처음에는 긴장을 풀어주어 잠에 빠지게 만들지만 나중에 깊은 잠을 못 자고 수면 패턴을 방해하는 작용을 한다. 그래서 쉽게 잠에서 깨어나고 일단 깬 뒤에는 다시 잠들지 못하게 만드는 원인으로 작용한다. 그런데도 이런 사정을 잘 모르는 사람들은 잠이 안 온다고 술을 먹는 실수를 빈번하게 저지르고 있다.

전자기장의 영향도 결코 무시할 수 없다. 이로 인해 잠을 못 자고 잠을 자도 좀비처럼 돌아다니면서 자는 사람들이 많아지고 있다. 이를 막기 위해 침실에서는 모든 전기기구들의 전원 스위치를 빼 놓는 것이 권장되고 있으며 핸드폰조차도 침대 옆에 두지 말고 자는 습관을 들여야 한다. 당연히 와이파이 연결도 끊고 자는 것이 좋다.

완벽한 수면을 위한 해결책

불면증과 수면 장애 문제를 해결하기 위한 방법에는 여러 가지가 있다. 아침에 일어나서 올바른 생체 리듬을 회복하는 일부터 시작하여 하루 일상 생활을 잘 지내는 일 등이 모두 수면의 질에 영향을 미친다. 그러므로 그 해결책이 꼭 잠자기 직전의 행위에만 국한되어 있다고 보면 안된다. 역시 이 문제를 해결하는데 있어서도 자신의 생활 전체를 재조명하는 차원에서 문제의 해법을 찾아야 한다. 이 점에 관해서는 본인의 다른 저서인 **"심혈관질환의 예방 및 근본 치유법"** 제23장 양생 수면법에 자세히 적혀있다. 따라서 여기서는 중요한 요점만을 모아서 말해 보기로 한다.

최적의 수면 위생

잠을 푹 자기 위해서는 잠을 방해 받지 않고 잘 잘 수 있는 완전 휴식을 위한 주변 환경을 만들어 놓아야 한다. 불행하게도 많은 사람들이 이런 환경의 중요성을 깨닫지 못하고 아무데서나 잠을 자고 있다.

우선 잠을 잘 자기 위해서는 침실을 가능한 어둡게 만들어야 한다. 우리 몸은 창문을 통해 아주 작은 불빛만 들어와도 수면 호르몬인 멜라토닌 생산을 중단한다. 따라서 검은 색 커튼을 사용하여 침실로 이런 빛이 새어 들어 올 수 있는 여지를 완전 차단시켜 놓아야 한다. 또한 빛 차단을 위해 침실 안에서 반짝이는 불빛도 모두 없애야 한다. 그래서 TV와 같은 전자 기기와 전자 시계의 전원도 끊어 놓아야 한다. 만약 알람 시계를 꼭 사용해야 한다면 그 액정 화면을 두꺼운 수건으로 덮어 놓아야 한다. 이렇게 침실을 어둡게 만들 수 없는 경우에는 반드시 개인용 수면 안대와 귀마개를 착용하고 잠을 자야 한다.

다음으로 중요한 점은 수면 시간이다. 우리 몸은 낮에 활동하고 밤에 잠을 자도록 설계되어 있다. 따라서 밤 10시경을 전후로 잠자리에 드는 것이 가장 바람직하다. 그 이유는 밤 10시와 새벽 2시 사이에 멜라토닌 생산이 가장 많고 몸에서 독소를 해독하는 작용도 가장 효율적으로 진행되기 때문이다.

　이 밖에 잠을 잘 자기 위해 잠자기 직전에 몸을 흥분, 긴장시키는 일을 하지 말고 몸을 적극적으로 이완시키는 일을 할 필요가 있다. 잠자기 적어도 1시간 전에는 컴퓨터나 핸드폰을 사용하지 말고 가능한 TV도 시청하지 않는 것이 좋다. 당연히 잠자기 직전에 운동을 하는 것 역시 삼가야 한다. 몸을 이완시키기 위해 족욕이나 반신욕을 하거나 카모마일 차와 같은 진정 효과가 있는 음료를 마시는 것도 필요하다. 이처럼 적극적으로 몸을 이완시키는 일을 하면 깊은 수면을 자는데 많은 도움이 된다.

수면 보충제

멜라토닌

　멜라토닌은 뇌의 중간에 위치한 송과샘에서 분비하는 수면 관장 호르몬이다. 송과샘은 낮에는 비활동성으로 있다가 밤에 어둠이 짙어지면서 멜라토닌을 생산하기 시작한다. 문제는 현대 사회가 전기로 움직이는 사회라서 밤이 되어도 각종 인공 불빛들이 꺼지지 않고 도리어 더 화려하게 우리의 눈과 뇌를 자극하고 있다는데 있다. 그로 인해 많은 사람들에서 멜라토닌 생산량이 부족한 상태에 직면해 있다. 2011년 한 연구에서는 해가 지고 난 뒤에 방 안에 인공 불빛을 켜게 되면 멜라토닌 생산량이 감소되는 것은 물론이고 그 작용 시간도 약 90분정도 단축된다고 발표한 일이 기억난다. 따라서 밤에 전기 불빛을 킨 상태에서는 당연히 깊고 긴 잠을 잘 수가 없다.

　이런 문제를 극복하기 위해 나는 암 환자들에게 멜라토닌을 보충제로 섭취하는 것을 권장하고 있다. 그러나 너무 지나친 용량은 오히려 잠을 방해할 수 있기 때문에 자신에게 맞는 적절한 용량을 의사와 상담하여 정하는 것이 바람직하다고 생각한다.

진정 작용을 하는 아미노산들

5-HTP, L-트립토판, GABA 이 3가지 아미노산들은 진정 작용을 하는 대표적인 아미노산들이다. 따라서 불면증 같은 수면 장애를 개선하는데 도움을 줄 수 있다. 특히 뇌 속의 화학적 불균형을 가진 사람들에서 이들을 사용하면 많은 도움을 얻을 수 있다.

5-HTP는 수면, 기분, 에너지 등을 조절하는 세로토닌이란 신경전달물질을 만드는 전구체다. 따라서 이를 적당량 섭취하면 세로토닌 레벨을 올릴 수 있다. 보통 잠자기 30분전에 100mg 캡슐을 1-2개 먹는다. 그러나 이 정도에도 아주 민감한 반응을 보이는 사람들이 있다. 그런 경우에는 처음에 50mg으로 시작하여 그 반응을 보아가면서 서서히 증량한다.

L-트립토판은 5-HTP의 전구물질이다. 그래서 5-HTP 대신 또는 5-HTP를 보조할 목적으로 사용할 수 있다. 사람마다 반응이 달라서 어느 사람은 5-HTP에, 다른 사람은 L-트립토판에, 또 다른 사람은 이 두 가지를 모두 사용할 때 좋은 반응을 보인다. 그러므로 의사의 지시 하에 자신에게 가장 맞는 것이 어떤 방법인지 찾아내야 한다. L-트립토판만 복용할 경우에는 잠자기 30분전에 500mg 캡슐 1개를 먹으면 된다.

대부분의 사람에서는 안전하지만 항우울증 약을 복용하는 사람에서는 사용하면 안 된다. 세로토닌 레벨이 너무 증가하여 부작용이 발생할 수 있기 때문이다. 따라서 역시 담당 의사와 상의하여 복용 여부와 그

용량을 정하는 것이 가장 좋은 방법이라 할 수 있다.

GABA는 천연 진정제 역할을 하는 신경전달물질이다. 만약 5-HTP나 L-트립토판으로 잠을 푹 못 잘 경우에는 GABA를 사용하면 효과를 볼 수 있다. 잠자기 30분 전에 250mg 한 캡슐을 먹어 본다. 이것으로 별 효과가 없으면 다음에는 2캡슐 500mg을 먹는다. 그 이상은 먹지 않도록 한다. 진정 작용을 하는 아미노산의 과다 사용은 심각한 부작용을 일으킬 수 있다. 그러므로 사용한다고 해도 가능한 최저 용량으로 사용하는 것을 원칙으로 해야 한다.

GABA도 역시 사용해서는 안될 경우가 있다. 특히 항우울제나 수면제, 진정제 약물을 복용하고 있는 사람에게는 사용하지 말아야 한다. 따라서 반드시 의사와 상의하여 복용 여부 및 용량을 결정해야 한다.

유전자 중에 MTHFR의 기능 이상으로 아미노산으로부터 신경전달물질의 생산이 원활하게 일어나지 못하는 사람들이 있다. 이런 사람은 아미노산을 섭취해도 이를 잘 활용하지 못하기 때문에 도리어 몸이 매우 안 좋아지는 것을 경험하게 된다. 이런 사람은 MTHFR 유전자 검사를 받아보길 권한다. 그리고 아미노산으로부터 신경전달물질이 잘 만들어질 수 있도록 돕는 영양소들을 복용해야 한다. 가장 좋은 것이 메틸코발라민(B12)이다. 이 밖에 L-methylfolate, SAMe, P5P(B6의 생체 이용률을 높인 것) 등이 있다.

기타 수면보조 허브 제품들

대자연 속의 여러 약초들 중에는 잠을 잘 자게 도와주는 것들이 여럿 있다. 발레리안, 호프, 레몬밤, 카모마일, 라벤다, 패션플라워 등이 그런 것들이다. 이들은 뇌신경계에 작용하여 그 효과를 나타내며 대부분의 경우 안전하게 사용할 수 있다. 그러나 간혹 이런 제품들을 복용하고 나서 아침에 두통이나 몸이 느려지는 현상 등을 경험할 수 있다. 특히 많은 용량을 복용한 경우에 더욱 그럴 수 있다. 그런 경우에는 복용량을 조금 줄여야 한다. 또한 주의할 점으로는 다른 수면제 또는 진정제 약물을 복용하고 있는 사람의 경우에 반드시 의사와 상의하여 추가 복용여부를 결정해야 한다는 점을 강조해서 말해 두고 싶다.

표. 잠을 잘자기 위한 해결책

해결책	이점
개인적인 수면 위생 예) • 밤에 침실을 컴컴하게 • TV, 전자시계등의 전원끄기 • 수면안대/귀마개 착용 • 10시까지 잠자리에 들기 • 족욕, 반신욕, 목욕 • 자기전 1시간 전에 컴퓨터 끄기	• 어둡고 조용한 환경을 조성하고 몸을 이완된 상태로 만들어 준다. • 수면-각성 싸이클을 회복시킨다.
수면 보조 음악 듣기	• 뇌를 이완된 상태로 유도시켜 준다.
보충제	
멜라토닌	• 수면-각성 싸이클을 조절하여 준다. • 항암 작용을 한다. • 용량은 자기 전에 1-3mg 정도
5-HTP	• 세로토닌 생산을 촉진시켜 준다. • 용량은 자기 전에 100-300mg

L-트립토판	• 세로토닌 생산을 촉진
	• 용량은 자기 전에 500–1,500mg
GABA	• 진정 작용을 하고 수면을 유도하는 GABA의 균형을 유지시켜 주기 위함.
	• 용량은 자기 전에 250mg 캡슐 1–3개 정도
허브 제품들 발레리안, 호프, 카모마일, 라벤다, 레몬밤, 패션플라워	• 몸과 뇌를 이완시켜 주는 진정 성분을 포함하고 있다.

스트레스 조절
제9장

이 장에서는
- ▶ 스트레스가 면역 기능을 억제시키고 암을 포함하여 각종 질병의 발생에 기여하는 이유
- ▶ 스트레스 해소 방법
- ▶ 감정적 스트레스를 줄여주는 전략들

등을 알아보기로 한다.

암과 스트레스

　심리적 스트레스는 몸의 자율신경계 및 면역시스템에 나쁜 영향을 주어 암을 발생시키는 것은 물론 기존 종양을 증식시키는 방향으로 기여하게 된다. 스트레스 호르몬인 코티졸은 염증 반응을 촉진시키고 면역세포 중에서 암세포를 죽이는 자연살상세포(NK cell)의 기능과 수를 억제시킨다. 또 다른 스트레스 호르몬인 노어에피네프린은 종양 조직으로

하여금 종양 주변의 조직들을 분해시키는 물질들을 생산하여 분비하게끔 만든다. 그래서 암이 혈류를 타고 다른 곳으로 전이될 수 있게 도와준다. 또한 노어에피네프린은 종양 내의 혈관 증식을 자극하는 VEGF라는 성장인자를 분비하게 만들어 종양이 계속해서 주변 세포들로부터 영양분을 빼앗아 자랄 수 있게 만드는데 기여한다. 따라서 스트레스를 잘 관리하는 것도 암을 예방하고 치료하는데 있어서 빠져서는 안될 중요한 전략이 된다.

특히 스트레스 중에 정신적 감정적 스트레스가 암 발생에 가장 큰 영향을 미친다. 물론 이런 감정적 스트레스에는 암 진단을 받았다는 사실 자체도 포함된다. 그렇지만 과거 또는 현재의 여러 정신적 감정적 스트레스가 기반이 되어 잘못된 식생활스타일을 갖게 만들어서 현재에 이른 것이란 점을 고려할 때 오래된 감정적 스트레스는 빨리 해결하거나 버릴수록 유리하다. 또한 암 진단이라는 현재 당면한 스트레스도 **"양생 암 치유 및 예방 프로그램"**을 통해 신속히 긍정적인 자극으로 전환시키도록 노력해야 한다.

다행스럽게도 나는 암 환자들의 스트레스를 줄여주고 감정적 갈등을 해결해 줄 수 있는 강력한 방법을 발견하였다. 그것은 바로 **"양생 암 치유 및 예방 프로그램"** 이란 것으로 몸 속 청소를 완벽하게 함으로써 정신적 감정 부분의 청소까지 말끔하게 해결하는 방법이라 할 수 있다. 여러분이 이 프로그램을 시작하면 여러분 마음 속에 자리잡고 있던 각종 불안, 우울, 분노, 두려움 같은 것들이 하나씩 사라지는 것을 경험할 수 있게 된다. 그리고 암에 대한 생각과 두려움도 충분히 극복할 수 있게 된다. 나는 이것이 우리의 몸과 마음이 연결되어 있기 때문에 오는 현상이라고 생각한다. 정신적 긴장이나 감정적인 문제도 신체적 생리 기능들이 안정되고 호전되면 그 안에 녹아들면서 완전히 사라질 수 있다는 점을 많은 암 환자들을 통해 여러 차례 경험하였다.

비록 암 자체가 몸과 정신, 감정 모두에 영향을 미치는 큰 사건이지만 동시에 그것은 몸과 정신, 감정의 불균형이 만들어낸 결과라는 사실을 깨닫고 이 악순환의 고리를 본 **"양생 암 치유 및 예방 프로그램"**을 통해 선순환의 고리로 전환시켜주는 계기가 될 수 있도록 열심히 노력해 주길 바란다.

스트레스 해소 방법

심호흡법

호흡은 우리가 의도적으로 자율신경을 컨트롤 할 수 있는 유일한 수단이다. 우리는 깊고 느린 호흡을 통해 부교감신경을 자극하고 몸을 이완시킬 수 있다. 그러면 세포 속으로 더 많은 산소가 전달되고 각종 정신적 스트레스가 호흡을 따라 몸 밖으로 배출된다. 실제 각종 연구에서도 호흡이 혈당과 인슐린 레벨을 낮춰주고 자유기 생산을 줄여주는 효과를 가지고 있는 것으로 나타났다. 높은 혈당과 인슐린 레벨 그리고 자유기 발생은 모두 암 발생과 성장을 촉진시키는 요인이다.

심호흡하는 방법에는 여러 가지가 있다. 그러나 공통점은 평소와 달리 횡격막을 이용하여 복식 호흡을 하는 것이다. 자세한 방법은 다음에 나오는 명상하는 법을 설명할 때 같이 하기로 한다. 명상을 하지 않고 심호흡만 하려고 한다면 마음을 비우는 법은 무시하고 호흡하는 법에만 집중하여 이를 실천하면 된다.

명상

많은 사람들이 복잡한 현대 사회를 살면서 외부 환경의 자극에만 촉각을 곤두세우고 살다 보니 자신의 내면에 또 다른 세계가 존재한다는 사실을 모르고 살고 있다. 그러다가 건강이 악화되거나 또는 큰 스트레스를 받아서 몸의 생리적 균형이 깨지게 되면 그때서야 내면 세계의 회복이 얼마나 자신을 지탱해 주는 매우 소중한 기반인지 깨닫게 된다. 따라서 **명상은 평소 자신의 내면 세계("몸 속 환경")를 발견하기 위해 떠나는 여행이라 할 수 있다.**

명상을 하는 동안에는 외부 세계로부터 받는 모든 자극들을 차단시키기 때문에 그것과 관련된 각종 스트레스를 해소시키는데 큰 도움을 얻을 수 있다. 또한 명상을 통해 **"몸 속 환경"**의 평화를 복원시키기 때문에 각종 세포의 치유를 도모할 수 있다. 이런 점에서 암 환자들의 경우 망가진 **"몸 속 환경"**을 바로 잡기 위해 규칙적인 명상 시간을 갖는 것이 충분한 수면 못지 않게 중요하다고 생각한다.

각종 연구에서도 암 환자들이 항암 치료를 받으면서 명상 프로그램까지 참여하게 되면 삶의 질이 개선되고 정신적 스트레스를 완화시켜 더 좋은 결과를 얻을 수 있다고 밝히고 있다. 암에 대한 두려움, 죽음에 대한 공포, 통증에 대한 걱정 등이 사라지고 마음의 평화를 찾고 뇌를 맑게 해 줄 수 있다는 등의 장점들을 나열하면서 말이다.

명상을 할 때에는 처음에는 명상 음악을 들으면서 뇌파를 서서히 낮은 주파수로 튜닝해 가는 훈련을 반복하는 것이 효과를 보는데 훨씬 도움이 된다.

다음 상자 속의 내용은 명상하는 법고 호흡하는 법을 기술한 것이다.

명상하는 법/ 심호흡법

명상의 중심에는 자신의 마음을 챙기는 작업이 자리잡고 있다. 마음을 챙기는 작업은 자신의 생각들을 제어하고 이들이 의식의 수준에서 사라지게 만드는 것을 말한다. 그래서 이를 마음의 평화를 찾는 과정이라고도 말한다. 마치 시끄러운 라디오 소리의 볼륨을 줄여서 고요한 정적이 흐르게 하는 과정과 같다고 보면 된다.

명상은 앉아서 할 수 있고 누워서 할 수도 있다.

가장 간단한 방법은 자신의 호흡에만 집중하는 호흡 명상이다. 깊은 호흡에만 신경 쓰다 보면 다른 생각들이 떠오르지 않고 조절되는 것을 경험할 수 있다. 그래서 심호흡 방법과 같다고 할 수 있다. 실제로 이런 심호흡법을 통해 호흡 명상을 하게 되면 자신도 모르게 더 깊은 무아지경으로 빠져 들어가는 것을 경험해 볼 수 있다.

1. 바닥에 담요를 깔고 눕는다. 불편하면 베개를 목 밑이나 무릎 밑에 댄다. 어깨는 편평하게 하고 몸을 바로 하여 사지 근육들을 이완시킨다.

2. 양손을 배위에 올려 놓고 천천히 코로 숨을 들이마신다. 숨을 들이 마실 때에는 가슴이 아니라 배가 올라오게 해야 한다. 손으로 배가 올라오는 것을 느껴야 한다. 이를 복식 호흡이라고 한다. 복부가 가슴보다 먼저 팽창되는 것을 느껴야 올바른 복식 호흡을 하는 셈이 된다.

3. 가슴까지 깊게 공기를 들이 마셨으면 이제 서서히 복부 근육을 수축시켜 숨을 내쉰다. 숨을 내쉴 때에는 입으로 내쉰다. 그러나 코로 내쉬는 것이 편하면 그렇게 해도 상관없다. 숨을 내쉬는 시간이 들이마시는 시간보다 더 길어야 한다. (참고: 들숨:날숨의 비율이 1:2 이상이 되어야 한다.)

이상과 같은 심호흡법을 시행하면서 자신의 마음을 챙기고 생각은 버려야 한다. 이를 위해 처음에 할 수 있는 방법 중 하나는 자신에게 즐거움 또는 기쁨을 가져다 주었던 한 가지 대상을 선정하고 그것에 집중하는 것이다. 예를 들어 아름다운 꽃이나 한 줄기 갸름한 촛불 등을 생각하는 것이다. 이 때 생각이 그 한 가지 대상에 집중되지 못하고 흩어지며 다른 생각이 자꾸 떠오를 수 있다. 그렇지만 처음에는 누구나 이런 과정을 겪게 되니까 이를 너무 걱정할 필요는 없다. 도리어 '그런 생각이 내게 있구나' 라고 인정하고 그것을 흘려 보내도록 해야 한다. 그리고 다시 원래 집중하기로 한 대상을 떠올리려고 노력하면 된다.

이처럼 명상과 심호흡법은 함께 같이 훈련하는 것이다. 처음에는 몇 분도 하기 힘들지만 자꾸 연습하다 보면 그 시간이 길어지며 여러분의 마음에 평안을 가져다 줄 것이다.

요가

요가는 스트레스를 줄이고 건강을 증진시키기 위해 개발된 신체 및 정신 수련법의 하나이다. 평소 하지 않는 신체 동작 및 자세에 맞춰 리듬 있게 호흡하며 거기에 명상까지 곁들임으로써 머리 속의 사소한 상념들을 지워버리는 효과를 얻을 수 있다. 꼭 요가 동작이 아니더라도 평소 하지 않는 신체 동작이나 자세를 하면서 그것을 유지하려고 집중하다 보면 자연스레 여러 일상의 상념들은 떠오를 공간이 사라지게 된다. 이런 원리를 이용하여 정신을 맑게 청소하는 방법에 해당되기 때문에 신체적으로 약해져 있는 사람들에게도 적합한 운동법이라 할 수 있다.

처음부터 동작에 호흡과 명상까지 곁들이기는 힘들기 때문에 단순히

스트레칭과 근육을 사용하는 호흡 훈련을 한다고 생각하고 시작하면 마음이 편하다. 그러다가 점차 몰입을 하다 보면 다른 생각이나 근심들이 하나씩 사라지며 머리가 개운해 지는 것을 경험할 수 있게 된다. 동시에 신체적으로도 에너지, 유연성, 근력, 순환, 수면 등이 개선되고 통증이나 불쾌감도 완화되는 등의 변화를 체감할 수 있다.

기공 및 태극권

기공 체조와 태극권은 요가처럼 운동과 호흡, 명상을 결합하여 몸을 부드럽고 천천히 그리고 유연하게 움직이면서 몸의 전자기장적 에너지 균형을 회복하는데 중점을 두고 있는 치유적 훈련 방법이다. 이중에서 태극권은 그 기원이 기공 체조에서 파생된 것으로 좀 더 무술적인 요소를 많이 지니고 있다. 그래서 동작이 더 어렵고 더 많은 집중을 해야만 한다. 그렇지만 이 두 가지가 모두 스트레스를 감소시켜 주고 몸을 이완시키며 치유를 도모하는데 도움을 주는 것만은 사실이다.

우리 몸의 모든 생화학적 과정들은 몸 속 에너지의 영향을 받고 있다. 따라서 몸에서 에너지 균형이 유지될 때 생화학적 과정들도 그 적절성을 유지할 수 있게 된다. 이런 이유 때문에 우리가 치료를 할 때 그 사람의 생화학적 또는 약리학적 관점에서만 질병을 치료하려 하지 말고 전체 에너지 흐름과 균형의 관점에서도 치료를 할 필요가 있다. 이것이 바로 최근에 강조되는 **양자 에너지 의학분야**다. 기공과 태극권도 이런 에너지 균형을 맞추기 위한 방법이라고 이해한다면 몸을 치유하는데 많은 도움을 얻을 수 있다. 다시 말해 우리 몸의 에너지 흐름을 원활하게 만드는 것이 전신 건강 상태에도 상당히 긍정적인 영향을 미칠 수 있다는 사실을 깨달아야 한다.

기공과 태극권은 다른 운동과 달리 매우 부드러운 동작을 통해 몸의 에너지 흐름을 바로잡아 주기 때문에 몸이 쇠약한 사람들도 비교적 쉽게 따라 할 수 있는 운동이다. 특히 기공 체조는 태극권보다 훨씬 배우기 쉽다. 다만 여기에 얼마나 강한 집중력을 발휘하느냐가 주된 관건이고 그에 따라 스트레스 해소의 정도가 달라지기 때문에 여기서는 운동이 아닌 스트레스 해소의 방법으로 소개하고 있다는 점을 이해하여 주길 바란다.

기공과 태극권의 항암 효과는 여러 연구에서 발표되었다. 이 밖에 이들이 신체 생리 및 스트레스반응에 미치는 영향들을 종합하면 다음과 같다.

- 혈압을 낮춰준다.
- 산소 소비 능력을 증대시켜 준다.
- 근육의 힘과 지구력, 움직임을 개선시켜 준다.
- 스트레스를 줄여주고 신경기능을 향상시켜준다.
- 몸을 더 많이 이완시켜 주고 잠도 더 잘 자게 만들어 준다.
- 면역 기능을 증가시켜 준다.
- 등과 척추 자세를 교정하는데 도움을 준다.
- 부정적인 감정을 없애주고 불안을 줄여준다.
- 스트레스 호르몬 레벨을 낮춰준다.
- 폐의 호흡 능력을 증가시켜 준다.
- 관절의 유연성을 증가시켜 준다.

마사지

요가나 기공 체조와 같이 스스로 동작하여 에너지를 얻을 수 없는 사람의 경우에는 다른 사람으로부터 마사지 치료를 받는 것이 스트레스 해소에 도움이 된다. 다른 사람이 마사지를 해 주면 그 사람의 손을 통해 에너지를 받게 되어 스트레스가 줄어들고 불안감이 사라지게 된다. 물론 혈액과 림프 순환이 개선되어 면역 기능 및 호르몬 기능들도 덩달아 좋아지게 된다. 특히 암으로 인해 통증이나 구역, 피로감, 우울증, 불안감 등이 있을 때 마사지를 받게 되면 이런 증상들이 많이 완화되는 것을 경험할 수 있다.

2005년에 나온 한 연구에서는 유방암 환자들이 일주일에 30분 정도 마사지 치료를 받았더니 그렇지 않은 사람들에 비해 정서적 우울감이나 불안감이 줄어들고 에너지 활력도 더 높아진다고 밝히고 있다. 더욱 놀라운 점은 마사지를 받은 여성들에서 도파민 레벨이 더 높고 자연살상 세포(NK cell)와 림프구 수치가 증가된다는 사실이다. 이는 곧 마사지로 인해 암과 싸우는 능력이 향상되어 있음을 나타내주는 긍정적인 소견이라 할 수 있다.

일부 의사들은 마사지로 인해 혈액 순환이 증가하여 암이 다른 곳으로 퍼질 수 있다는 우려를 표명하고 있다. 그러나 종양이 있는 부위를 직접 마사지 하는 일만 하지 않는다면 혈액 순환의 증가로 암이 다른 곳으로 전이되는 일은 일어나지 않는다는 점을 분명히 말해 두고 싶다. 대신에 마사지가 스트레스를 줄여주고 림프 순환을 증가시켜 준다는 다른 장점을 더 크게 강조해서 말해 주고 싶다. 다시 말해 마사지의 목적은 종양을 마사지 하는 것이 아니라 그 사람을 마사지 하는 것이란 점을 절대 헷갈려 하지 말길 바란다.

아로마 치료

    아로마 치료도 스트레스를 완화시켜 주는 아주 멋진 방법 중 하나이다. 문제는 여기서 말하는 아로마가 시중에서 팔리고 있는 향수, 양초, 화장품, 로션 등을 말하는 것이 아니라는데 있다. **원래 아로마는 순수한 식물성 에센스 오일을 의미하는 것이다.** 그래서 각종 식물의 꽃, 잎, 뿌리, 씨앗 등으로부터 추출한 기름을 말하는 것이지 향내를 내는 합성 화학물질을 뜻하는 것이 아니라는 점을 분명히 알아야 한다. 그런데도 인공 향을 생산하거나 또는 이를 이용하여 다른 제품을 생산하는 많은 업자들이 자신들도 아로마 제품을 생산하고 있다고 주장하는 바람에 사람들이 헷갈려 하고 있다.

    치료를 위해서는 식물성 에센스 오일을 사용해야만 가장 높고 강력한 진동 에너지를 전달할 수 있다. 그렇게 되면 강한 파동 에너지가 전달되면서 면역 기능들을 포함하여 각종 생리적 기능들도 함께 따라서 증가하게 된다. 이 밖에 식물의 에센스 오일은 여러 생리적 기능 활성화에도 많은 긍정적인 영향을 미치는 것으로 확인되었다. 그 중에서 단연 눈에 띄는 분야는 바로 스트레스, 불안, 우울 등의 정신적 증상들을 완화시켜 주는 분야라고 할 수 있다. 에센스 오일 속의 강력한 냄새 입자가 코 속의 후각신경 수용체와 결합하여 뇌에서 감정과 기억을 저장하고 있는 부분(아미그달라, 히포캄푸스 등)과 소통함으로써 그 효과를 나타내는 것으로 추정된다. 그러나 냄새 입자가 몸 안으로 흡수되어 호르몬 또는 효소들과 반응하여 그 결과로 인해 신경전달물질 또는 다른 몸 속의 화학물질들이 분비되는데 영향을 미쳐서 그런 효과가 나타난다고 주장하는 사람도 있다.

스트레스 완화에 도움을 주는 에센스 오일로는 라벤다, 프랑킨센스, 카모마일, 장미, 오렌지, 레몬, 샌달우드, 베가못 등이 있다.

식물성 에센스 오일을 사용하는 방법에는 크게 3가지가 있다. 첫째는 그것을 흡입하는 것이고 둘째는 이를 국소적으로 피부에 바르는 것이고 세 번째는 이를 먹는 것이다. 합성 인공향과 달리 식물성 에센스 오일은 매우 안전하기 때문에 적절하게 사용한다면 별로 독성 반응을 일으키지 않는다. 그렇지만 너무 과량으로 사용하면 지나친 신경 자극으로 두통, 구역 등의 증세가 나타날 수 있다. 이럴 때에는 이를 캐리어 오일에 희석해서 사용해야 한다. 특히 경구로 섭취하는 일은 반드시 의사의 지시가 있을 때에만 시행하도록 한다. 그렇지 않으면 상당한 부작용을 경험할 수 있으니 주의하길 바란다. 또한 에스트로젠 관련성을 지닌 종양(예: 유방암, 난소암)인 경우에는 세이지, 펜넬, 아니시드 같이 그 속에 에스트로젠 물질을 함유하고 있는 아로마는 사용하지 않도록 주의해야 한다. 자칫 종양의 증식을 자극할 수도 있기 때문이다.

한편, 암 환자에서 통증 완화, 피로감 및 불면증 해소 등의 목적으로 에센스 오일을 사용하는 경우도 있다.

감정적 스트레스를 줄여주는 방법들

지금까지는 신체 동작, 호흡, 명상, 이완 등을 통해 스트레스를 완화시켜 주는 방법들을 알아봤다. 그러나 만약 스트레스가 감정적인 상처나 갈등으로 인해 발생된 경우에는 이런 방법만으로는 안되고 갈등을 직접 풀거나 또는 갈등의 이면에 존재하고 있는 그 사람의 생각이나 감정을 해소시켜 주어야만 할 때가 있다. 이런 경우에는 깊은 감정의 골을 파헤쳐야 하기 때문에 반드시 전문가와 상담을 거쳐야만 한다. 특히 다음에 나오는 첫 번째 방법은 전문 상담을 필요로 하는 방법이라는 점을 분명히 알고 있어야 한다.

회상 치유(Recall Healing)

회상 치유는 암이 정신과 뇌 그리고 그에 해당되는 신체 장기에 심각한 감정적 쇼크가 가해졌기 때문에 생긴다는 가정하에 이 감정적 갈등의 문제를 풀어내서 스트레스의 원인을 근본적으로 없애겠다는 시도에서 나온 방법이다. 이 이론에 따르면 슬픔, 분노, 비통함, 억울함 등과 같은 감정적인 충격에 반응하는 뇌 속의 '감정 반사 중추(emotional reflex centers)'가 있다고 주장한다. 그리고 이 센터는 몸의 특정 부위와 연결되어 있기 때문에 주로 해당 부위에 암이 발생하게 된다는 이론이다. 여기서 모든 감정적 갈등이 다 암을 일으키는 것이 아니라 정신, 또는 의식 전체에 큰 충격을 줄 정도의 압도적인 심리적 감정적 갈등이 존재할 때에만 이것이 신체에 전달되어 암과 같은 질병으로 발전하게 된다는 주장을 하고 있다.

이 방법은 전문 심리치료 상담사가 암이나 다른 질병을 일으키는데 기여했을 과거의 감정적 사건이나 갈등을 찾아내어 이를 몸과 정신 모두로부터 깨끗하게 청소해 내는 작업을 하는 것으로 구성되어 있다. 이를 위해 치료사는 환자에게 여러 가지 질문을 하게 된다. 개인적인 성장사, 가족의 역사, 생각, 믿음, 살아오면서 겪었던 큰 사건 등을 묻고 그 사람에 있어 문제의 근본이 어디에 있는지 찾아내는 작업을 하게 된다.

이 치료를 받은 암 환자들은 모두 크게 만족해 한다. 많은 사람들도 자신의 삶에 대한 견해와 태도를 바꿔주는 소중한 치료였다고 생각한다. 꼭 암 환자가 아니어도 이 치료에 의해 자신의 진실된 면을 발견할 수 있어서 정신 및 신체적으로 많은 도움을 받았다고 말하는 사람들도 많다. 나는 암 환자를 치유하는 의사들은 모두 이런 심리 상담을 해줄 수 있는 능력을 갖추어야 한다고 생각한다.

감정적 갈등의 해결은 주술적 퇴마 의식을 행하는 것이 아니다. 문제가 있었음을 인정하고 그것에 대한 자신의 견해를 부정적, 소극적, 자학적인 것으로부터 긍정적, 적극적, 자긍적인 것으로 바꿔 더 희망적인 견해와 태도를 갖게 바꿔주는 작업을 해 나가는 것을 뜻한다. 그래서 더욱 더 자신을 사랑할 수 있게 만들어 주는 것을 의미한다.

특히 사람들은 감정적 상처를 입힌 사람들에 대한 원한, 분노, 억울함 등을 가지고 있음에도 이런 내용을 다른 사람들에게 말하기를 꺼려하는 속성을 지니고 있다. 그래서 속으로 숨은 원한 또는 감춰진 비통함을 가지고 있는 경우가 많다. 우선 이런 사람들은 적어도 자신의 몸을 치료하는 의사에게만큼은 이를 솔직히 털어놓아야 한다. 그래야만 감정적 갈등이 풀어지고 신체 건강도 좋아지며 암도 더 이상 증식하지 않게 된다. 의사들도 암 환자들의 이런 감정적 문제를 받아주고 이를 완화시켜 줄 수 있는 상담사적 태도를 가져야 한다. 만약 이런 감정적 문제를 지니고 있는 환자들의 속사정을 의사들이 받아들여 주지 않고 약과 수술로만 문제를 해결하려고 한다면 '양생 암 치유 및 예방 프로그램'은 그 효과를 발휘할 수 없다. 왜냐하면 '양생 암 치유 및 예방 프로그램'은 환자들이 주도적으로 치유 과정을 이끌어 가는 프로그램이기 때문이다.

환자들 역시 이런 묶은 감정들을 몸 속에 담아 두지 말고 이를 끄집어내어 모두 연소시켜 날려보내야 한다. 이 때 가장 필요한 것이 바로 다른 사람을 용서해 주는 일이다. 많은 암 환자들이 이 대목에서 상당히 어려워한다. 그렇지만 이 용서는 전적으로 자기 자신을 보호하기 위한 것이기 때문에 감정적 상처를 치유하기 위해서는 반드시 이를 실천하지 않으면 안 된다. 용서를 하지 않고 그 나쁜 감정을 기억이나 가슴에 묻어두고 있으면 그 씨앗이 몸 속에 남아 있는 상태이기 때문에 언제든 다시 자신을 곤경으로 몰아넣을 수 있다. 그러므로 이런 감정의 씨앗은 정신적인 암적 존재라고 생각하고 이를 청소하여 몸 밖으로 떨쳐버리도록 노력해야 한다.

주문 외우기

이것은 자신이 처한 상황을 긍정적으로 받아들이고 이를 극복할 수 있는 초인적 에너지를 결집시키기 위한 것이다. 다시 말해 자신에게 가해지고 있는 강한 외부 스트레스로부터 자신을 보호하기 위한 방어 에너지를 모으기 위한 방법이라 보면 된다.

나는 암 환자들에게 자신의 상황에 맞는 기도문을 작성하여 이를 수시로 외우라고 권하고 있다. 이런 주문을 통해 암 환자들은 암을 극복하고 치유의 길로 들어설 수 있는 강한 의지를 키워갈 수 있게 된다.

다음은 이런 기도 주문의 한 예다. 특정 기도문을 작성하지 못하는 사람은 우선 이 주문을 외우면서 암이라는 스트레스를 이겨보길 바란다.

제목: 암몰이

휴! 살았다.

나는 암환자다.

현재 나는 내 몸에서 암몰이를 하고 있다.

이를 위해 나는 깊은 계곡 속에 혼자 들어와 암과 싸우고 있다.

내 몸에서 암몰이가 끝나면 나의 몸은 이제 새롭게 태어나게 된다.

고맙다. 감사하다.

너 덕분에 내가 다시 깨끗하게 태어날 수 있게 되었다.

일기쓰기

  자신의 생각과 느낌을 글로 적는 행위 역시 암을 치유하고 스트레스를 해소시키는데 아주 효과적인 방법이다. 이 과정은 다른 사람의 도움 없이 혼자서 자신의 삶을 들여다 보는 과정으로 역시 자신의 문제점을 근본적으로 찾아내고 새로운 도전 과제를 정하면서 이를 달성할 수 있는 방법 등을 스스로 정리해 볼 수 있는 좋은 기회를 제공해 준다. 여기서도 항상 긍정의 힘으로 답을 찾으려고 노력해야 한다. 그러면 암으로 인한 불편이나 고통이 줄어들고 이를 극복할 힘을 얻게 된다. 더욱 많은 힘을 얻기 위해서는 이렇게 표현한 자신의 생각이나 감정들을 배우자나 또는 친한 친구에게 솔직하게 보여주는 것도 좋은 방법이 될 수 있다. 요즘은 핸드폰 문자 메시지를 사용하여 다른 사람에게 자신의 의사나 의지를 표명하는 방법을 많이 사용하는데 이것도 스트레스를 해소하는데 있어 매우 바람직한 행동 요법이라 할 수 있다.

  만약에 글을 쓰기가 싫거나 이것으로 부족하다고 판단되면 자신의 생각이나 느낌을 그림으로 표현하여도 상관없다. 중요한 것은 자신이 현재 처한 감정적 스트레스를 어떤 식으로든 밖으로 표출하여 해소시킨다는 데 있기 때문에 표현 방법 자체가 그리 중요한 것이 아니라고 생각한다.

또한 이 방법은 시간이나 돈이 없어서 다른 방법을 사용할 수 없는 사람들에게 매우 적합한 방법이라 할 수 있다.

유머와 웃음 치료

웃음은 스트레스를 해소하는데 놀라운 위력을 가지고 있다. 그렇지만 많은 사람들이 이 방법을 이용하지 못하고 있다. 그 주된 이유는 머리 속이 너무 복잡하기 때문이다. 그래서 웃질 못하고 다른 생각에 골몰하고 있는 것이다. 따라서 생각을 내려 놓을 수 없다면 강제로 웃기라도 해서 각종 상념들이 머리 속에서 사라지게 만들어 버려야 한다. 이것이 바로 웃음 치료의 원리인 것이다.

웃음을 통해 스트레스를 안겨주는 생각들과 신체적 통증, 불편한 증상들을 억제시키고 면역세포들의 기능을 활성화 시킬 수 있다.

요즘 웃음 치료 교실이 많이 생겨나 있다. 그곳에 나가 참여하고 TV에서도 코미디 프로그램을 위주로 보고 인터넷에서도 각종 재미난 유머들을 모아서 자주 읽는 등의 방법을 사용해 보길 바란다.

자기 전에 족욕, 반신욕, 목욕하기

밤에 잠 자리에 들기 전에 더운 물에 족욕, 반신욕, 목욕 등을 하는 것은 몸의 긴장을 풀고 스트레스를 줄여주는데 많은 도움을 준다. 더운 물에 의해 근육이 이완되는 것은 물론 혈액 순환이 증가하고 몸의 해독 기능들도 활성화되기 시작한다. 따라서 충분한 휴식을 취할 수 있게 만들어주기 위한 전처치 과정에 해당된다고 이해하면 된다.

  목욕을 하는 동안에 명상을 하거나 또는 음악을 듣거나 또는 독서를 하는 것도 괜찮다. 또한 아로마 치료를 같이 하는 것도 매우 효과적이다. 이왕이면 목욕물에 마그네슘 설페이트(엡손염)와 같은 이완 작용을 하는 미네랄을 첨가하여 목욕을 하면 그 효과가 더욱 배가될 수 있다.

표. **스트레스 해소 방법**

전략	방법	효과
심호흡법	천천히 깊게 복식 호흡을 한다	스트레스 및 불안 완화 전신에 산소 공급 증대 세포 손상을 일으키는 자유기 생산 감소 암과 관련된 증상의 완화
명상	마음을 한 곳에 집중하고 각종 상념들을 지워버리고 정신을 맑게 한다. 심호흡법과 같이 시행함.	스트레스, 불안, 우울증 해소 심호흡법과 함께 전신에 산소 공급을 증대시켜 줌.
요가	자세, 호흡, 명상을 결합하여 신체와 정신을 훈련시키는 방법	에너지, 힘, 유연성 증대 혈액 순환 및 산소 공급 증대 통증 완화 몸의 해독 반응 촉진 면역기능 자극 마음의 평화와 이완

기공 체조 및 태극권	호흡에 맞춰 부드럽고 유연한 운동을 하면서 여기에 명상을 결합하여 몸을 이완시키고 전신의 에너지 균형을 회복시켜 주는 훈련법. 태극권은 기공 체조보다 더 많은 집중과 힘든 동작을 해야만 한다.	산소를 이용하는 능력 증가 힘, 움직임, 인내성을 증대시켜 줌. 스트레스 완화 및 신경기능 증대 더 깊은 이완과 휴식 그리고 수면 증대 효과 면역기능 증가 등과 척추의 자세 교정 및 치유 부정적 감정을 없애주고 불안을 완화시켜 줌. 스트레스 호르몬 레벨 저하
마사지	부드러운 사람의 손을 이용하여 특정 부위를 주무른다.	스트레스 및 불안 해소 혈액 및 림프 순환 촉진 호르몬과 면역시스템의 균형 회복 암성 통증과 피로 증상을 줄여준다.
아로마 치료	식물성 에센스 오일을 들이마시거나 또는 국소 부위에 바른다.	스트레스, 불안, 우울증 완화 통증과 피로는 물론 많은 질환의 신체 증상들을 경감시켜 준다.

감정적 스트레스를 줄여주는 전략들

전략	방법	효과
회상 치유	질병 발생에 기여한 주요 감정적 갈등을 전문가의 도움으로 찾아내고 이를 해소시키는 방법	암 발생에 기여하는 감정적 갈등을 근본적으로 해결한다.
주문 외우기	자신에게 가해지고 있는 각종 스트레스에 견디기 위한 주문 작성 및 암송	스트레스에 대한 저항력 증가 면역 기능 증가
일기 쓰기	종이 위에 자신의 생각, 느낌, 주요 사건 그리고 원하는 목표 등을 적는다.	암에 대한 부담을 내려 놓고 그 해결 방안을 자기 나름대로 정리할 수 있다. 자신의 삶 속에서 소중한 것들과 바꾸고 싶은 것들을 확인할 수 있다. 긍정의 힘과 효과를 배운다.

유머와 웃음 치료	웃음 치료, 유머 사용, 재미 있는 프로 시청하기	스트레스 완화 및 즐거움 추구 면역기능의 증진 효과
족욕, 반신욕, 목욕	더운 물에 몸 전체 또는 일부를 담근다. 아로마 치료나 마그네슘 미네랄 사용과 같이 할 수 있다.	스트레스와 불안 완화 근육 이완 작용 몸의 해독 작용 증대 순환 개선 효과

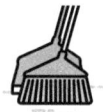

기타 병원에서 시행하는 암치료 방법들
제10장

이 장에서는
▶ 병원에서 사용하는 온화한 암 치료법들
을 알아보기로 한다.

　여기서는 **"양생 암 치유 및 예방 프로그램"**을 보조하기 위해 병원에서 시행되는 암 치료법을 소개하고자 한다. 물론 여기에는 수술, 항암제, 방사선 치료라는 기존 주류의학이 주장하는 3대 암 치료법은 빠져있다. 그 이유는 **"양생 암 치유 및 예방 프로그램"**이 암을 근본적으로 치유하고자 노력하는 프로그램이라서 기존의 파괴적인 치료가 원인을 방치한 채 증상만 치료한다고 생각하기 때문이다. 그래서 이런 방법보다는 자연적이면서 온화한 치료법을 선호하고 있기 때문에 이에 부합되는 방법들만 주로 소개하고자 한다. 더구나 이런 방법들이 병원에서 시행된다고 해도 이는 어디까지나 이 책의 본 주제인 **"양생 암 치유 및 예방 프로그램"**을 보조하는 목적으로 사용되고 있다는 점을 분명하게 강조해 두고자 한다.

  안타깝게도 병원에서는 경제적인 이유로 단타성의 계약적인 치료법만을 환자들에게 강조하고 있다. 이런 치료법들은 암이 발생한 근본 환경을 해결하고자 하는 것이 아니기 때문에 내가 생각하기에는 모두 **"양생 암 치유 및 예방 프로그램"**을 보조하는 수준에서 사용해야 한다고 생각한다. 그러나 많은 암 전문의들은 그들이 하는 파괴적인 치료가 기본이고 양생 치료는 보조적이라는 정반대의 생각을 가지고 있다. 나는 여러분이 이런 말에 절대 속아 넘어가지 말 것을 부탁한다. 내가 항상 강조하지만 암 치료의 근본은 바로 **"몸속 환경"**을 바꿔주는데 있다. 따라서 직접적으로 **"몸 속 환경"**을 바꾸는 치료가 아니고는 모두가 보조적인 치료에 해당된다는 점을 분명히 여러분께 강조해 말해 두고 싶다.

  여기서 내가 소개하는 치료는 **"몸 속 환경"**을 개선시키기 위해 병원에서 시행하는 치료들로 환자들 몸에 손상을 주지 않는 온화한 방법들만 소개한다. 따라서 본 **"양생 암 치유 및 예방 프로그램"**의 일부로 사용하는데 손색이 없다고 생각한다.

오존 고압 산소 치료(OHT; ozone hyperbaric oxygen therapy)

  암 환자는 국소적 또는 전신적으로 산소가 부족한 **"몸 속 환경"**을 가지고 있다. 이를 해결하기 위해서는 암 환자의 몸 속에 산소 분압을 높여주는 것이 도움이 된다. 우리 몸 속에 산소 분압을 높여주는 방법에는 여러 가지가 있다. 이중에서 내가 사용하는 방법은 제한된 양의 오존을 체외에서 혈액에 혼합한 뒤 고압 산소와 함께 공급해주는 치료법이다.

오존은 반감기가 짧기 때문에 체외 혈액 속에서 바로 분해되어 산소로 변한다. 그렇지만 그 효과는 산소 공급 그 이상의 작용을 가지고 있다. 오존이 강력한 친산화작용을 하기 때문에 몸 속의 각종 쓰레기를 소각시키는 역할을 한다. 그래서 암세포에도 강한 충격을 줄 수 있다. 그로 인해 암세포들이 스스로 사멸하는 것을 도와준다. 동시에 정상 세포에는 산소를 많이 전달해주는 역할을 하여 더 이상 암세포가 발생하거나 성장할 수 없는 환경을 만들어 준다. 또한 몸 속의 순환 기능과 해독 기능을 살려주는 역할도 한다.

이 방법을 **오존 고압산소 치료**(OHT)라고 하는데 그 효과를 살펴보면 다음과 같다.

- 암을 발생시키는 독소들을 불활성화 시킨다.
- 혈액 속의 바이러스, 세균, 곰팡이 등을 파괴시킨다.
- 세포에 산소 공급을 증가시킨다.(암세포는 산소를 좋아하지 않음!)
- 백혈구를 자극한다. 그래서 암세포를 죽이는 면역 세포들의 활성이 증가한다.
- 스테로이드 호르몬 생산을 자극한다. 이는 면역 기능을 조절하는데 도움을 준다.
- 염증을 줄여준다.
- 혈액을 묽게 만들어 준다. 그래서 미세 혈액순환을 개선시켜 숨은 암세포를 찾아낼 수 있게 준다.
- 수술 전후 몸의 저항 능력과 항암제나 방사선 치료에 대한 내성을 증가시켜 준다.(사전 전처치 효과)
- 건강한 줄기세포 생산을 자극한다.

본 치료는 정확하게 시행하기만 하면 특별한 부작용은 발생하지 않는 것으로 알려져 있다.

고압산소탱크 치료(HBOT; hyperbaric oxygen therapy)

정상 기압보다 2, 3배 높은 고압산소탱크 속에 들어가 1시간 반 정도 숨을 쉬게 되면 폐는 3배 그리고 말초 세포는 15배 정도 더 많은 양의 산소를 포획할 수 있다.

암세포는 산소가 없는 환경에 적응하여 발생한 것이기 때문에 이처럼 많은 양의 산소가 공급되면 더 일찍 사멸하게 된다. 반면 정상세포들은 산소 공급으로 더 많은 에너지를 생산하게 되어 치유를 할 수 있게 된다. 고압 산소 요법은 몸 속의 새로운 줄기세포와 성장인자들을 자극시켜 이들이 방출되고 분비되게 만드는 효과도 가지고 있다. 또한 몸 속의 염증을 줄여주는 효과도 가지고 있다. 따라서 방사선 치료 등으로 뼈 주변에 염증이 있는 사람들에게 매우 효과적이다.

치료 전에 피를 묽게 하는 영양보충제나 약물(예: pentoxiftlline)을 복용하여 말초 세포로 혈액 순환이 잘 일어나게 도와주는 작업을 해야 한다.

인슐린 강화요법(IPT: insulin potentiation therapy) + 저용량 항암 요법

인슐린을 투여하여 환자를 저혈당 상태로 만든 후 항암제나 항바이러스제를 투여하면 암세포나 바이러스에 감염된 세포들이 일반 세포들에 비해 선택적으로 약물 치료에 높은 반응을 보여 표적 치료와 같은 효과가 나타나게 된다. 한편 이 때 사용하는 항암제나 항바이러스제는 매우 적은 용량을 사용하여도 암세포들에만 선택적으로 작용하기 때문에 약제의 부작용이 거의 없이 세포 독성 효과를 얻을 수 있다는 장점을 가지고 있다.

　이런 효과가 나타나는 이유는 암세포가 정상 세포와 달리 인슐린 수용체와 인슐린양 성장인자(IGFs)에 대한 수용체를 10배 정도 많이 가지고 있기 때문이다. 그래서 인슐린을 투여하면 암세포막의 인슐린 수용체들이 더 많이 인슐린과 결합하여 포도당의 흡수가 더 많이 그리고 더 빠르게 일어나게 되고 이 때 같이 투여된 약제가 암세포 속으로 따라 들어가 흡수되게 된다. 다시 말해 인슐린 투여가 항암제나 항바이러스제를 세포 속으로 에스코트하는 트로이 목마와 같은 역할을 하는 셈이다.

　한편, 인슐린이 인슐린 수용체나 인슐린양 성장인자(IGF)의 수용체와 결합하게 되면 세포 주기가 DNA 복제를 위해 유전 물질의 양이 두 배로 증가하는 S-phase로 들어가게 된다. 그래서 암세포로 하여금 항암제에 가장 취약한 분열하는 시기로 들어가게 자극하는 역할도 한다. 이 점 역시 몸이 암을 물리치는데 이용해 먹을 수 있는 인슐린의 도움 작용이라 할 수 있다. 반면, 정상 세포들은 암세포들에 비해 인슐린 수용체가 많지 않아 포도당은 물론 항암제나 항바이러스제도 많이 흡수하지 못한다. 그래서 이들 약제에 의한 부작용을 경험할 가능성이 상대적으로 낮아진다.

　방법은 레귤라 인슐린 0.1-0.4u/Kg 을 정맥 주입하여 저혈당을 유도시킨다. 약 20분 정도 지나서 저혈당이 최저점에 도달하면 항암제나 항바이러스제를 10-25% 정도로 낮은 용량으로 투여하고 나중에 50% 포도당을 주사하여 혈당을 회복시키는 과정을 거치게 된다. 물론 치료 과정 중에 혈당을 수시로 체크하여 인슐린과 포도당 용량을 조절해야 한다.

미국이나 남미의 통합의학을 전문으로 하는 의사들 사이에서 많이 시행되고 있다. 유방암, 전립선암, 폐암, 대장암, 방광암, 자궁암, 위암, 림프암, 육종, 흑색종 등에서 효과가 좋은 것으로 보고되고 있으며 췌장암, 난소암, 신장암 등과 같은 경우에 암 증식을 억제시키고 이들을 관해기(remission phase)로 들어가게 만들었다는 보고들도 계속 들리고 있다. 전통적인 항암제 사용에 비해 부작용이 현저하게 적은 것이 무엇보다 환자에게 이로운 장점이지만 대신에 저혈당 시기에 발생되는 각종 증상들을 잘 대처해야 한다는 부담이 전적으로 의사에게 추가로 주어지기 때문에 아직까지 의사들이 많이 선호하는 치료법이 되지 못하고 있다.

인슐린 강화요법(IPT) + 고용량 비타민 C 요법

비타민 C를 고용량으로 정맥으로 주입하면 항산화제 효과가 아니라 친산화제 작용을 해서 선택적으로 암세포에 독성 반응을 나타내게 된다. 종양 속으로 들어간 비타민 C는 암세포에 치명적인 많은 양의 과산화수소를 발생시킨다. 정상 세포에는 많은 양의 카탈라제(과산화수소를 중화시키는 효소)라는 효소가 있기 때문에 비타민 C의 독성 효과가 나타나지 않는다. 그러나 대부분의 암세포 속에는 카탈라제 효소가 생산되지 않기 때문에 비타민 C가 생산하는 과량의 과산화수소로부터 암세포를 보호할 수 있는 방법이 없는 상태가 된다. 여기에 인슐린을 사용하여 저혈당을 유도하면 인슐린의 작용으로 비타민 C가 암세포 속으로 더 효과적으로 들어가게 만들 수 있다.

비타민 C의 암세포 살상 효과는 고용량일 때에만 가능하다. 따라서 이를 경구로 섭취하는 것은 암세포 살상에 별 효과가 없다. 오직 정맥으로 고용량을 줄 때에만 가능하다. 이는 마치 같은 독극물이라도 용량에 따라 약이 되고 독이 되는 것과 같은 이치라고 이해하면 된다.

그러나 이 방법은 종양 자체가 많은 양의 카탈라제를 생산하는 경우에는 효과를 볼 수 없다. 또한 비타민 C가 과산화수소를 생산하기 위해 산소를 필요로 하는데 세포 주변에 산소가 부족한 경우에는 역시 효과를 볼 수가 없다. 따라서 이런 경우에는 고용량 비타민 C를 정맥으로 주입하는 방법에도 별 효과를 보지 못할 수 있다. 그렇지만 이를 극복할 수 있는 방법이 개발되었다. 그것은 바로 비타민 K3를 함께 투여하는 것이다. 비타민K3는 비타민 K1과 K2의 합성형이다. 이것이 암세포의 전이를 막아주는 효과를 가지고 있기 때문에 항암제를 사용하기 전후에 종종 사용하고 있다. 그래서 고용량 비타민 C의 정맥 주사 시에 비타민 K3를 함께 투여하면 카탈라제 활성이 높은 종양에서도 과산화수소의 생산으로 암세포를 살상하는 효과를 가져올 수 있다.

해당작용 억제제

암세포는 미토콘드리아의 기능 저하, 저산소증, 유전자의 변형 등으로 인해 에너지를 생산하는 대사 기전이 왜곡되어 있는 상태다. 그래서 유산소 해당작용(aerobic glycolysis)이 크게 증가되어 있고 주로 이 과정에 대사를 의존하고 있다. 그래서 암 종양 주변 환경이 산성 환경으로 변하면서 저산소증이 동반되는 상황으로 이어지기 때문에 항암제의 치료에 잘 반응하지 않게 되는 경우가 많다.

이런 상황에서 **"양생 암 치유 및 예방 프로그램"**을 통해 저탄수화물 고지방 식단과 더불어 **"몸속 대청소"**작업을 실시하면 암세포들만 선택적으로 불리하게 되어 이들을 효과적으로 사멸시킬 수 있다. 여기에 추가적으로 암세포가 의존하는 해당작용에 관여하는 효소들을 억제시키는 물질을 보조적으로 사용하면 더욱 강력한 암세포 사멸을 유도할 수 있다. 이것은 단독으로 사용하지 않고 보통 절식이나 인슐린 강화요법 등과 같이 사용한다.

커큐민 정맥 주사 요법

　커큐민은 강황 속의 주요 항염증 성분으로 강력한 항암 성질도 가지고 있다. 커큐민은 NF-kappa B와 같은 염증성 물질들의 생산을 막아주어 암이 발생하는 것을 차단하고 증식과 전이가 일어나는 것도 억제시켜 준다. 특히 커큐민은 암줄기세포(CSC)의 발생을 방해한다. 암줄기세포는 전통적인 항암 치료로는 생성을 억제시킬 수 없다. 그래서 항암 치료 전에 커큐민을 사용하면 그 효과를 증대시킬 수 있다.

　커큐민을 경구로 섭취하는 것보다 정맥으로 주입하는 것이 흡수율 100%이기 때문에 훨씬 효과적이다.

생물학적 제제 사용법

올리고뉴클레오타이드 제조 및 사용법

　혈액 속에 순환 중인 암세포의 DNA 또는 RNA 분자 사슬의 일부를 사용하여 유전공학적인 방법으로 그것의 메신저RNA(mRNA)와 결합하게 만들어 이것의 작용을 무력화시키는 방법이다. 그러면 비활성화된 메신저 RNA가 암세포의 유전자 발현을 막아 주어 암을 약화시킬 수 있다는 발상인 것이다. 이를 위해 환자의 혈액에서 순환하고 있는 종양세포(CTCs)와 암줄기세포(CSCs)들을 뽑아서 이에 적합한 올리고뉴클레오타이드를 만들어 정맥으로 주입해야 한다. 개인 맞춤형 치료 방법이고 특별한 부작용은 없지만 그 과정에 복잡한 분자생물학적 기술이 사용되기 때문에 실제 임상에서 많이 사용되고 있지는 않다.(참고: 단단한 종양 자체에는 별 효과가 없다.)

펩타이드 바이오레귤레이터 치료(Peptide Bioregulator Therapy)

펩타이드 바이오레귤레이터 치료는 스트레스, 독소, 암 등으로 기능이 저하되었거나 손상된 장기나 조직을 재생시키기 위한 치료법이다. 송아지, 양, 돼지, 기타 다른 동물의 태반 조직으로부터 얻은 펩타이드를 사용하여 손상된 조직이나 장기의 재생을 자극하는 방법인 것이다. 각 장기마다 그에 맞는 다른 펩타이드를 사용한다. 예를 들어 간에는 송아지의 간에서 구한 펩타이드를, 심장에는 심장에서 구한 펩타이드를 사용하는 방식이다. 따라서 이는 과거에 유행한 살아있는 동물 세포를 사용하는 방법과 그 원리가 같다고 할 수 있다.

이런 펩타이드의 또 다른 장점은 암으로 파괴된 장기나 조직은 재생시키지 않는다는데 있다. 그리고 면역시스템을 자극하여 몸이 암과 싸우는 것을 도와주는 장점도 가지고 있다. 러시아에서는 군인들의 건강을 위해 동물의 흉선 추출 펩타이드를 사용하였더니 암 발생 위험을 3-5배 정도 감소시킬 수 있었다는 주장을 하고 있다. 그러나 최근 줄기세포 치료법이 나오면서 널리 사용되지는 않고 있다.

줄기세포 치료법

암 자체를 치료하는 방법은 아니고 암으로 손상된 조직이나 장기를 재건하는 치료법으로 아직 개발 단계에 있는 치료법이다.

분명한 점은 암은 몸 속 환경이 열악해서 생긴 것이기 때문에 아무리 좋은 줄기세포를 배양해서 몸에 주입하여도 몸 속 환경이 나쁘면 이들이 뿌리를 내리고 자랄 수 없다. 마치 밭을 제대로 일구지 않고 씨만 뿌리는 어리석은 행동을 하는 것과 같기 때문이다. **따라서 줄기세포 치료를 받기 전에 반드시 자신의 몸 속 환경을 최적의 상태로 만드는 일을 해야 한다.** 그래서 몸을 최적의 상태로 만들어 놓으면 몸 안에서 저절로 줄기세포들이 자라 나오게 된다. 이 점이 바로 양생 의학에서 갖고 있는 줄기세포에 대한 기본적 소신이다.

면역 증강 및 조절제

약해진 면역 기능을 북돋아주는 여러 생물학적 제제들이 있다. 식물성 제제들은 식품으로 분류되어 항암 보충제 편에 설명되어 있다. 이 밖에 동물의 독소(예: 전갈의 독소, 벌꿀의 독소 등)가 면역 기능을 조절하기 위해 사용되고 있다.

맥동성 전자기장 치료(PEMF; pulsed electromagnetic field therapy)

PEMF 치료는 몸에 전자기장 에너지를 낮은 주파수로 주는 방법이다. 그러면 몸 속의 건강한 세포들이 이 에너지를 받아서 더 많은 영양분을 섭취하고 노폐물들을 배출할 수 있게 됨으로써 **몸 속 환경**을 깨끗하게 만들 수 있다. 따라서 PEMF는 몸의 해독 능력을 개선하고 몸을 정화시키는데 많은 도움을 준다. 또한 통증을 없애는 목적으로도 사용한다.

미국 FDA에서는 2011년 PEMF를 뇌암을 치료하는 의료기기로 승인해 주었다. 또한 2006년에 발표된 연구에서 2주 동안 사용한 결과 흑색종이 90% 정도 감소하였다는 보고도 있었다.

특별한 부작용은 없고 보통 오존 치료, 고압산소 치료, 비타민 C 정맥주사 치료 후에 보조적으로 사용하고 있다.

온열 치료

체온을 전신적으로 또는 국소적으로 증가시켜 혈액 순환 및 면역 세포의 기능을 증가시켜주는 방법이다.

표. 병원에서 시행하는 온화한 암 치료법

암 치료법	작용기전 및 효과
오존 고압산소 치료(OHT)	• 몸 속의 발암성 독소들을 제거시켜 준다. • 몸에 산소 공급을 증대시켜 건강한 세포에게는 이득을, 암세포에게는 손해를 준다. • 혈액을 해독, 정화시켜 준다. • 혈액순환을 개선시켜 준다. • 면역기능을 증진시켜 준다. • 염증을 가라앉혀 준다. • 줄기세포 생성을 자극한다. • 항암제나 방사선 치료에 대한 내성을 증대시켜 준다.

고압산소탱크 치료(HBOT)	• 전 조직을 산소로 포화시킨다. 이는 건강한 세포에게는 유리하지만 암세포에게는 치명적이다.
인슐린 강화요법(IPT: insulin potentiation therapy) + 저용량 항암 요법	• 항암제가 암세포 속으로 효과적으로 들어갈 수 있게 인슐린을 안내책으로 사용한다. • 통상 용량보다 10분의 1 정도로 적은 항암제를 사용할 수 있다.
인슐린 강화요법(IPT)+고용량 비타민 C 요법	• 비타민 C 고용량은 암세포 내에 치명적인 과산화수소 생성을 유발시킨다. • 인슐린은 비타민 C를 세포 속으로 효과적으로 들어가게 한다.
해당과정 억제제	• 암세포가 의존하는 유산소 해당과정을 억제시키는 효과 • 저탄수화물 고지방 식단 또는 인슐린 강화요법과 같이 사용
커큐민 정맥 주사 요법	• 종양 발생 및 진행 과정을 억제시킨다. • 암줄기세포의 발생을 방해한다. • 항암제 효과를 증가시킨다. • 암 발생 초기에 NF-kappa B와 같은 염증성 물질들의 분비를 차단시켜 준다.
생물학적 제제 사용법 —올리고뉴클레오타이드 제조 및 사용법 —펩타이드 바이오레귤레이터 치료 —줄기세포 치료법 —면역 증강 및 조절제	• 순환중인 암세포나 암줄기세포들이 사멸되게 만든다. • 몸이 손상된 조직이나 세포들을 다시 재생할 수 있게 도와준다. • 면역 기능을 조절하여 균형을 맞춰준다.
맥동성 전자기장 치료 (PEMF)	• 몸의 해독 기능을 증진시켜 준다. • 세포 기능을 정상적인 에너지 균형 상태로 회복시켜 준다. • 통증과 염증을 줄여준다. • 세포막의 투과성을 증대시켜 영양소 흡수와 노폐물 배출을 원활하게 만들어 준다. • 암세포는 낮은 전압 상태에 있기 때문에 그 주변에 높은 전하가 걸리게 유도하여 대사기능을 약화시킬 수 있다. • 혈구 세포들이 엉키지 않고 떨어지게 만들어 미세혈액순환이 잘되게 만들어 준다.
온열 치료	• 혈액 순환 및 면역 세포 기능 증대

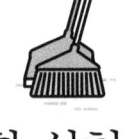

제11장
종합 실천

이 장에서는
▶ 지금까지 배운 7가지 개별 내용들을 종합적으로 실천하는 법

을 알아보기로 한다.

지금까지 제4장부터 제10장까지에서는 **"양생 암 치유 및 예방 프로그램"**에서 시행하는 7가지 방법들에 대해 설명하였다. 이중에서 제4장에서 제9장까지는 암 환자가 직접 주도적으로 실천해야 하는 사항들이고 제10장의 내용들은 병원에서 시행해야 하는 전문적인 방법들이다. 암 환자 여러분들은 의사와 협의하여 이들을 모두 매일같이 실시해야만 한다. 그래서 혹시 이것이 자신의 생활에 너무 많은 부담을 준다고 느끼는 사람도 있을 것이라 생각된다. 그렇지만 여러분은 암 환자이기 때문에 암에서 벗어나고 싶으면 다른 무엇보다도 자신의 **"몸 속 환경"**을 개선

시키는데 최선을 다해야 한다. 그리고 그 일보다 더 중요한 일은 없다고 생각해야 한다. 만약 다른 것이 더 중요하다고 생각하면 더 이상 본 **"양생 암 치유 및 예방 프로그램"**을 선택하지 말고 다른 길을 가라고 말해주고 싶다. 왜냐하면 이 프로그램의 성공 여부는 전적으로 암 환자 여러분의 적극적인 책임과 몰입에 달려있기 때문이다. 여러분이 얼마나 이 프로그램의 각 항목에 열심히 매진하느냐에 따라 결과가 달라진다. 여러분의 담당의사는 어디까지나 여러분을 목적지까지 안내해주는 가이드에 불과하며 모든 선택은 여러분이 스스로 하고 주체적으로 이 프로그램을 이끌고 가야 하는 것이다. 이를 위해 부록에 여러분이 실천해야 하는 2주간 프로그램을 예시로 들어 놓았다.

따라서 여러분이 본 **"양생 암 치유 및 예방 프로그램"**을 시작하게 되면 실제 생활 속 많은 부분에서 새롭게 추가하거나 고쳐야 할 점과 버려야 할 점들이 나타나게 될 것이다. 이들 중 일부를 생략해도 된다고 생각하지 말고 하나도 빠짐없이 적극적으로 실천하려고 노력해야 한다. 특히 운동이나 스트레스 조절 같은 문제들을 소홀히 생각하고 안 해도 되는 것으로 아는 환자들이 종종 있다. 이런 식의 태도는 실패를 가져올 가능성이 높다. 그러므로 한두 개 또는 하루 이틀 빼먹어도 된다는 안일한 태도는 삼가고 더 적극적으로 모든 것을 가능한 다 종합적으로 실천하려고 노력해야 한다.

앞서 말했듯이 본 **"양생 암 치유 및 예방 프로그램"**의 목적은 암 발생의 근본 원인인 **"몸 속 환경"**을 바꿔주는 일을 하는 것이다. 따라서 다소 시간은 걸리지만 몸에 손상을 주지 않는 온화한 방법들을 통해 암이 더 이상 분열과 증식하지 않고 전이 또는 재발하지 않는 환경을 만드는데 중점을 두고 있다. 이런 생각과 목적을 갖고 열심히 **"몸속 대청소"**를 하다 보면 나중에 기존의 암도 분해되고 수그러드는 일을 경험하게 될 것이다. 따라서 **여러분이 열심히 하면 할수록 암 종양의 크기가 줄어들고 이들이 낭종이나 상처 조직으로 전환되는 기적을 일으킬 수 있다.**

"양생 암 치유 및 예방 프로그램"의 중요실천 사항을 요약하면 다음과 같다.

- "몸속 대청소"
- 양생 케토제닉 항암 식단 또는 생채식 식단 또는 항암제 투여 하루 전 단식 하기
- 알칼리화 시켜주는 영양보충제 섭취하기
- 생활스타일 바꾸기(운동, 수면, 스트레스 관리 등)
- 인슐린 강화요법 또는 해당작용 억제제 투여
- 고농도 비타민 C 요법
- 온열 치료
- 오존 고압산소 치료

"양생 암치유 및 예방 프로그램"에서는 대사적으로 암세포에 스트레스를 주는 식단과 더불어 여러 항암 치료를 개인의 상태에 맞게 종합적으로 실시하고 있다. 그러면 이 자체만으로도 많은 효과를 볼 수 있고 설사 항암제를 사용한다고 해도 그 용량을 매우 적게 줄일 수 있다.

좀더 자세한 실천사항(프로토콜)들은 부록을 참조하길 바란다.

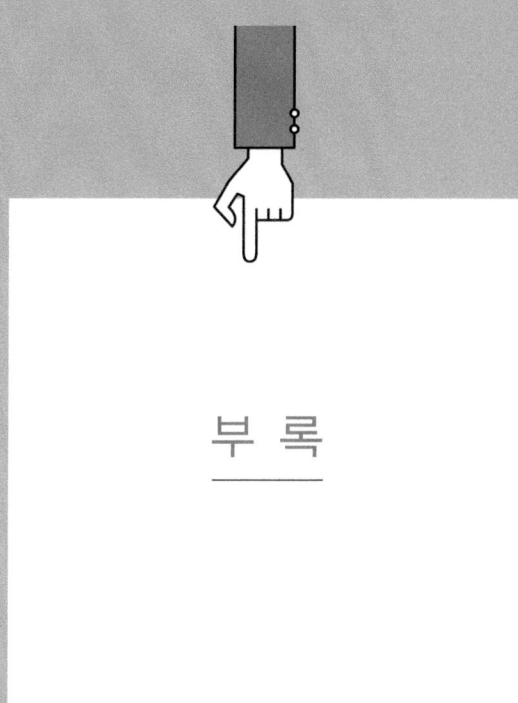

부 록

양생 암 예방 수칙

암은 대사질환이다. 그래서 상당부분 우리 인간이 자초한 질환이라 할 수 있다. 그러므로 이를 예방하기 위해서는 철저한 자기 주변 관리가 필요하다.

우리나라의 '암 예방을 위한 생활 수칙 10가지'를 보았을 때 내가 생각하기에 맞는 것도 있지만 맞지 않는 것도 있다고 생각한다. 여기서 맞지 않는다는 것의 의미는 **"몸 속 환경"**을 개선시키는 것과는 무관한 조치들이 포함되어 있음을 의미한다. 가령 예방 백신 주사를 맞으라고 한다든가 조기 암 검진을 받으라고 권하는 것 등은 진정한 예방법이라 할 수 없다.

이에 나는 진정으로 **"몸 속 환경"**을 개선시키는 **양생 암 예방 수칙**을 제시해 보기로 한다. 이 생활 수칙들은 **"몸 속 환경"**을 개선하는데 초점을 맞추고 있기 때문에 암은 물론 다른 만성 질환들을 예방하고 해결하는데도 매우 효과가 좋다.

1. 몸이 산성화되지 않도록 신경 쓴다.

성장기 몸은 산성 상태이지만 성장이 끝난 시기에도 산성 상태를 유지하면 몸에서 암이 자라게 된다. 그러므로 몸을 중성 또는 약알칼리성 상태로 만들려는 노력을 해야 한다.

2. 음식 준비(알칼리성 식품)

자신의 식사 중 적어도 1/3이상을 생식으로 한다.

열을 가해야 하는 경우에는 높은 열에 튀기거나 굽는 행위는 피하고 대신에 식재료를 찌거나 물 속에서 익히는 방식을 택해야 한다. 특히 탄 음식 속에는 발암물질이 들어 있으므로 이를 잘라내고 먹어야 한다.

음식을 반드시 항암 작용을 하는 채소, 양념, 허브, 보충제 등과 같이 먹는 습관을 들인다.

3. 설탕/과당과 탄수화물 식품을 피한다.

설탕과 과당 그리고 곡물 섭취를 피해야 한다. 이들은 모두 산성 식품으로 인슐린 분비를 증가시킨다. 암세포는 인슐린 레벨이 높은 상황 속에서 잘 생기고 증식한다. 만약 암 종양의 크기를 줄이고 싶다면 당분과 전분 함유 식품들을 더 줄일수록 유리하다.

4. 양질의 단백질을 적당량 섭취한다.

붉은 육류를 포함하여 양질의 단백질 식품을 자신의 제지방 체중 1Kg당 0.7-1g 정도로 적당량 섭취한다. 너무 지나친 단백질 섭취는 몸에서 성장 기전을 자극할 수 있으므로 적당한 선을 추구하는 것이 바람직하다.

5. 건강한 지방을 섭취한다. 나쁜 지방은 먹지 않는다.

건강한 동물성 포화/불포화지방을 포함하여 양질의 식물성 기름(올리브유, 코코넛유, 아보카도유등)을 섭취한다. 그러나 같은 식물성기름이라도 정제한 식용유나 트랜스 지방, 산화된 지방은 절대 먹지 않는다. (참고: 여기서 말하는 건강한 동물성 지방에는 자연산 생선 속의 오메가 3 지방산도 포함된다.)

6. 유기농 제품을 선택하여 먹는다.

농약은 독한 화학물질로 발암성을 지니고 있다. 따라서 농약을 사용하여 재배한 식품들은 가능한 멀리하고 어쩔 수 없는 경우에는 이를 철저하게 세척한 뒤 또는 조리시 이를 분해시킨 뒤 먹도록 한다.

　같은 논리의 연장선상에서 유전자 변형 식품인 옥수수나 대두콩을 먹지 말아야 한다. 이들은 제초제 성분인 glyphosate로 처리된 것들이 대부분이다. 이 성분도 발암성을 의심받고 있다.

7. 천연 발효식품들을 먹는다.

　장내 환경을 최상의 상태로 만들어 면역시스템을 강화시키기 위해서는 장내 염증을 없애주고 환경을 개선시켜 주는 유익한 장내세균들이 필요하다. 이를 위해 채소나 약초를 발효시킨 식품을 먹는 것이 큰 도움이 된다. 물론 프로바이오틱스 제품을 구입하여 먹는 방법도 있지만 무엇보다 건강한 식품으로 유익한 장내세균을 섭취하는 것이 훨씬 유리하다.

8. 정수한 물을 마신다.

　물 속에는 각종 오염물질이나 중금속들이 들어 있을 수 있다. 따라서 반드시 수돗물을 정수하여 마시도록 한다. 그리고 돈을 주고 물을 사서 먹을 때에는 반드시 병에 든 미네랄 워터를 사서 먹는다. 그리고 가능한 자신이 먹는 물은 외출할 때에 들고 나가는 습관을 들이도록 한다. 식당에서 주는 물이라고 안심하면 절대 안된다.

9. 정기적으로 적절한 신체 운동을 한다.

　운동은 신진대사를 활성화시켜 **"몸 속 환경"**을 개선시켜 준다. 특히 혈당을 낮춰주기 때문에 국소적인 저산소증 산성 상태가 발생하는 것을 막아준다. 또한 면역세포들의 기능도 개선되어 암세포가 종양으로 성장하는 것을 막아주는 효과를 발휘한다.

10. 잠을 푹 잔다.

하루 7-8시간의 편안한 숙면을 갖도록 노력한다. 수면 도중에 면역세포들이 매일 발생하는 암세포들과 싸워 **"몸 속 환경"**을 정상화시켜 주기 때문이다.

11. 영양 보충제를 섭취한다.

오늘날 먹는 음식만으로 충분한 영양을 얻을 수 없다. 특히 **"몸 속 환경"**을 깨끗하게 정화시키기 위해서는 이에 소비되는 많은 영양소들이 필요하다. 이를 음식을 통해서 다 얻을 수 없기 때문에 보충제 형태로 섭취해야 한다. 그러나 시중에 판매되고 있는 보충제도 문제가 있으므로 이를 잘 선별하여 고를 줄 아는 능력이 필요하다. 암 예방을 위해 꼭 필요한 영양소는 함량이 턱없이 부족하고 암을 유발시킬 수 있는 성분(예: 철)은 너무 많이 들어 있는 불량 제품들도 많이 있다. 그러므로 항상 전문가의 자문을 받아 이런 것들을 선별할 필요가 있다. (참고: 기본 영양소로는 비타민 B, C, D, E, 마그네슘, 셀레늄, 췌장 효소, 오메가 3 지방 등이 있고 이 밖에 몇 가지 허브들이 있다.)

12. 환경 속 독소에 대한 노출을 피한다.

농약, 생활용품 속의 각종 화학물질(화장품, 가정용 세제 등), 대기 중의 초미세먼지와 오염물질, 실내 가구나 인테리어 제품들 속의 독성 화학물질, 먹는 음료 속의 화학물질과 중금속 등을 피해야 한다. 대신에 이들을 자연친화적인 것으로 대체시키는 노력을 해야 한다.

13. 방사선 노출을 피한다.

불필요한 X선, CT 스캔, PET 스캔 촬영을 피하고 다른 방법으로 대체한다.

14. 스트레스를 조절한다.

너무 지나친 경쟁과 욕심은 언젠가 분명 스트레스로 인한 **"몸 속 환경"**의 악화를 가져온다. 그러므로 더 이상 나쁜 상황으로 발전하기 전에 스스로 자신의 스트레스를 조절해야 한다. 이 세상 어느 누구도 과도한 스트레스를 이겨낼 사람은 없다는 점을 명심하길 바란다.

15. 정기적으로 "몸속 대청소"를 한다.

이를 가장 확실한 암 예방 실천 방안으로 적극 권장한다.

암환자 케토제닉 알칼리 다이어트

케토제닉 식단에 대한 반응

케토제닉 다이어트는 대사 불균형을 바로잡기 위한 식이 처방이다. 그러므로 적절하게 사용할 경우에는 매우 강력한 효과를 발휘할 수 있다. 반대로 잘못 사용하면 도리어 해가 될 수도 있으므로 자신에게 이 식단이 맞는지 여부와 맞으면 언제까지 이 식단을 시행해야 할 지 등을 반드시 의사와 상의하여 결정하길 바란다.

케톤은 몸에서 에너지 생산을 위한 연료로 포도당 대신 지방산을 사용할 때 부산물로 생겨나는 물질이다. 따라서 탄수화물 섭취를 극단적으로 줄이고 대신에 고지방 식사를 하게 되면 몸에서 케톤이 생기는 것은 지극히 생리적인 현상이다. 문제는 이 때 발생하는 케톤의 양이 갑자기 너무 많게 되면 혈액의 산도(pH)가 산성으로 기울게 되어 위험할 수 있다는데 있다. 이런 일은 주로 인슐린 생산이 부족한 당뇨 환자에서 볼 수 있지만 특정 암 환자에서도 간혹 나타날 수 있기 때문에 반드시 의사와 상의하여 케토제닉 다이어트를 해야 한다.

본문 제2장에서 설명했듯이 암세포는 포도당을 주된 연료로 사용하기 때문에 포도당 섭취를 줄이고 케톤이 생성될 정도로 고지방 식단을 하는 것이 선별적인 표적 치유 식단이 될 수 있다. 그러므로 의사의 지도 하에 케토제닉 식단을 실시하면 큰 도움을 얻을 수 있다.

케토제닉 식단의 부작용을 예방하고 케토제닉 식단의 목적을 충분히 달성하기 위해서는 수시로 자신의 혈액이나 소변 속의 케톤 양을 측정해 보는 것이 필요하다. 소변은 실시간의 케톤 수치를 반영하지 않고 2시간 정도의 시간 차이를 보이는 단점이 있다. 그렇지만 대부분의 사람들에게서는 이런 시간 차가 큰 문제가 되지 않는다. 만약 실시간으로 좀 더 정확한 케톤 수치를 확인하고 싶으면 혈액을 통해 케톤 양을 측정할 수 있는 개인용 케톤측정기를 구입해야 된다. (참고: 보통 소변 스틱으로 검사하였을 때 케톤 수치가 2에서 8사이로 나와야 한다. 만약 2보다 낮게 나오면 아직 충분한 케톤증 상태로 들어가지 않은 것이고, 8이상 나오면 너무 많은 양의 케톤이 생산되어 케토산증을 향해 진행되고 있다는 뜻이 된다. 따라서 이런 경우에는 탄수화물 섭취를 늘리거나 또는 다른 식단으로 바꿔줘야 한다.)

케토제닉 식단을 하면서 혈액이 산성으로 변하는 것을 막을 수 있는 또 다른 예방법은 충분한 알칼리성 미네랄을 섭취하는 것이다. 마그네슘, 포태슘, 칼슘, 기타 미량 미네랄들을 많이 섭취하면 이들이 케토제닉 식사로 인한 산성 물질들을 중화시키게 된다. 이 밖에 녹색 채소 가루 제품이나 알칼리 수를 잠정적으로 먹는 것도 도움이 될 수 있다. 또한 나는 케토제닉 식단을 하는 사람들에게 담즙염을 추가로 권하고 있다. 담즙염은 지방 소화를 도와주는 역할을 한다. 이미 담낭을 제거한 사람인 경우에는 담즙염을 반드시 함께 섭취할 것을 권하고 있다. 이 점 역시 담당 의사의 컨설팅을 받아가면서 진행하는 것이 안전하다.

만약 다음과 같이 케토산증(ketoacidosis)의 증상들이 나타나면 케토제닉 다이어트를 중단하고 즉시 의사의 진찰을 받아야 한다.

케토산증(ketoacidosis)의 증상들

○ 계속 피곤함

○ 건조하고 붉은 피부

○ 구역, 구토 또는 복통

○ 호흡하기 힘듦

○ 숨 쉴 때 과일 냄새가 남

○ 정신 집중이 잘 안되고 멍하거나 헷갈림 현상

　보통 케토제닉 식단 후 첫 1-2주 동안에는 약간 피곤하고 짜증이 나며 정신이 멍한 느낌이 드는 것이 보통이다. 그러나 이런 증상들이 계속 사라지지 않고 지속되거나 또는 점점 더 심각해질 때에는 반드시 의사에게 진찰을 받아야 한다. 특히 구역, 계속되는 피로감 등과 같은 증상이 있을 때에는 아직 케톤증으로 들어가지 못했다는 증거이므로 케토제닉 다이어트를 조절할 필요가 있다.

케토제닉 식단에서 대영양소 비율 가이드라인

　"양생 암 치유 및 예방 프로그램"에서 케토제닉 식단을 권할 때 대영양소 비율은 환자의 현재 건강 상태, 체중 등 여러 가지 요소를 고려하여 정하고 있다. 탄수화물의 경우 케톤증으로 들어가기 위해서는 사람마다 차이가 있지만 하루 50g 이하로 제한하고 있다. 그러나 보통은 이보다 적은 15-25g 정도를 권하는 편이다. 이렇게 개인적인 차이가 있는 이유는 그 사람이 탄수화물을 빨리 대사시키는 사람인지 아니면 느리게 대사시키는 사람인지에 따라 차이가 있을 수 있기 때문이다.

마찬가지로 단백질과 지방의 비율도 그 사람의 대사체질에 따라 조금씩 달라질 수 있다. 일반적으로 대략 다음과 같은 기준으로 고지방 식품 섭취를 권하고 있다.

대영양소	비율
단백질	하루 60–75g =300 칼로리 =전체 칼로리의 15–20%
지방	하루 112–125g =1,125 칼로리 = 전체 칼로리의 75%
탄수화물	하루 15–25g = 750 칼로리 = 전체 칼로리의 3–5%

케토제닉 식단을 할 때 일일이 칼로리를 계산할 필요는 없다. 그렇지만 대략적으로 칼로리를 파악하고 싶으면 다음 기준을 사용하면 된다.

· 탄수화물, 단백질 1g= 4 칼로리
· 지방 1g=9 칼로리
· MCT오일 1g=10 칼로리

케토제닉 식단에서 적정 단백질 섭취량 정하기

상태가 양호해서 단백질 섭취를 제한할 필요가 없는 사람의 경우에는 그 사람의 제지방 질량 1Kg 당 하루에 0.8–1.0g/Kg 정도 섭취하고 암 수술을 받을 사람이나 수술에서 회복하는 과정에 있는 사람은 이보다 조금 많은 하루에 1.4–1.8g/Kg 정도 섭취할 것을 권장하고 있다.

참고 사항

    지방은 식후 3시간이 지나야 연료로 사용되기 시작한다. 따라서 지방을 연료로 사용하기 위해서는 식사 간격을 적어도 4-5시간 떼어 놓아야 한다. 이 점이 매우 중요하다는 점을 잊지 말길 바란다.

저탄수화물 고지방 항암 식품들

    제5장에서 설명한 항암 식품들과 비슷하다.

목초를 먹인 유기농 육류, 방목하여 키운 가금류, 자연산 해산물

    정확한 양은 그 사람의 상태, 체중, 대사체질에 의해 결정되지만 보통은 매끼 15-30g 정도의 동물성 단백질을 먹으면 된다. 이는 대략적으로 한 끼 분량이 120ml 정도 되는 그릇 속에 들어 있는 양에 해당된다.(참고: 정확한 그램 수를 계산하길 원한다면 식품 환산표를 사용한다.)

    다음은 건강한 단백질 식품원들이다.

소고기, 가금류, 양고기, 사냥한 고기

소고기(목초를 먹인 것)	오리
양고기	칠면조 가슴살, 피부 벗긴 것
닭고기, 피부 벗긴 것	사냥한 야생 동물 고기

생선과 해산물 (* =EPA 풍부 식품)

연어*	고등어*
꽁치*	송어
참치	새우
광어	조기

대구	랍스터
대게	조개
도미	문어
갈치	배쓰

(참고: 참치 속에는 수은이 많이 들어 있으므로 자주 먹으면 좋지 않을 수 있다.)

달걀

유기농 달걀(단, 알레르기가 없는 경우에만)

채식주의자가 먹을 수 있는 단백질 식품

저탄수화물 케토제닉 식단에서 먹을 수 있는 것들

- 치아씨: 2 숟갈= 단백질 5g
- 대마씨: 3 숟갈= 단백질 11g
- 식물성 기반의 단백질 가루: 1숟갈= 단백질 14-21g

저탄수화물 채소들

다음 채소들은 케토제닉 항암 식단을 구성하는데 빠져서는 안될 중요한 것들이다. 그러므로 열심히 정성껏 준비해서 먹도록 해야 한다. 그러나 케톤증 상태를 유지하려면 탄수화물을 총칼로리의 3-5% 정도로 낮게 유지해야 한다. 비전분성 채소를 2컵만 먹어도 그 안에 탄수화물이 10-25칼로리 들어 있다. 따라서 케토제닉 식단을 하려면 채소도 무한정 많이 먹을 수 없다. 아래 나오는 양은 케톤증을 유지할 수 있을 정도의 양을 제시한 것이다.

익힌 채소(괄호안은 케토제닉 식단을 위한 제공량에 해당)

아스파라거스(12줄기 1컵)	녹색 빈콩류(1컵)
복초이(2컵)	브로컬리(2컵)
브루셀 스프라우트(1.5컵)	양배추(1컵)
당근(1개)	컬리플라워(1.5컵)
가지(1.5컵)	케일(2컵)
버섯(1컵)	양파(0.5컵)
시금치(2컵)	호박(1컵)
미나리(2컵)	무우(2컵)

생 채소(괄호안은 케토제닉 식단을 위한 제공량에 해당)

죽순(2컵)	빈콩싹(2컵)
배추(2컵)	샐러리(2컵)
오이(2컵)	고추(1.5컵)
상추(2컵)	컬리플라워(2컵)
미역(1.5컵)	케일(2컵)
다시마(1컵)	양파(0.5컵)
김(2컵)	토마토(1컵)
시금치(2컵)	무우(2컵)

건강한 지방

케토제닉 식단에서는 매 식사 때마다 건강한 기름을 먹도록 권하고 있다. 특히 코코넛유 또는 MCT 오일은 대사적으로 활발하기 때문에 에너지를 발산하는데 매우 유용하다.

지방 소화를 잘 되게 하기 위해서는 지방을 레몬, 식초, 김치, 녹색 샐러드 등과 함께 먹는 것이 좋다. 건강하지 못한 나쁜 지방과 혼동하지 말고 이들의 섭취를 절대 삼가야 한다. 식용유, 트랜스 지방(마아가린, 쇼

트닝), 산화된 기름 등을 먹지 말아야 한다. 그러므로 튀김 음식과 같이 기름에 고열을 가하는 음식 조리법은 잘못된 조리법으로 이를 다른 건강한 조리법으로 바꾸어야 한다.

보통 기름 1숟갈에는 지방이 15g, 약 100칼로리 정도가 들어 있다.

너트버터 1숟갈에는 지방이 7g, 약 65칼로리 정도가 들어 있다. 그러나 너트버터에는 탄수화물도 들어 있다는 사실을 알아야 한다.

따라서 케토제닉 식단을 효과적으로 하려면 너트버터보다는 양질의 기름을 먹는 것이 훨씬 유리하다.

건강한 지방

코코넛유, 1숟갈	올리브유, 1숟갈
MCT오일, 1숟갈	유기농 버터, 1숟갈
아몬드버터, 2숟갈	팜유, 1숟갈
과카몰리, 2숟갈	마카다미아, 4개
아보카도, 반개	아몬드, 5개
올리브, 6개	호박씨, 1숟갈
호두, 2개	들기름, 1숟갈
유기농 기(ghee)유, 1숟갈	유기농 마요네즈, 1숟갈

기타 항암 슈퍼푸드와 그 장점들

항암 식단에는 상기 식품들 이외에 다른 여러 슈퍼푸드들이 포함된다.

강황과 커리

강력한 항염증 작용으로 암세포들이 스스로 사멸되게 만들고 종양의 증식과 신생혈관형성도 억제시켜준다.

생강

역시 강한 항염증 작용을 하고 비타민 E 보다 강한 항산화 효과도 가지고 있다. 또한 종양이 새로운 혈관을 형성하는 것을 막아주고 기존 항암 치료로 인해 발생되는 구역, 구토 증세를 완화시켜 주는데도 도움을 준다.

십자화과 채소들(양배추, 배추, 복초이, 브로컬리, 컬리플라워, 브루셀 스프라우트 등)

항암 성질을 가진 설포라판과 인돌-3-카비놀을 함유하고 있다. 이 야채들을 너무 끓이면 이런 성분들이 사라지므로 주의하도록 한다.

마늘, 양파, 대파, 차이브 등

이들은 모두 황 성분을 함유하고 있어 육류를 과도하게 굽거나 태울 때 발생하는 나이트로사민 같은 물질의 발암 효과를 줄여주는 작용을 한다. 또한 암세포를 직접 죽게 만드는 효과도 가지고 있다. 특히 마늘은 항균 효과는 물론 항암 효과 측면에서도 가장 강력한 식품에 속하는 것으로 알려져 있다.

당근, 샐러리, 오이, 파슬리

항산화 작용을 가지고 있다.

토마토

항산화 작용을 하는 라이코펜이 특히 전립선 암에서 생존율을 증가시켜 주는 것으로 알려져 있다.

버섯(잎새, 차가, 영지, 상황, 크레미니 등)

면역 세포들의 재생산을 자극하는 베타글루칸과 같은 폴리사카라이드와 렌티난(lentinan)을 함유하고 있다.

약초와 양념(로즈마리, 정향, 오레가노, 바질, 파슬리, 민트, 고수 등)

암세포를 죽이는 효과와 암세포들이 주변 조직으로 침투할 때 사용하는 효소의 작용을 차단시켜주는 효과를 가지고 있다. 고수풀은 중금속을 제거시켜 주는 효과도 있다.

해초류

암세포의 성장을 늦춰주고 면역력을 길러주는 성분(예: 후코이단)을 가지고 있다. 또한 김(nori) 속에는 긴 사슬의 오메가 3 지방산도 들어 있어 염증을 가라앉혀주는데 효과적이다.

오메가 3 필수지방산

지방이 많은 생선에 들어 있는 긴 사슬의 오메가 3 지방산은 염증을 줄여주고 암세포가 전이되는 것을 막아주는 작용을 한다.

셀레늄 풍부 식품 (브라질 너트, 해바라기 씨, 참치 등)

항산화 작용은 물론 자연살상세포와 같은 면역 세포들의 생산을 자극한다.

비타민 D

비타민 D는 암 발생 위험을 줄여준다. 낮에 약 20분 정도 야외에서 햇빛을 쬐면 8,000-10,000단위 정도의 비타민 D를 피부에서 생산할 수 있다. (참고: 그 이상 장시간 햇빛에 노출되면 이득보다는 자외선의 독성 위험이 더 증가한다.)

햇빛을 쬘 수 없는 경우에는 비타민 D 보충제를 섭취한다.

프로바이오틱스

장내 유익한 프로바이오틱스 균을 보충해 주면 소화도 증진되고 장 운동도 활발해져서 면역 기능이 향상된다. 또한 대장에서 암 발생이 일어나는 것을 줄여주는 역할도 한다. 주로 락토바실루스 균을 많이 보충한다.

베리류(딸기, 라스베리, 블루베리, 블랙베리, 크랜베리 등)

폴리페놀 성분이 들어 있어 항산화 및 항암 작용을 한다. 암세포의 형성을 막아주고 신생혈관 형성도 차단시켜 주는 효과를 지니고 있다. 안토시아니딘, 프로안토시아니딘, 플라보노이드 같은 성분들이 암세포의 사멸도 촉진시켜 준다.

감귤류 과일(오렌지, 귤, 레몬, 자몽 등)

항염 성분을 지닌 플라보노이드가 들어 있다. 간이 발암성 물질들을 효과적으로 해독하는 것을 도와준다.

석류

항염증 및 항산화 작용을 하는 물질이 들어 있다. 전립선 암을 포함하여 특정 암의 재발을 막아준다.

붉은 포도주

레스베라트롤과 같은 폴리페놀 성분이 암세포의 전이를 막아준다. 그러나 너무 많이 마시면 당분 섭취와 알코올 섭취가 증가하므로 하루 한 잔 이상 마시는 것은 좋지 않다. 일반적으로 케토제닉 식단에서는 와인 섭취를 금하고 있다.

유기농 다크초콜렛

70% 이상 카카오를 함유한 다크초콜렛은 항산화제, 프로안토시아니딘, 폴리페놀 등을 많이 함유하고 있어 암세포의 증식을 억제하고 신생혈관이 생성되는 것도 막아준다. 그러나 유제품이 섞인 밀크 초콜렛은 이런 효과를 상쇄시키므로 절대 피해야 한다. 또한 다크초콜렛도 하루에 1-2 조각 이상 먹으면 안 된다.

구리 함유 식품에 대한 주의!

구리는 특정 효소는 물론 뼈와 결합조직을 만들 때 필요로 하는 미량 미네랄이다. 그래서 보통은 부족하다는 이유로 보충제를 먹을 필요가 없는 미네랄에 해당된다. 그러나 반대로 과량일 때에는 독성 작용을 나타내고 암세포의 증식을 자극하고 면역력이 저하된 사람에서 건강상의 문제를 일으킬 수 있다. 따라서 구리 독성을 피하기 위해서는 다음과 같이 구리를 함유한 식품을 많이 섭취하지 않도록 주의해야 한다.

구리를 많이 함유하고 있는 식품부터 순서대로 나열하였다. 또한 병원에서 혈액 검사를 통해 실제 구리 레벨이 얼마인지 확인해 보는 것도 좋은 방법이다.

- 소 간: 100g에 약 14g
- 굴, 랍스터, 게, 문어: 100g(굴 7개)에 약 6mg
- 참깨: 한 컵에 6mg 또는 1온스에 1.2mg
- 캐슈: 한 컵에 3.4mg 또는 1온스에 0.62mg (참고: 모든 견과 속에는 구리가 들어 있다. 그러나 그 중에서 아몬드, 피칸, 피스타치오는 구리 함량이 가장 낮은 편에 속한다.)
- 케일: 한 컵에 1.5mg
- 버섯: 한 컵 또는 버섯 4개 정도에 0.9mg
- 병아리콩(삶은 것): 한 컵에 0.58mg (참고: 모든 빈콩류 속에는 구리가 들어 있다. 그 중에서 흰 빈콩이 가장 낮은 편에 속한다.)
- 아보카도: 한 컵에 0.44mmg
- 염소 치즈: 1온스에 0.21mg
- 정수하지 않은 수돗물

양생 암 치유 및 예방 프로그램
2주간 계획

"양생 암 치유 및 예방 프로그램"에서는 매우 엄격한 자기 몰입의 행동 실천을 요구하고 있다. 그러므로 매일 자신이 해야 할 일을 정해 놓고 이를 스케줄에 맞춰서 빠짐없이 실천할 것을 권장한다. 여기에는 식사 때 먹는 음식의 종류 및 양도 포함된다. 이는 모두 그 동안 망가진 **"몸 속 환경"**을 새롭게 재건시키기 위한 목적을 달성하고자 그런 것이다. 여러분이 열심히 한만큼 효과가 빨리 나타나기 때문에 여러분의 자기주도적인 역할이 성공의 열쇠가 된다는 점을 잊지 말아주길 바란다.

다음은 케토제닉 알칼리 식단으로 가는 사람들을 위한 예시 식단이다. 만약 이 식단이 자신과 맞지 않으면 생채식 알칼리 식단으로 가면 된다. 생채식 알칼리 식단은 주스 다이어트에 사용되는 식재료들을 주스로 만들어 먹는 것이 아니라 통째로 먹는 것을 의미한다. 그러므로 자신에게 맞는 "양생 항암 식단"을 선택해 이에 집중하길 바란다.

(참고:아래에 제시되는 식단 및 스케줄은 어디까지나 상대적인 예시이지 절대적인 원칙이 아니라는 점을 분명히 인식해 주길 바란다. 그러므로 여러분이 각자 또는 담당 의사와 상의하여 자신의 사정이나 상태에 맞게 이를 변경시킬 수 있다.)

아침에 일어나서	· 오일풀링 5-20분 · 시간이 있으면 칫솔로 혀를 문질러 혀에 붙어 있는 세균, 곰팡이, 죽은 세포들을 털어낸다. 이는 아침에 면역력을 높여주고 몸에서 곰팡이가 자라는 것을 예방시켜 준다.
아침식사 전	· 레몬 워터 또는 식초물을 250-500ml 정도 마신다. 또는 밀싹 주스를 50-60ml 마신다. 또는 녹색채소 가루 분말을 물 1잔에 타서 마셔도 된다. · 커피 관장을 한다. · 필요한 보충제를 먹는다 · 아침 운동을 30분 한다.(걷기, 요가, 기공, 스트레칭 등) · 명상을 30분 한다. 또는 기도, 그날 할 일에 대한 계획표를 작성한다.
아침 식사	· 식물성 단백질 가루를 탄 스무디를 마신다.
간식(선택 사항)	· 자연방사 생달걀 1개
점심 식사 30분 전	· 알칼리수 또는 식초수 1잔(250ml)을 마신다. · 보충제 섭취
점심	· 육류 수육 5-10조각, 쌈채소, 오이, 당근
오후	· 녹색채소 가루 분말을 물 1잔에 타서 마신다. · 오후 운동 15-30분-걷기, 스트레칭, 제자리 뛰기 등
간식 (선택 사항)	· 양생 수프 1/2컵
저녁	· 소고기 육개장(밥 빼고) · MCT 오일 1-2 숟갈
자기전	· 허브 차 또는 식이섬유 드링크 1잔 · 목욕, 반신욕,족욕 등 또는 커피 관장(오전에 하지 못한 경우) · 일기쓰기, 명상 또는 기도 · 아로마치료 · 보충제 섭취

아침에 일어나서	· 오일풀링 5–20분 · 시간이 있으면 칫솔로 혀를 문질러 준다.
아침식사 전	· 레몬 워터 또는 식초물을 250–500ml 정도 마신다. 또는 밀싹 주스를 50–60ml 마신다. 또는 녹색채소 가루 분말을 물 1잔에 타서 마셔도 된다. · 커피 관장을 한다. · 필요한 보충제를 먹는다 · 아침 운동을 30분 한다.(걷기, 요가, 기공, 스트레칭 등) · 명상을 30분 한다. 또는 기도, 그날 할 일에 대한 계획표를 작성한다.
아침 식사	· 식물성 단백질 가루를 탄 스무디를 마신다. · MCT 오일 1–2 숟갈
간식(선택 사항)	· 자연방사 생달걀 1개
점심 식사 30분 전	· 식초수 1잔(250ml)을 마신다. · 보충제 섭취
점심	· 찐 닭고기, 쌈채소, 오이, 당근
오후	· 녹색채소 가루 분말을 물 1잔에 타서 마신다. · 오후 운동 15–30분—걷기, 스트레칭, 제자리 뛰기 등
간식 (선택 사항)	· 허브 차와 미니 족발 2–3점
저녁 식사 30분 전	· 정수한 물 1컵 · 보충제 섭취
저녁	· 연어 구이, 브로컬리, 샐러드+MCT오일 드레싱
자기전	· 허브 차 또는 식이섬유 드링크 1잔 · 목욕, 반신욕,족욕 등 또는 커피 관장(오전에 하지 못한 경우) · 일기쓰기, 명상 또는 기도 · 아로마치료 · 보충제 섭취

아침에 일어나서	· 오일풀링 5-20분 · 시간이 있으면 칫솔로 혀를 문질러 준다.
아침식사 전	· 레몬 워터 또는 식초물을 250-500ml 정도 마신다. 또는 밀싹 주스를 50-60ml 마신다. 또는 녹색채소 가루 분말을 물 1잔에 타서 마셔도 된다. · 커피 관장을 한다. · 필요한 보충제를 먹는다 · 아침 운동을 30분 한다.(걷기, 요가, 기공, 스트레칭 등) · 명상을 30분 한다. 또는 기도, 그날 할 일에 대한 계획표를 작성한다.
아침 식사	· 양생 수프 1컵, MCT 오일 1-2 숟갈
간식(선택 사항)	· 녹색 채소 주스 또는 밀싹 주스 1잔
점심 식사 30분 전	· 알칼리수 또는 식초수 1잔(250ml)을 마신다. · 보충제 섭취
점심	· 도가니탕 (밥 빼고), 김치, 깍두기 배추, 오이, 당근
오후	· 녹색채소 가루 분말을 물 1잔에 타서 마신다. · 오후 운동 15-30분—걷기, 스트레칭, 제자리 뛰기 등
간식 (선택 사항)	· 허브 차와 호두, 아몬드 등 견과 1줌
저녁 식사 30분 전	· 정수한 물 1컵 · 보충제 섭취
저녁	· 소고기 안심 스테이크, 채소, 샐러드+MCT오일 드레싱
자기전	· 허브 차 또는 식이섬유 드링크 1잔 · 목욕, 반신욕,족욕 등 또는 커피 관장(오전에 하지 못한 경우) · 일기쓰기, 명상 또는 기도 · 아로마치료 · 보충제 섭취

아침에 일어나서	· 오일풀링 5-20분 · 시간이 있으면 칫솔로 혀를 문질러 준다.
아침식사 전	· 레몬 워터 또는 식초물을 250-500ml 정도 마신다. 또는 밀싹 주스를 50-60ml 마신다. 또는 녹색채소 가루 분말을 물 1잔에 타서 마셔도 된다. · 커피 관장을 한다. · 필요한 보충제를 먹는다 · 아침 운동을 30분 한다.(걷기, 요가, 기공, 스트레칭 등) · 명상을 30분 한다. 또는 기도, 그날 할 일에 대한 계획표를 작성한다.
아침 식사	· 자연방사 생달걀, 양생 스무디 1컵
간식(선택 사항)	· 녹색 채소 주스 또는 밀싹 주스 1잔
점심 식사 30분 전	· 사과식초수 1잔(250ml)을 마신다. · 보충제 섭취
점심	· 우거지 갈비탕(밥 빼고), 김치, 깍두기 배추, 오이, 당근
오후	· 녹색채소 가루 분말을 물 1잔에 타서 마신다. · 오후 운동 15-30분—걷기, 스트레칭, 제자리 뛰기 등
간식 (선택 사항)	· 녹차와 번데기 1컵
저녁 식사 30분 전	· 정수한 물 1컵 · 보충제 섭취
저녁	· 카레 닭볶음, 채소, 샐러드+MCT오일 드레싱
자기전	· 허브 차 또는 식이섬유 드링크 1잔 · 목욕, 반신욕,족욕 등 또는 커피 관장(오전에 하지 못한 경우) · 일기쓰기, 명상 또는 기도 · 아로마치료 · 보충제 섭취

아침에 일어나서	· 오일풀링 5–20분 · 시간이 있으면 칫솔로 혀를 문질러 준다.
아침식사 전	· 레몬 워터 또는 식초물을 250–500ml 정도 마신다. 또는 밀싹 주스를 50–60ml 마신다. 또는 녹색채소 가루 분말을 물 1잔에 타서 마셔도 된다. · 커피 관장을 한다. · 필요한 보충제를 먹는다 · 아침 운동을 30분 한다.(걷기, 요가, 기공, 스트레칭 등) · 명상을 30분 한다. 또는 기도, 그날 할 일에 대한 계획표를 작성한다.
아침 식사	· 양생 스무디, 아보카도 1개, 미니족발 1점
간식(선택 사항)	· 녹색 채소 주스 또는 밀싹 주스 1잔
점심 식사 30분 전	· 식초수 1잔(250ml)을 마신다. · 보충제 섭취
점심	· 사골 닭곰탕 (밥 빼고), 김치, 깍두기 배추, 오이, 당근
오후	· 녹색채소 가루 분말을 물 1잔에 타서 마신다. · 오후 운동 15–30분–걷기, 스트레칭, 제자리 뛰기 등
간식 (선택 사항)	· 양생 스무디 1잔
저녁 식사 30분 전	· 정수한 물 1컵 · 보충제 섭취
저녁	· 생선회, 채소, 샐러드+MCT오일 드레싱
자기전	· 허브 차 또는 식이섬유 드링크 1잔 · 목욕, 반신욕,족욕 등 또는 커피 관장(오전에 하지 못한 경우) · 일기쓰기, 명상 또는 기도 · 아로마치료 · 보충제 섭취

아침에 일어나서	· 오일풀링 5–20분 · 시간이 있으면 칫솔로 혀를 문질러 준다.
아침식사 전	· 레몬 워터 또는 식초물을 250–500ml 정도 마신다. 또는 밀싹 주스를 50–60ml 마신다. 또는 녹색채소 가루 분말을 물 1잔에 타서 마셔도 된다. · 커피 관장을 한다. · 필요한 보충제를 먹는다 · 아침 운동을 30분 한다.(걷기, 요가, 기공, 스트레칭 등) · 명상을 30분 한다. 또는 기도, 그날 할 일에 대한 계획표를 작성한다.
아침 식사	· 자연방사 생달걀, 토마토, 아보카도
간식(선택 사항)	· 녹색 채소 주스 또는 밀싹 주스 1잔
점심 식사 30분 전	· 식초수 1잔(250ml) · 보충제 섭취
점심	· 양생 수프, 샐러드+ 올리브유 드레싱
오후	· 녹색채소 가루 분말을 물 1잔에 타서 마신다. · 오후 운동 15–30분–걷기, 스트레칭, 제자리 뛰기 등
간식 (선택 사항)	· 허브 차와 호두, 아몬드 등 견과 1줌
저녁 식사 30분 전	· 사과식초수 1컵 · 보충제 섭취
저녁	· 생선찜, 미나리 무침, 샐러드+MCT오일 드레싱
자기전	· 허브 차 또는 식이섬유 드링크 1잔 · 목욕, 반신욕,족욕 등 또는 커피 관장(오전에 하지 못한 경우) · 일기쓰기, 명상 또는 기도 · 아로마치료 · 보충제 섭취

아침에 일어나서	· 오일풀링 5–20분 · 시간이 있으면 칫솔로 혀를 문질러 준다.
아침식사 전	· 레몬 워터 또는 식초물을 250–500ml 정도 마신다. 또는 밀싹 주스를 50–60ml 마신다. 또는 녹색채소 가루 분말을 물 1잔에 타서 마셔도 된다. · 커피 관장을 한다. · 필요한 보충제를 먹는다 · 아침 운동을 30분 한다.(걷기, 요가, 기공, 스트레칭 등) · 명상을 30분 한다. 또는 기도, 그날 할 일에 대한 계획표를 작성한다.
아침 식사	· 양생 수프 1컵 · MCT 오일 1–2 숟갈
간식(선택 사항)	· 녹색 채소 주스 또는 밀싹 주스 1잔
점심 식사 30분 전	· 식초수 1잔(250ml) · 보충제 섭취
점심	· 생선지리탕 (밥 빼고), 김치, 깍두기 배추, 오이 , 당근 · MCT 오일 1–2 숟갈
오후	· 녹색채소 가루 분말을 물 1잔에 타서 마신다. · 오후 운동 15–30분–걷기, 스트레칭, 제자리 뛰기 등
간식 (선택 사항)	· 사골국물 1컵
저녁 식사 30분 전	· 정수한 물 1컵 · 보충제 섭취
저녁	· 소고기 채소 볶음, MCT 오일 1–2 숟갈
자기전	· 허브 차 또는 식이섬유 드링크 1잔 · 목욕, 반신욕,족욕 등 또는 커피 관장(오전에 하지 못한 경우) · 일기쓰기, 명상 또는 기도 · 아로마치료 · 보충제 섭취

아침에 일어나서	· 오일풀링 5-20분 · 시간이 있으면 찻솔로 혀를 문질러 준다.
아침식사 전	· 레몬 워터 또는 식초물을 250-500ml 정도 마신다. 또는 밀싹 주스를 50-60ml 마신다. 또는 녹색채소 가루 분말을 물 1잔에 타서 마셔도 된다. · 커피 관장을 한다. · 필요한 보충제를 먹는다 · 아침 운동을 30분 한다.(걷기, 요가, 기공, 스트레칭 등) · 명상을 30분 한다. 또는 기도, 그날 할 일에 대한 계획표를 작성한다.
아침 식사(선택사항)	· 양생 수프 1컵 · MCT 오일 1-2 숟갈
간식(선택 사항)	· 녹색 채소 주스 또는 밀싹 주스 1잔
점심 식사 30분 전	· 식초수 1잔(250ml)을 마신다. · 보충제 섭취
점심	· 치킨 샐러드, MCT 오일 드레싱
오후	· 녹색채소 가루 분말을 물 1잔에 타서 마신다. · 오후 운동 15-30분-걷기, 스트레칭, 제자리 뛰기 등
저녁 식사 30분 전	· 정수한 물 1컵 · 보충제 섭취
저녁	· 고등어 구이, 삶은 채소, 김치 또는 쌈채소들 · MCT 오일 1-2 숟갈
자기전	· 허브 차 또는 식이섬유 드링크 1잔 · 목욕, 반신욕,족욕 등 또는 커피 관장(오전에 하지 못한 경우) · 일기쓰기, 명상 또는 기도 · 아로마치료 · 보충제 섭취

9일 스케줄

아침에 일어나서	· 오일풀링 5-20분 · 시간이 있으면 칫솔로 혀를 문질러 준다.
아침식사 전	· 레몬 워터 또는 식초물을 250-500ml 정도 마신다. 또는 밀싹 주스를 50-60ml 마신다. 또는 녹색채소 가루 분말을 물 1잔에 타서 마셔도 된다. · 커피 관장을 한다. · 필요한 보충제를 먹는다 · 아침 운동을 30분 한다.(걷기, 요가, 기공, 스트레칭 등) · 명상을 30분 한다. 또는 기도, 그날 할 일에 대한 계획표를 작성한다.
아침 식사(선택사항)	· 양생 잣수프 1컵 · MCT 오일 1-2 숟갈
간식(선택 사항)	· 녹색 채소 주스 또는 밀싹 주스 1잔
점심 식사 30분 전	· 식초수 1잔(250ml)을 마신다. · 보충제 섭취
점심	· 우거지 육개장(밥 빼고), MCT 오일 1-2 숟갈
오후	· 녹색채소 가루 분말을 물 1잔에 타서 마신다. · 오후 운동 15-30분—걷기, 스트레칭, 제자리 뛰기 등
저녁 식사 30분 전	· 사과식초물 1컵(선택 사항) · 보충제 섭취
저녁	· 소고기 샤브샤브, 각종 채소들 · MCT 오일 1-2 숟갈
자기전	· 허브 차 또는 식이섬유 드링크 1잔 · 목욕, 반신욕,족욕 등 또는 커피 관장(오전에 하지 못한 경우) · 일기쓰기, 명상 또는 기도 · 아로마치료 · 보충제 섭취

아침에 일어나서	· 오일풀링 5–20분 · 시간이 있으면 칫솔로 혀를 문질러 준다.
아침식사 전	· 레몬 워터 또는 식초물을 250–500ml 정도 마신다. 또는 밀싹 주스를 50–60ml 마신다. 또는 녹색채소 가루 분말을 물 1잔에 타서 마셔도 된다. · 커피 관장을 한다. · 필요한 보충제를 먹는다 · 아침 운동을 30분 한다.(걷기, 요가, 기공, 스트레칭 등) · 명상을 30분 한다. 또는 기도, 그날 할 일에 대한 계획표를 작성한다.
아침 식사(선택사항)	· 사골 국물 1그릇 · MCT 오일 1–2 숟갈
간식(선택 사항)	· 녹색 채소 주스 또는 밀싹 주스 1잔
점심 식사 30분 전	· 레몬수/라임수 1잔(250ml)을 마신다. · 보충제 섭취
점심	· 양생 수프 1그릇, 토마토, 아보카도
오후	· 녹색채소 가루 분말을 물 1잔에 타서 마신다. · 오후 운동 15–30분—걷기, 스트레칭, 제자리 뛰기 등
저녁 식사 30분 전	· 정수한 물 1컵 · 보충제 섭취
저녁	· 소고기 카레 볶음, 샐러드+MCT오일 드레싱
자기전	· 허브 차 또는 식이섬유 드링크 1잔 · 목욕, 반신욕,족욕 등 또는 커피 관장(오전에 하지 못한 경우) · 일기쓰기, 명상 또는 기도 · 아로마치료 · 보충제 섭취

아침에 일어나서	· 오일풀링 5-20분 · 시간이 있으면 칫솔로 혀를 문질러 준다.
아침식사 전	· 레몬 워터 또는 식초물을 250-500ml 정도 마신다. 또는 밀싹 주스를 50-60ml 마신다. 또는 녹색채소 가루 분말을 물 1잔에 타서 마셔도 된다. · 커피 관장을 한다. · 필요한 보충제를 먹는다 · 아침 운동을 30분 한다.(걷기, 요가, 기공, 스트레칭 등) · 명상을 30분 한다. 또는 기도, 그날 할 일에 대한 계획표를 작성한다.
아침 식사(선택사항)	· 양생 스무디 1컵 · MCT 오일 1-2 숟갈
간식(선택 사항)	· 녹색 채소 주스 또는 밀싹 주스 1잔
점심 식사 30분 전	· 녹차 1잔(250ml) · 보충제 섭취
점심	· 연어버섯 구이 · MCT 오일 1-2 숟갈
오후	· 녹색채소 가루 분말을 물 1잔에 타서 마신다. · 오후 운동 15-30분—걷기, 스트레칭, 제자리 뛰기 등
저녁 식사 30분 전	· 정수한 물 1컵 또는 카모마일 차 · 보충제 섭취
저녁	· 돼지보쌈, 쌈채소들 · MCT 오일 1-2 숟갈
자기전	· 허브 차 또는 식이섬유 드링크 1잔 · 목욕, 반신욕,족욕 등 또는 커피 관장(오전에 하지 못한 경우) · 일기쓰기, 명상 또는 기도 · 아로마치료 · 보충제 섭취

아침에 일어나서	· 오일풀링 5-20분 · 시간이 있으면 칫솔로 혀를 문질러 준다.
아침식사 전	· 레몬 워터 또는 식초물을 250-500ml 정도 마신다. 또는 밀싹 주스를 50-60ml 마신다. 또는 녹색채소 가루 분말을 물 1잔에 타서 마셔도 된다. · 커피 관장을 한다. · 필요한 보충제를 먹는다 · 아침 운동을 30분 한다.(걷기, 요가, 기공, 스트레칭 등) · 명상을 30분 한다. 또는 기도, 그날 할 일에 대한 계획표를 작성한다.
아침 식사(선택사항)	· 양생 스무디 1컵 · MCT 오일 1-2 숟갈
간식(선택 사항)	· 녹색 채소 주스 또는 밀싹 주스 1잔
점심 식사 30분 전	· 정수한 물 1잔(250ml)을 마신다. · 보충제 섭취
점심	· 사골 추어탕(밥 빼고) · MCT 오일 1-2 숟갈
오후	· 녹색채소 가루 분말을 물 1잔에 타서 마신다. · 오후 운동 15-30분—걷기, 스트레칭, 제자리 뛰기 등
저녁 식사 30분 전	· 허브 차 1컵 · 보충제 섭취
저녁	· 돼지 족발, 김치 또는 쌈채소들 · MCT 오일 1-2 숟갈
자기전	· 허브 차 또는 식이섬유 드링크 1잔 · 목욕, 반신욕,족욕 등 또는 커피 관장(오전에 하지 못한 경우) · 일기쓰기, 명상 또는 기도 · 아로마치료 · 보충제 섭취

아침에 일어나서	· 오일풀링 5-20분 · 시간이 있으면 칫솔로 혀를 문질러 준다.
아침식사 전	· 레몬 워터 또는 식초물을 250-500ml 정도 마신다. 또는 밀싹 주스를 50-60ml 마신다. 또는 녹색채소 가루 분말을 물 1잔에 타서 마셔도 된다. · 커피 관장을 한다. · 필요한 보충제를 먹는다 · 아침 운동을 30분 한다.(걷기, 요가, 기공, 스트레칭 등) · 명상을 30분 한다. 또는 기도, 그날 할 일에 대한 계획표를 작성한다.
아침 식사(선택사항)	· 자연방사 생달걀, 아보카도, 토마토
간식(선택 사항)	· 녹색 채소 주스 또는 밀싹 주스 1잔
점심 식사 30분 전	· 정수한 물 1잔(250ml)을 마신다. · 보충제 섭취
점심	· 오리 백숙(밥 빼고) · MCT 오일 1-2 숟갈
오후	· 녹색채소 가루 분말을 물 1잔에 타서 마신다. · 오후 운동 15-30분-걷기, 스트레칭, 제자리 뛰기 등
저녁 식사 30분 전	· 정수한 물 1컵 · 보충제 섭취
저녁	· 장어 구이, 김치 또는 쌈채소들 · MCT 오일 1-2 숟갈
자기전	· 허브 차 또는 식이섬유 드링크 1잔 · 목욕, 반신욕,족욕 등 또는 커피 관장(오전에 하지 못한 경우) · 일기쓰기, 명상 또는 기도 · 아로마치료 · 보충제 섭취

아침에 일어나서	· 오일풀링 5-20분 · 시간이 있으면 찻솔로 혀를 문질러 준다.
아침식사 전	· 레몬 워터 또는 식초물을 250-500ml 정도 마신다. 또는 밀싹 주스를 50-60ml 마신다. 또는 녹색채소 가루 분말을 물 1잔에 타서 마셔도 된다. · 커피 관장을 한다. · 필요한 보충제를 먹는다 · 아침 운동을 30분 한다.(걷기, 요가, 기공, 스트레칭 등) · 명상을 30분 한다. 또는 기도, 그날 할 일에 대한 계획표를 작성한다.
아침 식사(선택사항)	· 양생 수프 1컵 · MCT 오일 1-2 숟갈
간식(선택 사항)	· 녹색 채소 주스 또는 밀싹 주스 1잔
점심 식사 30분 전	· 정수한 물 1잔(250ml)을 마신다. · 보충제 섭취
점심	· 내장탕(밥 빼고) · MCT 오일 1-2 숟갈
오후	· 녹색채소 가루 분말을 물 1잔에 타서 마신다. · 오후 운동 15-30분-걷기, 스트레칭, 제자리 뛰기 등
저녁 식사 30분 전	· 정수한 물 1컵 · 보충제 섭취
저녁	· 해물채소볶음, 김치 · MCT 오일 1-2 숟갈
자기전	· 허브 차 또는 식이섬유 드링크 1잔 · 목욕, 반신욕, 족욕 등 또는 커피 관장(오전에 하지 못한 경우) · 일기쓰기, 명상 또는 기도 · 아로마치료 · 보충제 섭취

암 환자 실천 점검 일지

제(　)일째 계획 및 실천 여부	
보충제	용량

"몸속 대청소"	실천 여부 및 시간대
오일풀링 또는 혀바닥 칫솔질	
배변활동	
커피 관장 또는 장세척	
리바운딩 또는 마사지	

운동	실천 여부 및 시간대와 운동 시간
걷기	
요가	

햇빛 쬐기	
체중	
침의 pH	

영양 및 식사	내용 및 양
수분 섭취	
주스 섭취	
아침	
점심	
저녁	
간식	

수면	시간 및 길이

기타	

일주일 주스 다이어트 프로그램

예로부터 동서양을 막론하고 몸에서 나쁜 독소나 노폐물 또는 기운을 몰아내고자 할 때에는 물단식이나 주스 단식을 했다. 본 **"양생 암 치유 및 예방 프로그램"**에서도 **"몸속 대청소"** 효과를 빨리 얻기 위해 간헐적으로 주스 단식 또는 주스 다이어트를 권하고 있다.

그냥 물 단식을 하는 것에 비해 주스 다이어트는 에너지를 공급해 주기 때문에 자신이 무조건 먹는 것을 참는다는 데서 오는 심리적 박탈감을 없애줄 수 있다. 그래서 정서적으로도 안정된 상태에서 다이어트를 하는 동기나 목적을 확실하게 인식하고 이를 달성할 수 만들어 준다. 또한 실제로 몸을 청소하는데 필요한 에너지를 공급받기 때문에 신체 기능들도 많이 호전된다. 특히 음식을 소화시키는 위장관 계통이 휴식을 취할 수 있게 되어 그 남은 에너지로 면역력을 증대시켜 몸 속의 쓰레기와 독소들을 분해시켜 배출하는데 전용할 수 있다. 이런 이유로 주스 다이어트는 **"몸속 대청소"** 효과를 빨리 나타나게 만들어 주는 이점을 지니고 있다.

비록 단단한 식품을 씹지는 않지만 주스 속에는 통식품(과일 및 채소)이 가지고 있는 에너지의 약 90-95% 정도가 들어 있기 때문에 배고픔을 별로 느끼지 않은 채 **"몸속 대청소"** 프로그램을 시행할 수 있다. 동시에 풍부한 식물성 영양분도 공급받을 수 있는 이점을 가지고 있다.

이 책에서는 일주일 기간을 제시하였지만 각자 자신의 상황에 맞게 그 기간을 줄이고 늘릴 수 있다. 사정이 여의치 못해 3일만 해도 괜찮다. 나중에 다시 또 하면 되므로 너무 실망하거나 좌절할 필요 없다. 또한 너무 시간이 없거나 또는 피곤해서 기력이 없을 경우에는 시중의 건강 주스 전문점에서 바로 만들어 파는 제품을 구입해서 이를 시행해도 상관없다. 단, 이때 당분을 첨가하지 않도록 하고 당분이 첨가되어 있거나 멸균 소독을 한 제품은 구입하지 않도록 해야 한다.

본 주스 다이어트 프로그램은 그 효과를 최대로 얻기 위해 적절한 운동, 사우나, 족욕 등과 같이 시행할 것을 권하고 있다.

주스 다이어트 메뉴

주스를 만들 때 사용하는 물은 반드시 정수한 물을 사용한다.
그리고 사전에 필요한 재료를 미리 구입해 놓는 준비가 필요하다.

양생 녹색 주스	양생 레몬생강강황 주스
당근 중간 크기 4개	자몽 분홍색 큰 것 1개
시금치 8컵	오렌지 1개
갓 짠 레몬 주스 1숟갈	레몬 1개주스
비트 중간 크기 1개	정수한 물 1컵
사과 1개	신선한 강황 1조각(1cm 정도)
(선택 사항: 아보카도 1/2 또는 식물성 단백질 가루 추가할 수 있음)	생강 1조각(1cm 정도)
	(선택 사항: 스테비아)

양생 멋쟁이 주스

오이 큰 것 1/2개

신선한 파슬리 1컵

샐러리 줄기 4개

시금치 4컵

근대 잎 6장

케일 잎 큰 것 8장

당근 중간 크기 3개

양생 생기 주스

시금치 7컵

오이 큰 것 1/2개

사과 1개

샐러리 줄기 4개

신선한 파슬리 1컵

양생 안정 주스

당근 3개

로메인 또는 다른 상추 잎 10장

깍지강낭콩 8개

오이 1/2개

샐러리 줄기 3개

양생 시큼 주스

자몽 분홍색 큰 것 1개

오렌지 1개

레몬 1개주스

신선한 민트 한줌

신선한 생강 1조각(1cm 정도)

정수한 물 150ml

(선택 사항: 스테비아)

양생 붉은 녹색 주스	양생 에메랄드 주스
비트 중간 크기 1개	시금치 6컵
당근 중간 크기 4개	오이 큰 것 1개
양배추 머리 1/2개	사과 1개
샐러리 줄기 4개	샐러리 줄기 4개
마늘 1조각	(선택 사항: 신선한 파슬리 또는 고수 1컵)
신선한 고수 1컵	

양생 이뇨해독 주스	양생 미네랄 주스
당근 4개	브로컬리 1개
시금치 6컵	당근 4개
양배추 4컵	시금치 4컵
레몬 1/2개	사과 1개
케일 잎 큰 것 1장	오이 중간 크기 1개
오이 중간 크기 1/2개	

재료를 구할 수 없을 때에는 그것을 제외하고 나머지로 주스를 만들거나 자신이 좋아하는 다른 재료를 첨가하여 새로운 레시피를 만들 수도 있다. 가령 대사체질에 따라 주스에 사골 국물을 추가하는 방법 등도 사용해 볼 수 있다.

7일간 주스 다이어트 일정표(예시)

일자	시간	메뉴
제1일	7AM	(아침에 맨 처음)미지근한 레몬 워터 또는 뜨거운 민트 차
	8AM	양생 시큼 주스
	11AM	양생 붉은 녹색 주스
	2PM	양생 에메랄드 주스
	5PM	양생 붉은 녹색 주스
	8PM	양생 레몬생강강황 주스
	9PM	민트 차 또는 카모마일 차
제2일	7AM	미지근한 레몬 워터 또는 뜨거운 민트 차
	8AM	양생 레몬생강강황 주스
	11AM	양생 멋쟁이 주스
	2PM	양생 녹색 주스
	5PM	양생 생기 주스
	8PM	양생 안정 주스
	9PM	민트 차 또는 카모마일 차
제3일	7AM	미지근한 레몬 워터 또는 뜨거운 민트 차
	8AM	양생 시큼 주스 또는 레몬생강강황 주스
	11AM	양생 붉은 녹색 주스
	2PM	양생 에메랄드 주스
	5PM	양생 붉은 녹색 주스
	8PM	양생 레몬생강강황 주스
	9PM	민트 차 또는 카모마일 차
제4일	7AM	미지근한 레몬 워터 또는 뜨거운 민트 차
	8AM	양생 레몬생강강황 주스
	11AM	양생 멋쟁이 주스
	2PM	양생 녹색 주스
	5PM	양생 생기 주스
	8PM	양생 안정 주스
	9PM	민트 차 또는 카모마일 차

제5일	7AM	미지근한 레몬 워터 또는 뜨거운 민트 차
	8AM	양생 시큼 주스 또는 레몬생강강황 주스
	11AM	양생 붉은 녹색 주스
	2PM	양생 에메랄드 주스
	5PM	양생 붉은 녹색 주스
	8PM	양생 레몬생강강황 주스
	9PM	민트 차 또는 카모마일 차
제6일	7AM	미지근한 레몬 워터 또는 뜨거운 민트 차
	8AM	양생 레몬생강강황 주스
	11AM	양생 멋쟁이 주스
	2PM	양생 녹색 주스
	5PM	양생 생기 주스
	8PM	양생 안정주스
	9PM	민트 차 또는 카모마일 차
제7일	7AM	미지근한 레몬 워터 또는 뜨거운 민트 차
	8AM	양생 레몬생강강황 주스
	11AM	양생 멋쟁이 주스
	2PM	양생 녹색 주스
	5PM	양생 레몬생강강황 주스
	8PM	양생 안정 주스
	9PM	민트 차 또는 카모마일 차

주스 만들 때 알아두어야 할 사항

모든 채소를 철저히 세척한다. 포도씨 추출액 또는 식초를 떨어뜨린 물 속에 담가 놓거나 오존 채소 세척기를 사용하여 농약, 기생충 등을 가능한 충분히 세척한다.

세척된 채소 또는 과일을 주스기에 한가지씩 넣고 주스를 만든다. 원하는 양이 만들어 질 때까지 이 작업을 계속한다.

  매일 아침에 그 날 마실 주스를 모두 만들어 유리병에 담아 냉장고에 보관해 둔다. 또는 시간적으로 여유가 있으면 그 때 마다 주스를 만들어 마신다. 가령 당근은 당근대로 오이는 오이대로 각각 병에 주스를 만들어 두었다가 상기 주스를 만들 때 레시피 대로 서로 혼합하여 마실 주스를 만드는 방법도 있다.

  주스는 바로 마시는 것이 제일 좋다. 그러나 냉장고에 보관한다면 적어도 당일 날 다 마시는 것을 원칙으로 한다.

  식이섬유를 첨가하고 싶으면 주스에 차전차피 가루를 첨가하여 마신다. 이는 독소의 재흡수를 방지시켜 주고 포만감도 가져다 주는 효과를 제공한다.

  만약 아보카도 또는 식물성 단백질 또는 사골 국물을 첨가하고 싶으면 이들을 주스와 섞어서 믹서기로 다시 돌린다.

  매일 아침 첫 시작을 미지근한 레몬 워터(레몬 1/2개로 만든 주스와 정수한 물 250ml를 혼합한 것) 또는 뜨뜻한 민트 차로 시작한다.

주스 만들 때 필요한 준비사항
- 가능한 유기농 채소 또는 과일 재료
- 주스기
- 믹서기
- 채소 강판
- 포도씨 추출액 또는 식초

- 오존 채소 세척기
- 세척한 채소를 보관하는 유리통
- 주스를 담아 보관하는 유리병
- 식물성 단백질 파우더
- 차전차피
- 프로바이오틱스
- 유기농 클로렐라 또는 스피루리나 가루
- 스테비아

주스 다이어트의 반응 및 부작용

갑자기 주스 다이어트를 하면 부작용 반응들이 나타날 수 있다. 그러므로 보통은 1-3주 정도 생채식 또는 케토제닉 항암 다이어트를 시행하면서 몸 속의 독소들을 어느 정도 빼주고 난 뒤에 주스 다이어트를 1주일 첨가시키는 식으로 해야만 몸에서 해독 반응의 부작용이 일어나는 것을 최소로 줄일 수 있다. 다시 말해 준비 단계를 거쳐서 주스 다이어트로 들어가는 것이 안전하다는 의미다.

주스 다이어트를 하면서 짜증이 나거나 머리가 어지럽거나 정신이 멍하거나 출출한 느낌이 드는 등의 여러 경험을 할 수 있다. 이는 처음 1-2일째 가장 심하게 나타날 수 있는데 이런 경우에는 식물성 단백질 양을 조금 더 늘려서 주스를 만들어 주면 된다.

만약 이런 주스 다이어트를 잘 견디는 사람은 기간을 연장해서 더 해 볼 수 있다. 그런 경우에는 주스에 섬유질까지 첨가된 방식으로 진행하면서 이를 생채식 식단으로까지 이어지게 하면 된다.

항상 이런 식단을 사용할 때에는 반드시 의사와 상의하여 시행하는 것을 권장하고 있다.

주스 다이어트와 운동

나는 주스 다이어트를 하는 동안에도 적당한 운동을 계속하라고 권하고 있다. 그래야만 독소를 몸에서 배출시키는 작업이 훨씬 빨라지기 때문이다. 가장 좋은 운동은 림프 순환을 촉진시켜 주는 리바운딩(제자리 뛰기) 운동 같은 것이다. 언제 어디서나 쉽게 할 수 있기 때문에 부담이 없다. 좀 더 효과를 보기 위해서는 미니 트럼블린을 구입해서 그 위에서 리바운딩을 해도 된다.

트럼블린 위에서는 다양한 동작으로 리바운딩을 할 수 있다. 앉아서 할 수도 있고 한 발로 할 수도 있고 양 다리를 벌리고 할 수도 있다. 이왕이면 야외에서 햇빛을 쬐며 하는 것이 더 효과적이다.

다른 운동으로는 활기차게 걷는 운동을 하라고 권하고 있다. 걷기를 하면 혈액과 림프 순환이 증진되어 전신에 산소 공급이 증가하게 된다. 그렇다고 너무 격렬한 운동을 하라는 것은 아니다. 약 30분 정도 등에서 땀이 날 정도로 활기차게 걷는 연습을 하는 것을 권장하고 있다.

일기 적기

주스 다이어트를 하면서 자신의 몸에서 일어나는 반응과 자신의 느낌

등을 자신의 주스 식단 메뉴와 함께 적는 것이 나중에 이를 평가하는데 많은 도움을 준다. 다음과 같은 질문들을 종이에 적고 이에 대한 답변을 일기에 적는 방식으로 하면 나중에 자신의 몸을 다시 대청소 할 때 많은 참고 자료가 될 수 있다.

1. 주스 다이어트 프로그램을 하면서 매일 그날의 느낌이 어떤가?
2. 내가 어느 주스를 가장 좋아하는가?
3. 적어도 30분 정도 운동을 같이 할 수 있는가? 할 수 있다면 어떤 운동을 가장 좋아하는가?
4. 운동을 하면 어떤 느낌이 드는가?
5. 일주일 주스와 운동을 하는 프로그램을 하고 나서의 기분은 어떤가?
6. 매일 자신의 에너지 레벨을 1~10까지 등급 중 하나로 표시해 둔다.
7. 주스 다이어트 프로그램 중에 오직 주스만 마셨는가 아니면 단백질 가루를 첨가하여 마셨는가 또는 다른 음식을 먹은 적이 있는가?
8. 배가 고픈 느낌을 받은 날이 있는가?
9. 주스 다이어트 프로그램을 하기 전, 도중, 후의 정신 상태는 어떤가?
10. 일주일 주스 다이어트를 하고 나서 자신에 대한 어떤 점을 발견하였는가?(소감을 적는다.)

주스 다이어트 후의 계획

주스 다이어트를 하고 나서는 다시 단단한 음식을 먹는 것을 천천히 도입하는 것이 바람직하다. 보통 3-5일 정도 과도기를 갖는 것이 필요하다. 액체 주스만 먹다가 처음 이틀 동안은 과일과 채소를 씹어 먹고 3일째부터 가벼운 단백질 식품을 씹기 시작한다. 첫 이틀 동안에는 씹기

편한 녹색 잎 채소나 샐러드 또는 당근, 호박, 가지, 컬리플라워 같이 익힌 채소나 채소 수프를 먹는다. 3일째부터는 달걀, 닭고기, 소고기 등을 점진적으로 추가하여 먹으면서 정상적인 식사 패턴으로 돌아간다.

이 기간에도 자신의 몸이 어떤 반응을 보이고 어떤 느낌을 갖는지 일기를 통해 비교해 보는 것을 권장하고 있다.

맺음말

　암을 수술, 항암제 또는 방사선 치료로 고치겠다는 생각은 버려야 한다!
　대신에 여러분의 "몸 속 환경"을 바꿔서 암세포가 더 이상 생기지 않도록 만들어야 한다.
　그래서 나는 암과 싸우지 말아야 한다고 말했던 어느 선배 의사의 말을 항상 기억하고 있다.
　이 책을 읽은 암 환자 여러분도 이제 나와 같은 생각을 갖게 되었을 줄 믿는다. 그래서 난 행복하다. 왜냐하면 나를 이해해 주는 사람이 또 하나 늘었을테니 말이다.
　이 책을 읽은 사람들은 내가 말하는 암 치유 및 예방법이 매우 간단하다는 점을 알고 놀랐을 것이다. 그러나 막상 이를 실천하려고 하니 그것이 결코 쉽지 않다는 점을 깨닫고 더욱 놀랐을 것이다. 이처럼 자연에 순응하는 과정은 원리는 간단하지만 실천이 어려운 요소를 가지고 있다. 그것은 자신의 생명보다 다른 가치를 더 소중하게 생각하고 있는 데서 오는 갈등 때문에 그렇다. 그 중에는 인간의 어리석은 이기심과 교만함도 포함된다. 바로 이런 이유 때문에 대부분의 사람들이 실천 과정에서 실패를 하고 있다.
　그렇지만 여러분이 건강을 가장 최고의 가치로 여기고 이를 최고의 우선순위에 둔다면 내가 말한 방법을 비교적 쉽게 실천할 수 있을 것이라 생각한다. 여러분을 살리는 핵심 기술은 여러분 마음 속에 있는 것이지 첨단 의료기술에 있는 것이 아니란 점을 꼭 명심하여 주길 바란다.

건강의 주체는 어디까지나 여러분 자신이지 의사가 아니라는 점도 잊지 말아주길 바란다. 의사는 여러분을 도와주는 안내인에 불과하다. 그러므로 여러분은 자신과 동행할 수 있는 안내인을 구할 필요가 있다. 그리고 그 안내인으로 하여금 진정으로 자신을 위해 헌신할 수 있도록 만들 필요가 있다. 그것은 여러분이 얼마나 안내인인 의사에게 진정성을 보이는가에 따라 달라질 것이다.

마지막으로 나는 여러분께 국가의 복지시스템이 건강을 해결해 주는 완벽한 제도가 아니란 점도 분명하게 알려주고 싶다. 복지는 급성 질환의 해결에는 도움이 되지만 암과 같은 만성 질환에서는 도리어 건강을 망치는 마약과 같은 역할을 할 수 있다는 점을 깨달아야 한다. 암 환자 여러분에게 마약을 주면서 당장의 고통만을 잠재워봤자 그 길의 끝은 낭떠러지 일뿐이다. 그러므로 이런 사실을 제발 깨닫고 스스로의 생명력을 찾아 자생하는 길로 들어서도록 노력해야 한다.

여러분이 이 책을 일고 부디 건강을 가장 소중히 여기는 **양생의 길**로 들어서 주길 바라는 마음 간절하다.

양생 의사 정 윤 섭

양생의원 정윤섭 박사의
몸속 대청소 시리즈

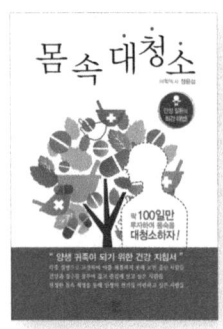

몸속 대청소

**딱 100일만 투자하여
몸속을 대청소하자!**

만병의 근원인 염증을 일으키는 유발요인은 당분, 트랜스지방, 산화된 지방, 화학첨가물 등과 같이 음식을 통해 들어가는 것이 가장 많다. 평소 이런 음식들을 주의해야 하지만 이렇게 할 수 없다면 특정 기간을 정해 놓고 주기적으로 염증 물질과 노폐물을 제거해주어야 한다.

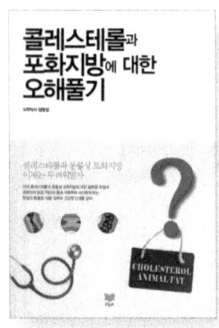

콜레스테롤과
포화지방에 대한
오해 풀기

**콜레스테롤과 동물성 포화지방,
이제는 두려워 말자!**

이제 콜레스테롤과 동물성 포화지방에 대한 잘못된 주장에 현혹되지 말고 자신의 몸과 대화하여 자신에게 맞는 양질의 동물성 식품 섭취로 건강한 인생을 살자.

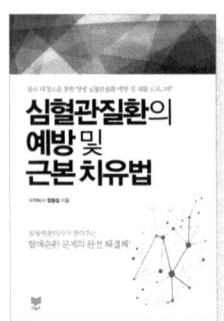

심혈관질환의 예방 및
근본 치유법

**심장전문의사가 알려주는
혈액순환문제의 완전 해결책!**

심장 발작, 뇌졸중은 하루아침에 오는 병이 아니다. 미리 준비하면 얼마든지 예방할 수 있다. 꼭 당하고 나서야 정신 차리시겠는가? 심혈관질환은 예방 가능한 질환이다. 또한 역전도 가능한 질환이다.

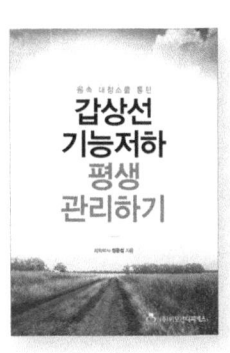

갑상선 기능저하
평생 관리하기

몸속 대청소를 통한
갑상선 기능저하 평생 관리하기

갑상선 기능저하 당신도 극복할 수 있다!
병원에서 갑상선 기능 검사가 정상이라고 해도 이를 믿지마라!
당신의 몸에서 나타나는 증상과 징후가 더욱 중요하다.

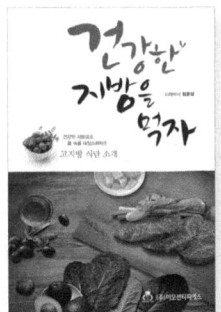

건강한
지방을 먹자

건강한 지방으로 몸 속을 대청소하자!

지방은 생명의 원천이다!
우리 몸은 유익한 지방을 섭취하길 열망하고 있다!
그러려면 건강한 지방과 나쁜 지방이
무엇인지 구분할 줄 알아야 한다.
양생의사 정윤섭 박사가 지방을 이용하여
몸을 청소하고 치유시키는 방법을 알려준다!

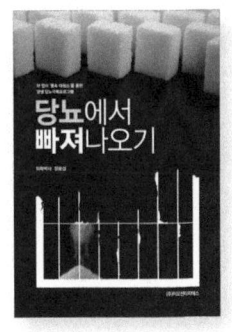

당뇨에서
빠져나오기

약 없이 '몸속 대청소'를 통한
양생 당뇨극복프로그램

양생 의사 정윤섭 박사가 "몸속 대청소"를 통해
여러분을 당뇨에서 빠져 나와 새롭게 태어나는 법을 알려준다.
당뇨를 약으로 치료하겠다고 하는 것은 매우 어리석은 생각이다!
그것은 절대 이길 수 없는 게임을 하는 것과 같다.